Kohlhammer

Psychoanalytische Behandlung

Herausgegeben von Wolfgang Mertens

Wolfgang Mertens/Rolf Haubl
Der Psychoanalytiker als Archäologe

Rolf Haubl/Wolfgang Mertens
Der Psychoanalytiker als Detektiv

Willi Frings
Humor in der Psychoanalyse

Anneliese Buchta
Aggression von Frauen

Stefan Reichard
Wiederholungszwang

Siegfried Bettighofer
Übertragung und Gegenübertragung im therapeutischen Prozess

Bernhard Grimmer

Psychotherapeutisches Handeln zwischen Zumuten und Mut machen

Das Beziehungs- und Kommunikationskonzept der Kreditierung

Verlag W. Kohlhammer

Die vorliegende Arbeit wurde von der Philosophischen Fakultät der Universität Zürich im Sommersemester 2005 auf Antrag von Frau Prof. Dr. Brigitte Boothe und Herrn Prof. Dr. Wolfgang Mertens als Dissertation angenommen.

1. Auflage 2006

Umschlag: Gestaltungskonzept Peter Horlacher
Gesamtherstellung:
W. Kohlhammer Druckerei GmbH + Co. KG, Stuttgart
Printed in Germany

ISBN 3-17-019040-7

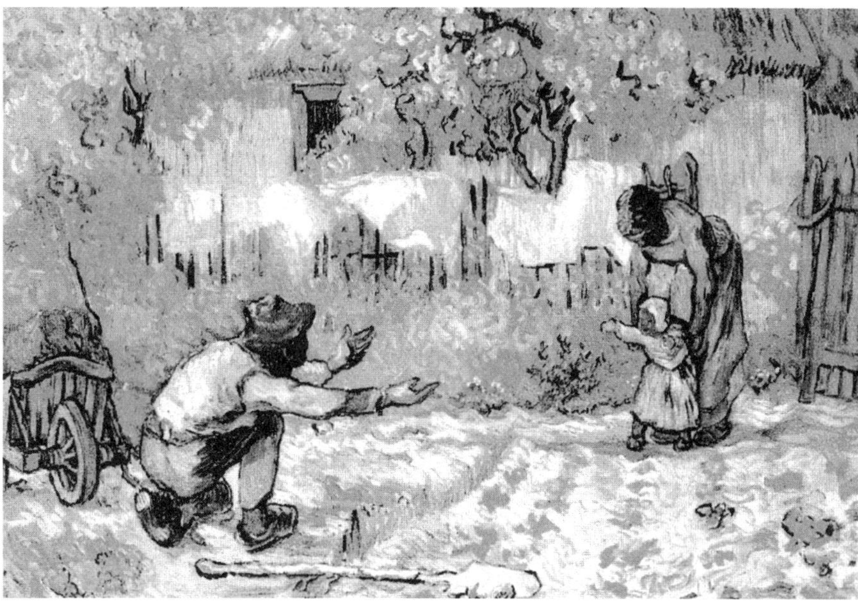

Vincent van Gogh, *Erste Schritte (nach Millet)*, 1890
New York, The Metropolitan Museum of Modern Art

Inhalt

Geleitwort

In der psychoanalytischen Theorie der Behandlungstechnik gibt es eine Vielzahl an Auffassungen darüber, was wirkt, und die Diskussion hat vor allem seit der Einbeziehung gedächtnispsychologischer Befunde in den letzten Jahren neuen Auftrieb erhalten: Spielt die Bewusstmachung von verdrängten Kindheitserfahrungen in der modernen Psychoanalyse überhaupt noch eine entscheidende Rolle oder geschieht der Großteil der Veränderungen nicht eher anhand der Arbeit an den impliziten prozeduralen Beziehungsregeln? Schon seit geraumer Zeit ist allerdings das Deuten von symbolisierbaren Übertragungen zugunsten von solchen Interventionen in den Hintergrund getreten, die Einfühlung in noch kaum verbalisierbare Gefühle, ein Containment von unerträglichen Affektzuständen oder das behutsame Verständnis von psychischem Rückzug und Desobjektalisierung betonen. Der therapeutische beziehungsorientierte Umgang mit den nicht-deklarativen, impliziten Erinnerungen an das Unvergessbare, aber nicht Erinner- und Mentalisierbare schließt allerdings die Bewusstmachung und Erforschung von Übertragungen nicht aus; gerade bei Patienten mit in der frühen Kindheit erfolgten Traumatisierungen, mit einer unsicheren Bindungspräsentation und einer Beeinträchtigung ihrer sozioemotionalen und kognitiven Kompetenzen bleibt die sorgfältige Beachtung der Übertragungsphantasien und entsprechender Enactments nach wie vor sehr wichtig. Diese Befundlage macht auch Überlegungen zum Ineinandergreifen verschiedener behandlungstechnischer Vorgehensweisen erforderlich.

Bernhard Grimmer entwirft in seiner Arbeit eine neue Sichtweise auf das Beziehungsgeschehen in Analysen und Therapien, indem er ein innovatives Konzept, das der Kreditierung, kenntnisreich und sorgfältig in den Kontext klassischer und moderner Auffassungen über Beziehungsgeschehen und analytische Wirkfaktoren stellt.

Ausgehend von den Konzepten und Forschungsbefunden einer entwicklungsfördernden Kommunikation zwischen Eltern und Kindern vergleicht der Autor die Erkenntnisse über Selbst- und Fremdregulierung, Affektspiegelung und Mentalisierung, mit dem von Brigitte Boothe und Anneliese Heigl-Evers ursprünglich beschriebenen Beziehungsmodus der Kreditierung, bei der dem Kind, seinen Handlungen und Begabungen eine Entwicklungsperspektive zugeschrieben wird. Dadurch können Vertrauen, Hoffnung, Mut und Zuversicht entstehen. Es liegt deshalb nahe, diese vertrauensvolle Beziehungsgestaltung auch auf die Therapeut-Patient-Beziehung zu übertragen, in der ein Therapeut seinem Patienten „Kredit“ für sein Anliegen gibt, aber auch ein Patient dem Therapeuten „Kredit“ für seine Kompetenz einräumt, ihn im therapeutischen Prozess sachkundig und verantwortlich zu begleiten.

Unmissverständlich macht Bernhard Grimmer deutlich, dass Kreditierung ein Beziehungskonzept ist und in einem interaktionellen Denken verwurzelt ist. Inwieweit ein Therapeut seinem Patienten Kredit geben kann, ist Resultat eines Aushandlungsprozesses. Dabei betont er immer wieder, dass Kreditierungshandeln keine regressive Verwöhnung oder eine ausschließlich empathische konkordante Identifizierung beinhaltet, sondern auch Raum für Zumutung, Konfrontation und Differenz lässt. Anhand von Beispielen und mit Hilfe von Methoden aus der Ethnomethodologie, Ethnographie und Erzählforschung zeigt er auf, dass Kreditierungshandeln durchaus auch eine triadische Positionierungsaktivität zulässt, um sog. „chicken traps" zu vermeiden und Neutralität aufrechtzuerhalten.

Denn weder ist eine kreditierende Kommunikation eine Haltung, die blindlings Anerkennung und Zuspruch vermittelt, die wir vor allem bei schlecht ausgebildeten Therapeuten antreffen können, die sich erheblich selbst überschätzen und glauben, ausschließlich mit narzisstischer Stärkung bereits therapeutische Veränderungen bewirken zu können; noch ist eine kreditierende Haltung ein Locken mit Anerkennung, sofern bestimmte Leistungen erfüllt werden, was einer unreflektiert potentiell sadistischen Einstellung entspringen würde.

Vielmehr stellt sie, wie der Autor differenziert und in Anschluss an Martin Altmeyer, Jessika Benjamin und Axel Honneth herausarbeitet, eine Anerkennungserfahrung dar, die den meisten unserer Patienten aus den verschiedensten Gründen in ihrer Kindheit versagt geblieben ist. Entweder konnten sie für ihr Selbst-Sein nicht ausreichend geschätzt werden, weil sie den narzisstischen Erwartungen und Delegationen ihrer Eltern zu wenig entsprachen, oder sie waren einem verwöhnenden Erziehungsstil ausgesetzt, der überwiegend aus unbewussten Gründen dem Kind und Heranwachsenden die freudvolle Erfahrung versagt, an Herausforderungen und zumutbaren Enttäuschungen wachsen und sich entwickeln zu können. Eine Kreditierungskommunikation schließt deshalb Kämpfe und Grenzziehungen, erträgliche Versagungen und tolerierbare Enttäuschungen keineswegs aus, genauso wenig wie eine maßvolle Anerkennung von erfolgten Lernschritten.

Und gleichzeitig muss diese Haltung immer wieder reflektiert werden und in der Kommunikation mit einem ganz bestimmten Patienten immer wieder darauf hin überprüft werden, inwieweit die Kreditierung z. B. als narzisstische Manipulation oder als ein therapeutisch perfektionistischer Anspruch vom Patienten aufgrund seiner Übertragungsphantasien missverstanden und dadurch zum unabweislichen Übertragungsthema wird.

Grimmers Arbeit liest sich wie eine spannende Darstellung des bisher erreichten Diskussionsstands über das, was in einer analytischen Psychotherapie Veränderungen bewirken kann; sie ist jedoch mehr als nur eine gelehrte Abhandlung, denn gleichzeitig macht der Autor an vielen Beispielen deutlich, worin die Kreditierungskommunikation besteht, wie sie vom Patienten missverstanden werden und warum sie entgleisen kann.

Der Autor ist aber nicht nur behandlungspraktisch versiert, sondern er ist auch ein exzellenter Kenner der gegenwärtigen empirischen Psychotherapie- und Bindungsforschung. Beide Forschungsbereiche haben in den letzten Jahren auf das Problem der Passung zwischen Therapeut und Patient sowie auf die Bereitstellung einer sicheren Basis aufmerksam gemacht. Zwar wussten Psychoanalytiker schon sei langem, wie wichtig es ist, „den Patienten an die Person des Arztes zu attachieren" (Freud), doch sind wir in den letzten Jahren noch sehr viel sensibler dafür geworden, wie ängstlich und schamhaft der therapeutische Kontakt von einem Patienten erlebt werden kann, und wie viel Geduld, Respekt und Achtung seitens des Analytikers vonnöten sind, einem Menschen zu begegnen, der sich oftmals mit ungemein großem Vertrauen, viel Idealisierungsbereitschaft, aber auch großer Kränkbarkeit einer Autorität öffnet und über intime Dinge spricht, die er vielleicht noch keinem Menschen zuvor anvertraut hat. Eine Kreditierungshaltung macht nicht nur Mut und mutet zugleich zu, sondern spricht dem Patienten auch ein Entwicklungspotenzial zu, sieht ihn nicht so, wie er ist, sondern so, wie er sein könnte, ohne ihn dabei zu überfordern. Der intentionale Akteurstatus wird angesprochen, ohne die bisherigen Zuschreibungen, sich selbst den äußeren Umständen oder den inneren Zuständen als ausgeliefert zu erleben, forciert und vorzeitig zu unterbrechen.

Grimmers Plädoyer für eine therapeutische Kreditierungskommunikation mag manchen wie das Ende einer allzu langen Verwöhnphase in der psychoanalytischen Community analog den knapper werdenden Mitteln eines Sozialstaates vorkommen; aber auch schon die Gründerväter, wie Freud und Ferenczi, haben darauf aufmerksam gemacht, dass man den Patienten etwas abverlangen sollte, wie z. B. sich mit einer ängstigenden Situation aktiv auseinanderzusetzen.

Bei der vorliegenden Arbeit handelt es sich zweifelsohne um eine sehr innovative und kenntnisreiche Untersuchung, bei der auf hohem konzeptuellen Niveau sorgfältige Argumentationen und ausgewogene Urteile in klarem und anschaulichem Stil über ein vielversprechendes Beziehungskonzept ausgearbeitet werden.

Wolfgang Mertens München, im Herbst 2005

Einleitung

Vergangenheits- oder Zukunftsorientierung in der Psychoanalyse?

Im psychotherapeutischen Alltag einer psychoanalytisch orientierten Beratungs- und Therapiestelle bekommt man von Patienten, die unsicher sind, ob sie sich für eine Behandlung entscheiden sollen, oft ein bestimmtes Unbehagen zu hören: Eine Psychoanalyse decke nur schmerzhafte Konflikte und traumatisierende Erfahrungen auf. Der Patient wisse dann zwar mehr über sie, sei aber anschließend nur noch mit der Vergangenheit beschäftigt und bleibe schließlich mit seinen „offenen Wunden" zurück.

Selbst wenn es sich dabei nur um ein Vorurteil handelt, das aus Abwehr und ohne eigene Erfahrung entsteht, so ist dessen Persistenz beeindruckend. Und dieses Unbehagen findet sich auch bei Psychoanalytikern selber. Thomä (1999) etwa hält es für bedenklich, wenn in der Psychoanalyse oft der Eindruck erweckt wird, dass der analysierende Prozess schon ein Zweck an sich ist und es nicht um das Ergebnis der Therapie geht. Das Forschen und Verstehen wird häufig für wichtiger gehalten als das Verändern und die Linderung seelischen Leidens. Thomä (2000, S. 178) bringt dies in Zusammenhang mit dem Fehlen geeigneter Konzepte, die auf Veränderung zielendes therapeutisches Handeln beschreiben. Er meint, dass „das psychoanalytische Vokabular relativ arm ist, wenn es darum geht, statt der Wiederholung in der Übertragung neue Erfahrungen und den Prozess der Veränderung zu beschreiben."

In eine ähnliche Richtung argumentiert Ermann (1999, S. 261), der die Dominanz der Störungs- und Vergangenheitsorientierung in der Psychoanalyse kritisiert und eine stärkere Ressourcen- und Bewältigungsorientierung fordert. Seiner Meinung nach kommt es heute besonders darauf an, in einer Psychoanalyse „für die aktuellen Bewältigungsmöglichkeiten (...) genügend Raum zu schaffen." Wie dies konkret aussehen kann, macht Ermann (1999, S. 263) zwar an einem Fallbeispiel deutlich, in dem der Analytiker den Patienten unterstützt, eine bevorstehende Trennungssituation durch Tagebuchschreiben besser zu überstehen. Dabei ist die Rede von supportiven Elementen oder von der Anregung progressiver Kräfte des Patienten und der Anerkennung seiner bereits initiierten Bewältigungsschritte. Man gewinnt aber den Eindruck, dass zwischen dem konkreten Fallbeispiel und den allgemeinen Begriffen der Ressourcenorientierung und der Suche nach Bewältigungsmöglichkeiten eine gewisse Sprachlosigkeit herrscht. Es scheint, als fehlen passende psychoanalytische Konzepte, um genauer zu beschreiben, was eine bewältigungs- und zukunftsorientierte Beziehungsgestaltung in einer psychoanalytischen Therapie bedeutet.

Zutrauen und Zumuten: das Beziehungskonzept der Kreditierung

In einer psychoanalytischen Therapie arbeiten der Analytiker und der Analysand zusammen, damit es dem Analysanden anschließend besser geht. Die Zusammenarbeit findet in der Gegenwart statt und es wird viel über die Vergangenheit gesprochen, aber eigentlich ist die Therapie ein auf die Zukunft ausgerichtetes Projekt. Etwas, was noch nicht möglich ist, etwa die Lösung eines Beziehungskonflikts, soll für den Patienten später einmal möglich werden. Der Weg zu diesem Ziel ist aus psychoanalytischer Perspektive ein aufdeckender und konfrontierender: Dem Patienten wird zugemutet, etwas über sich zu erfahren, was er nicht wissen will, und Ängste zu ertragen, die ihm unerträglich schienen. Weil eine analytische Therapie also den Charakter einer Zumutung hat, stellt sich die Frage, woher der Patient den Mut dazu nimmt. Freud war sich der Bedeutung dieser Frage bewusst. Er hat die psychoanalytische Behandlung wiederholt als Kampf und kriegerische Auseinandersetzung metaphorisiert (Freud, 1937, 1941). Damit verwies er darauf, dass eine psychoanalytische Behandlung ein offener Prozess mit ungewissem Ausgang ist. Sie ist ein existentielles Wagnis, bei dem der Patient immer wieder vor der Entscheidung steht, „den produktiven Schritt ins eigene Ungewisse" (Boothe, 1995, S. 159) zu wagen oder nicht. Er muss, so schreibt Freud (1914a, S. 132) in „Erinnern, Wiederholen und Durcharbeiten" „den Mut erwerben, seine Aufmerksamkeit mit den Erscheinungen seiner Krankheit zu beschäftigen". Diesen Mut, den eine psychoanalytische Behandlung erfordert, kann man nicht voraussetzen, er wird erst im Laufe der Therapie erworben: Der Patient braucht jemanden, der ihm Mut macht. Therapeutisches Handeln oszilliert somit zwischen Zumuten und Mut machen.

Aber wie macht ein Analytiker seinem Patienten auf eine authentische Weise Mut, ohne ihm nur beschwichtigend zuzureden? Und unter welchen Bedingungen glaubt er überhaupt an das Potential des Patienten, das es braucht, um von einer analytischen Therapie zu profitieren? Wenn man den Ergebnissen auch psychodynamischer Therapieforscher glaubt, spielen die Erwartungen des Therapeuten über die Fähigkeiten des Patienten und über den Verlauf einer möglichen Zusammenarbeit eine bedeutende Rolle für die Entwicklung des Arbeitsbündnisses und den Verlauf der Therapie (Rudolf, 1991): Um dem Patienten wirklich Mut machen und um ihm in der Zusammenarbeit etwas zumuten zu können, muss der Therapeut davon überzeugt sein, dass der Patient das dafür nötige Entwicklungspotential besitzt. Ein produktives Zumuten setzt ein solches Zutrauen voraus. Der Patient wiederum muss beides in der Zusammenarbeit mit dem Therapeuten erfahren, um an sich und die Möglichkeit zur Veränderung zu glauben.

Das Beziehungs- und Kommunikationskonzept der Kreditierung, das in diesem Buch anhand von Fallbeispielen entwickelt wird, handelt davon, wie Therapeuten das Potential ihrer Patienten fördern und Veränderungen initiieren, indem sie ihnen zutrauend und zumutend begegnen. Es ermöglicht, diesen zentralen Aspekt psychotherapeutischer Kommunikation, der von den bekannten Beziehungskonzepten bisher kaum erfasst wird, hervorzuheben und seine Wirkungsweise zu verstehen.

Heute liest man oft, es komme vor allem auf eine empathische und bestätigende Haltung des Therapeuten an. Konzepte wie *Empathie*, *Holding*, *Containing* oder neuerdings auch *Vertrauensbildung*, die auf eine Stabilisierung und Beruhigung in der Gegenwart zielen, sind verbreitet und anerkannt. Mit Kreditierung ist demgegenüber eine Behandlung des Patienten gemeint, die Herausforderung und

Konfrontation beinhaltet und eine zeitweilige Verunsicherung des Patienten in Kauf nimmt, um ihm Veränderungen zu ermöglichen.

In ihrem Buch „Die Psychoanalyse der frühen weiblichen Entwicklung" haben Boothe und Heigl-Evers (1996) das Beziehungskonzept der Kreditierung im Rahmen einer psychoanalytischen Entwicklungspsychologie formuliert und damit bestimmte Formen zutrauender Kommunikation zwischen Eltern und ihren Kindern bezeichnet. Dieses Konzept wird im Folgenden auf die therapeutische Beziehung übertragen, ausgestaltet und in den Kontext der in der Psychoanalyse gängigen Beziehungskonzepte gestellt.

Psychoanalytische Konzeptforschung

Damit versteht sich diese Arbeit als Beitrag zu einer psychoanalytischen Konzeptforschung, die laut Dreher (1999, S. 9) unentbehrlich ist, denn „der Fortschritt in einer Wissenschaft (basiert, B. G.) doch nicht nur auf einer Erweiterung der empirischen Indizienbasis, sondern stets auch auf neuen und veränderten Konzepten" (ebd.). Unter psychoanalytischer Konzeptforschung versteht man meistens Forschungsaktivitäten, die eine „systematische Klärung des Gebrauchs psychoanalytischer Konzepte" beabsichtigen (ebd.). Damit sind dann folgende Untersuchungsschritte verbunden:

1. Der Entstehungskontext eines Konzepts wird analysiert.
2. Die Geschichte eines Konzepts wird im Zusammenhang mit der sich verändernden psychoanalytischen Theorie nachgezeichnet.
3. Die aktuelle Verwendung eines Konzepts wird beschrieben.
4. Anregungen zu einer neuen Verwendung des Konzepts werden gegeben (Dreher, 1999, S. 23).

Eine solche Konzeptforschung hilft, den Gebrauch psychoanalytischer Konzepte (wie Narzissmus oder Übertragung) in ihrer historischen Entwicklung zu verstehen, ihn zu vereinheitlichen und ihren aktuellen Bedeutungshorizont abzustecken. In einer bestimmten Hinsicht ist sie jedoch konservativ, weil sie die alten Konzepte zwar neu liest, sie aber letztlich nur konserviert und aktualisiert, ohne neue Konzepte zu formulieren. Die Bereitschaft, auch tradierte Theorien und Konzepte aufzugeben, bzw. sie in einer zeitgenössischen Theoriesprache zu formulieren, ist aber eine notwendige Bedingung, um die Psychoanalyse auf Dauer lebensfähig zu halten (Dornes, 2004). Deshalb braucht es auch die Formulierung neuer Konzepte, die die aktuellen Erkenntnisse empirischer Forschung und klinischer Fallberichte aufgreift und in übergreifende Zusammenhänge bringt (Mertens, 2004).

Zum Aufbau des Buches

Die hier interessierenden Aspekte psychotherapeutischen Handelns wie das Zutrauen, die Ermutigung oder das Zumuten sind Beziehungsmerkmale. Sie finden im Hier und Jetzt der therapeutischen Beziehung statt und sie beeinflussen die vom Patienten erlebte Qualität der Zusammenarbeit mit dem Therapeuten. Die Untersuchung beginnt deshalb mit einem historischen Überblick zur Bedeutung der therapeutischen Beziehung in der Psychoanalyse. Was an der Beziehung zwischen Patient und Therapeut wurde überhaupt für therapeutisch wirksam gehalten und wie sollte ein Analytiker die Beziehung richtig gestalten? Wie veränderten sich die Beziehungskonzeptionen bis heute? Diese Entwicklung wird hier nur in ihren Grundzügen dargestellt, ein ausführlicher Überblick über die therapeutische Beziehung in der Psychoanalyse findet sich an anderer Stelle (Boothe & Grimmer, 2005).

Nach diesem Überblick wird diskutiert, wie die empirische Psychotherapieforschung das Wissen darüber, was eine gute therapeutische Beziehung ausmacht, verändert und erweitert hat. Die Ergebnisse der Psychotherapieforschung haben in jüngster Zeit zur Anerkennung solcher Beziehungsaspekte geführt, die die Psychoanalyse lange Zeit kaum beachtete.

Im zweiten Kapitel geht es um die psychoanalytische Entwicklungspsychologie. Seit dem Aufkommen der empirischen Säuglingsforschung werden aus der Beobachtung der Interaktion zwischen Eltern und Kindern immer wieder Rückschlüsse über die Wirkungsweise der Psychotherapie bei erwachsenen Patienten gezogen. Lange Zeit wurde heftig über die Zulässigkeit und Notwendigkeit solcher Rückschlüsse gestritten, inzwischen gilt dies jedoch allgemein als ein Vorgehen, von dem man sich neue Impulse für die Behandlungstheorie verspricht (Bohleber, 2002). Bevor das entwicklungspsychologische Konzept der Kreditierung von Boothe und Heigl-Evers (1996) dargestellt wird, wird es theoretisch eingebettet. Vor allem solche Ergebnisse aus der Kleinkindforschung, aus denen man die Wichtigkeit einer kreditierenden Zuwendung für die kindliche Entwicklung entnehmen kann, kommen zur Sprache.

Das dritte Kapitel beinhaltet eine abstrakte und modellhafte Beschreibung des Beziehungsmodus der Kreditierung, um dessen Strukturmerkmale sichtbar zu machen.

Das Zentrum des Buches bildet das vierte Kapitel, in dem die therapeutische Beziehung als Kreditierungsbeziehung betrachtet wird. Anhand von Fallbeispielen und auf der Basis psychoanalytischer Theorien wird begründet, warum dies sinnvoll ist. Danach wird therapeutisches Kreditierungshandeln als Beziehungsaktivität definiert und in seinen verschiedenen Varianten beschrieben. Dies geschieht wiederum anhand von Einzelfallbeispielen. Hierbei handelt es sich um Sequenzen aus psychoanalytischen Therapien, die auf Tonband aufgenommen und anschließend transkribiert wurden. Dieses Material erlaubt, eine bestimmte Gesprächssituation einzufrieren und die zu einem bestimmten Zeitpunkt stattfindende Interaktion gesprächsanalytisch zu rekonstruieren. Kreditierungshandeln kann somit als Ereignis in einer konkreten Beziehungssituation bestimmt und gezeigt werden.

Anschließend wird das Kreditierungskonzept mit anderen psychoanalytischen Konzepten und den am Anfang beschriebenen Beziehungskonzepten verglichen. Überlegungen zur Frage, wie therapeutisches Kreditierungshandeln wirkt, finden sich im sechsten Kapitel. Das Buch endet mit den Schlussfolgerungen, die sich aus dem Kreditierungskonzept für die psychotherapeutische Praxis und für zukünftige Forschungsprojekte ergeben.

Übersicht über den Aufbau des Buches:

1. Die therapeutische Beziehung in der Psychoanalyse und aus Sicht der empirischen Psychotherapieforschung
2. Kreditierung und Diskreditierung in der psychischen Entwicklung des Kindes und in pädagogischen Beziehungen
3. Die Struktur von Kreditierungsbeziehungen
4. Die therapeutische Beziehung als Kreditierungsbeziehung
5. Das Kreditierungskonzept im psychoanalytischen Kontext und im Verhältnis zu anderen Beziehungskonzepten
6. Die Wirkung therapeutischer Kreditierung
7. Kreditierung – ein neues Beziehungskonzept: Desiderate für Praxis und Forschung

Im Folgenden wird nicht zwischen Psychoanalyse (hochfrequente Therapie und Couch-Setting) und psychoanalytischer Psychotherapie unterschieden. Therapeutisches Kreditierungshandeln soll als ein grundlegender Beziehungsmodus in psychoanalytischen Therapien beschrieben und diskutiert werden. Möglicherweise spielt es unter bestimmten Setting-Bedingungen eine größere Rolle als unter anderen, aber darum geht es in dieser Arbeit nicht. Gegen eine vorschnelle Unterscheidung etwa zwischen hochfrequenter Psychoanalyse und analytischer Psychotherapie spricht auch, dass empirisch nicht geklärt ist, ob sich die verschiedenen Therapieformen in ihrer Wirkungsweise grundsätzlich unterscheiden (Sandell, 2001, Hartkamp, 1997). Ebenso wenig unterscheidet diese Arbeit zwischen Therapeut und Analytiker, es handelt sich lediglich um sprachliche Variationen. Die Arbeit bezieht sich immer auf die Beteiligten einer psychoanalytischen Therapie. Kreditierung und Diskreditierung kommen aber auch in anderen therapeutischen Beziehungen vor und beeinflussen den Prozess.

Viele der in diesem Buch entwickelten Gedanken und Ideen sind im intensiven Austausch mit Frau Professor Dr. Brigitte Boothe im Rahmen der gemeinsamen Arbeit in den letzten Jahren entstanden. Ohne ihre Anregungen und ihre Anteilnahme wäre das Buch nicht möglich gewesen. Herrn Professor Dr. Wolfgang Mertens danke ich für die gemeinsame Diskussion des Kreditierungskonzepts und die Möglichkeit, meine Arbeit in der Reihe „Psychoanalytische Behandlung" zu publizieren. Für wertvolle Anmerkungen, Diskussionen und Unterstützung beim Erstellen dieser Arbeit danke ich außerdem Barbara Barth, Franziska Kubat, lic. phil. Hanspeter Mathys (von dem auch einige Fallbeispiele stammen) und Dr. phil. Marius Neukom.

1 Die therapeutische Beziehung in der Psychoanalyse und aus Sicht der empirischen Psychotherapieforschung

1.1 Die therapeutische Beziehung aus psychoanalytischer Sicht

1.1.1 Grundlagen einer psychoanalytischen Beziehungstheorie

Das Verständnis der Entstehung, der Formen und Wirkungen zwischenmenschlicher Beziehungen, insbesondere derjenigen der frühen Kindheit, ist ein zentrales Anliegen psychoanalytischen Denkens. Dennoch lässt sich der Begriff der *Beziehung* in den einschlägigen psychoanalytischen Wörterbüchern nicht finden (vgl. Laplanche & Pontalis, 1996; Mertens & Waldvogel, 2000; Mertens, 1997). Wenn von Beziehung die Rede ist, dann als Teil zusammengesetzter Begriffe wie *Objektbeziehung*, *Übertragungsbeziehung* oder *therapeutische Beziehung*.

In der Psychoanalyse ist der Begriff der Objektbeziehung gebräuchlich, um zwischenmenschliche Beziehungen zu beschreiben. Der Austauschprozess zwischen zwei Personen wird psychoanalytisch traditionell aus Sicht des Individuums (Subjekt) beschrieben, das mit einem anderen (Objekt) in Beziehung steht. Mit Kernberg (1997) kann man sehr allgemein sagen, dass jede psychoanalytische Theoriebildung immer auch eine Objektbeziehungstheorie ist, denn sie beschäftigt sich mit dem Einfluss früher Objektbeziehungen auf die Genese unbewusster Konflikte und die Entwicklung der psychischen Struktur sowie mit der Aktualisierung vergangener internalisierter Objektbeziehungen.

Bereits bei Freud (1905a, S. 82) findet sich die Aussage, dass „für die Psychoanalyse (...) die Beziehung zu einem Objekt das Wesentliche (ist, B. G.)." Freud hat die Beziehung des Kindes zu seinen primären Bezugspersonen aus Sicht des sich entwickelnden Kindes beschrieben. Er sah im Kleinkind ein triebhaftes Wesen, das für sein physisches und psychisches Überleben auf Objektbeziehungen angewiesen ist. Das Kind tritt, motiviert durch widersprüchliche Triebkräfte, in Beziehung mit seinen Pflegepersonen. Die Entwicklung des Kindes versteht er im Wesentlichen als konfliktreiche Kompromissbildung zwischen dem Bedürfnis nach Selbsterhaltung und dem nach sexueller Triebbefriedigung (Freud, 1905a; vgl. auch Heigl-Evers & Boothe, 1997). Getrieben von dem Bedürfnis nach Selbsterhaltung bindet sich das Kind im Zustand der Hilflosigkeit an ein mütterliches Objekt mit dem Ziel, Versorgung sicherzustellen und Trennung, und damit drohende Vernichtung, zu vermeiden. Als Antagonisten des Selbsterhaltungstriebes sieht Freud den Sexualtrieb. Dessen Ziel ist nicht die Bindung an ein Objekt, sondern der Spannungsabbau in Form lustvoller Befriedigungserlebnisse. Das Objekt ist dabei nur soweit bedeutsam, wie es dazu dient, Triebbefriedigung zu ermöglichen (Freud, 1915). Da das Kind die ersten lustvollen Körperempfindungen im Zusammenhang mit den Pflegehandlungen macht, werden die Pflegepersonen zunächst in Anlehnung daran auch als Sexualobjekte besetzt. Mit dieser primären Objektwahl wird die auf Selbsterhalt ausgerichtete Beziehung erotisiert, was der Ursprung von Liebe und Zärtlichkeit ist (Freud, 1914b).

Im Laufe der Entwicklung kommt es immer wieder zu Konflikten zwischen den sexuellen Triebwünschen und dem Bedürfnis nach Selbsterhaltung. Das Bedürfnis nach Selbsterhaltung und damit die Bindung an ein Objekt erweist sich dabei häufig stärker als der Wunsch nach Triebbefriedigung (Freud, 1915, 1926). Darum unterdrückt das Kind in verschiedenen Entwicklungsphasen Triebansprüche, um die Beziehung zu seinen Bezugspersonen nicht zu gefährden. Häufig werden die Triebwünsche aber nur aus dem Bewusstsein verdrängt, ohne dass der Wunsch nach Befriedigung aufgegeben wird. Der Konflikt zwischen Triebwunsch und Selbsterhaltung, der sich in der Beziehung zu den äußeren Objekten entwickelt, wird so verinnerlicht. Die nun unbewusst wirkenden Wünsche streben weiter nach Erfüllung und Triebbefriedigung. Daraus resultiert die Tendenz, immer wieder mit neuen Objekten Beziehungsmuster zu inszenieren, die Aussicht auf Wunscherfüllung und Triebbefriedigung bieten.

Freud hat sich besonders mit der Bedeutung der Bezugspersonen als Triebobjekte in der psychischen Realität des Kindes und mit den Folgen der skizzierten Beziehungskonflikte in Form von Verinnerlichung, Kompromiss- und Symptombildung beschäftigt. In der psychoanalytischen Theoriebildung nach Freud, in den psychoanalytischen Objektbeziehungstheorien, der Bindungsforschung und in der aktuellen Säuglingsforschung wird dagegen die Bedeutung der Qualität der realen Beziehung zwischen dem Kind und seinen Bezugspersonen für die psychische Entwicklung hervorgehoben (Balint, 1970; Winnicott, 1974; Bowlby, 1995; Dornes, 1999b). Danach geschieht der Aufbau der psychischen Struktur des Kindes über die Verinnerlichung wiederkehrender Beziehungserfahrungen. Indem sich das Kind mit den Interaktionserlebnissen, die zwischen ihm und den Bezugspersonen bestehen, identifiziert, bildet es psychische Repräsentanzen von sich selbst, den Objekten und den gemeinsamen Beziehungsmustern (Kernberg, 1997, 1999). Die so entstehende innere Welt der Objektbeziehungen beeinflusst das eigene Selbstbild und Selbstempfinden. Gleichzeitig wird sie zu einem Arbeitsmodell, das die Erwartung zukünftiger Beziehungserfahrungen steuert und so die Möglichkeiten und Grenzen eigenen Beziehungshandelns festlegt. Auf diese Weise wirken vergangene Objektbeziehungen in gegenwärtige Begegnungen hinein.

Lange Zeit wurde in der Psychoanalyse die dyadische Beziehung zwischen Mutter und Kind für die Entwicklung der inneren Welt des Kindes und seiner Fähigkeit, mit anderen in Beziehung zu treten, für überaus wichtig angesehen (Balint, 1970; Winnicott, 1974; Bowlby, 1995). Es ging dabei um die Qualitäten einer „hinreichend guten Mutter“ (Winnicott, 1974, S. 189), um ihre Fähigkeit, empathische Resonanz und Sicherheit zu bieten und narzisstische Anerkennung zu vermitteln. Wenn der Vater als dritte Person thematisiert wurde, dann trat er erst später als Motor der Triangulierung in Erscheinung: in der Funktion des Retters, der das Kind aus der verschlingenden Zweisamkeit mit seiner Mutter befreien muss (Schon, 2000, S. 732; Bauriedl, 1998, S. 129).

Inzwischen vertreten jedoch immer mehr Autoren die Ansicht, dass der Mensch in einen triadischen Beziehungsraum hineingeboren wird und sich Entwicklung in verschiedenen triangulären Beziehungskonstellationen abspielt (Heigl-Evers & Boothe, 1997, S. 124; Boothe & Heigl-Evers 1996, S. 140; Bürgin, 1998a, 1998b; Buchholz, 1993; Schon, 2000, S. 734; Bauriedl, 1998, S. 132). Vor der Geburt existiert das Kind zunächst in den Erwartungen und Phantasien der Eltern. Diese Einstellungen haben bereits Einfluss auf die zukünftige Entwicklung des Kindes, wobei sich besonders die Fähigkeit der Eltern, triadische Beziehungen imaginieren und eingehen zu können, positiv auswirkt (von Klitzing, 2002; Bauriedl, 1998). Im Laufe der Entwicklung durchläuft das Kind verschiedene Positionen im triadischen Raum und unterhält jeweils unterschiedliche Beziehungen zu Vater und Mutter (Heigl-Evers & Boothe, 1997; Boothe & Heigl-Evers, 1996, S. 164 ff.). Die wechselnden Beziehungsstile und Beziehungssituationen in einer Triade, das Erleben von Unterschieden in der Kommunikation und im Umgang mit den Bedürfnissen des Kindes sind für die Entwicklung besonders anregend (von Klitzing, 2002). Das Vorherrschen ausgeprägter und andauernder dyadischer Beziehungen bei Ausschluss der dritten Person wird aus dieser Perspektive eher als ein pathologisches Phänomen angesehen (Heigl-Evers & Boothe, 1996; Schon, 2000, S. 734; Bauriedl, 1998, S. 137). Die Triangularität von Beziehungsstrukturen kann somit heute als zentraler Ausgangspunkt psychoanalytischen Denkens bezeichnet werden, von dem aus die „triebhafte und narzisstische Konflikthaftigkeit einer Person innerhalb des Gefüges ihrer Objektbeziehungen" ermittelt werden kann (Heigl-Evers & Boothe, 1997, S. 136).

1.1.2 Die therapeutische Beziehung als Übertragungsbeziehung

In der Psychoanalyse wird davon ausgegangen, dass die in der frühen Kindheit verinnerlichten Objektbeziehungen, die daraus resultierenden Selbst- und Objektrepräsentanzen und die Art der Bewältigung der Triebkonflikte alle späteren neuen Beziehungen eines Menschen beeinflussen. In unterschiedlichem Ausmaß werden die alten Modi der Beziehungsgestaltung und die ihr zugrunde liegenden unbewussten Triebwünsche, Ängste und Erwartungen an das Verhalten eines Gegenübers jeweils wieder belebt und auf die neue Person übertragen. Die Psychoanalyse hat diesem Fortdauern vergangener Beziehungen in der Gegenwart schon immer besondere Bedeutung beigemessen und die therapeutische Beziehung zunächst vor allem als *Übertragungsbeziehung* betrachtet (Freud, 1905b, S. 279; 1917, S. 425). Die Beziehung zwischen Analytiker und Patienten sah man damit zunächst nicht so sehr als neue Beziehung, in der der Patient mit einer neuen Bezugsperson auf die Zukunft ausgerichtete, verändernde Erfahrungen machen kann. Vielmehr stand die Aktualisierung früherer Beziehungswünsche und -muster im Zentrum der Aufmerksamkeit (Boothe & Grimmer, 2005).

Nachdem Freud die Übertragung auf den Analytiker zuerst als störenden Widerstand angesehen hatte, der zum Abbruch von Therapien führen konnte, wie im Fall Dora (Freud, 1905b, S. 282), erklärte er die Entfaltung und Analyse der Übertragung später zum Kern der analytischen Arbeit (Freud, 1917, S. 434). Der Analytiker sollte die Beziehung nun so gestalten, dass sich die Übertragung des Patienten möglichst unbeeinflusst von seiner realen Person entfalten kann. Dafür soll er sich dem Patienten als Projektionsfläche für dessen innere Beziehungswelt anbieten. Je weniger der Patient dabei die reale Persönlichkeit des Analytikers und dessen emotionale Reaktionen erlebt, umso ungestörter kann sich die Übertragung als Neuauflage der Vergangenheit entfalten. Dies soll im liegenden Setting noch dadurch erleichtert werden, dass der Analytiker nicht im Blickfeld des Patienten sitzt. In der Regel allerdings erinnert sich der Patient nicht einfach an seine früheren Beziehungserfahrungen und -phantasien, sondern er wiederholt sie, indem er in der therapeutischen Situation unbewusst ähnliche Beziehungskonstellationen realisiert (Freud, 1914a).

Freud (1910, S. 126) erkannte, dass das Beziehungs- und Rollenangebot des Patienten den Analytiker dazu zu verführen droht, selbst affektiv zu reagieren und darauf unreflektiert zu antworten. Dadurch kann es zu einer bloßen Wiederholung früherer neurotischer Beziehungsformen kommen. Um dies zu vermeiden, muss der Analytiker seine Gegenübertragung erkennen und bewältigen. Aus diesem Grund formulierte Freud (1919) seine Empfehlung für eine geeignete therapeutische Haltung: Der Analytiker soll seine Affekte wie ein Chirurg beiseite drängen und sich dem Patienten als Spiegel präsentieren, um einerseits die Übertragung anwachsen zu lassen und sie andererseits möglichst neutral und unbeeindruckt deuten zu können. In der Deutung der sich entfaltenden Übertragung und in ihrer Bewusstmachung sah er die eigentliche Aufgabe des Analytikers. Keinesfalls darf er die in der Übertragung an ihn gerichteten, triebhaften Wünsche erfüllen und die Bedürfnisse des Patienten befriedigen, denn dann bleibt es bei einer unbewussten Wiederholung der alten Beziehungsmodi. Deshalb formulierte Freud (1919, S. 187) für die therapeutische Beziehung die bekannte Regel: „Die analytische Kur soll, soweit wie es möglich ist, in der Entbehrung – Abstinenz – durchgeführt werden."

Die Rezeption dieser behandlungstechnischen Regeln führte in der Nachfolge Freuds zum Ideal eines möglichst anonymen, neutralen und emotionslos handelnden Analytikers. Bei der Gestaltung der therapeutischen Beziehung wurde der emotionale Kontakt im Hier und Jetzt der Begegnung teilweise auf ein Minimum reduziert. Die gesamte Beziehungsgestaltung war am Ziel der Übertragungsbildung und -deutung ausgerichtet.

Es gab im Denken Freuds aber auch eine gegenläufige Tendenz, die im Widerspruch zum Ideal der spiegelnden Abstinenz und der chirurgischen Emotionslosigkeit steht. Dies gilt wohl besonders für seine eigene therapeutische Praxis, in der er sehr persönlich mit seinen Patienten in Beziehung trat (Cremerius, 1981). Aber auch in seinem Werk finden sich Äußerungen, die auf eine andere Form der Beziehungsgestaltung hindeuten. Schon die Aufgabe der Hypnose und die Entwicklung des psychoanalytischen Verfahrens begründete Freud (1925, S. 52) rückblickend damit, dass „die persönliche affektive Beziehung doch mächtiger war als alle kathartische Arbeit". In den Studien über Hysterie (1895, S. 285) heißt es, dass der Arzt durch seine Teilnahme und Achtung hilft, dem „Kranken menschlich etwas leistet" und ihm Sympathie entgegenbringt. Später sprach Freud davon, dass der Patient sich vertrauensvoll an den Arzt binden soll, und erklärte diese Bindung zur eigentlichen Kraft der Therapie (Freud, 1917, S. 463). Allerdings thematisierte er Vertrauensbildung als Aufgabe des Therapeuten nicht weiter. Vielmehr sah Freud sie ebenfalls als Ausdruck einer Übertragungsbeziehung, nämlich der milden, positiven Übertragung. Sie galt Freud als eine notwendige Voraussetzung, um als Analytiker überhaupt zu einer bedeutungsvollen Bezugsperson für den Patienten werden und Einfluss auf ihn ausüben zu können. Die Bezeichnung der Bindung an den Arzt als Übertragung macht deutlich, dass es sich hierbei um etwas handelt, was im Verständnis Freuds vom Patienten „mitgebracht" werden muss. Daraus folgt aber, dass sich die Frage, was der Therapeut selbst zur Vertrauensbildung beiträgt und wie er den Patienten an sich bindet, gar nicht stellte. Auf diese Weise wurde es möglich, das Ideal einer emotionslosen, spiegelnden Abstinenz aufrecht zu erhalten und gleichzeitig die Bedeutung einer vertrauensvollen Beziehung zu betonen.

1.1.3 Das Arbeitsbündnis und die Realbeziehung

Seit den 40er und 50er Jahren wird zunehmend die Meinung vertreten, dass eine wirkungsvolle therapeutische Beziehung nicht nur auf Übertragung beruht. In der Begegnung zwischen Therapeut und Patient muss auch etwas Neues stattfinden, jenseits von Übertragungsprozessen (Gelso & Hayes, 1998). Den Ausgangspunkt bildete Sterbas (1934) Theorie der therapeutischen Ich-Spaltung. Er unterschied zwischen einem beobachtenden, reflektierenden und einem unmittelbar erlebenden Ich-Anteil, und erklärte die Fähigkeit des Patienten zur Ich-Spaltung zur Bedingung einer psychoanalytischen Behandlung. Diese Theorie bildet den Vorläufer für die späteren Konzepte der therapeutischen Allianz (Zettel, 1956) und vor allem des Arbeitsbündnisses (Greenson, 2000/1967). Greenson (2000, S. 202) konzipiert das Arbeitsbündnis als notwendige Ergänzung zur Übertragungsbeziehung: „Damit der Patient in die analytische Situation eintreten und in ihr effektiv arbeiten kann, ist es unerlässlich, dass er außer seinen Übertragungsreaktionen noch eine andere Beziehung zum Psychoanalytiker herstellt. Ich spreche hier vom Arbeitsbündnis".

Das Arbeitsbündnis definiert er als „die relativ unneurotische, rationale Beziehung zwischen dem Patienten und dem Analytiker, die es dem Patienten ermöglicht, in der analytischen Situation zielstrebig zu arbeiten" (Greenson, 2000, S. 59). Als Ergänzung zur Übertragungsbeziehung, die die Wiederkehr der Vergangenheit in der Gegenwart der therapeutischen Beziehung beschreibt, bezeichnet das Arbeitsbündnis die in der Gegenwart neu eingegangene Beziehung mit dem Ziel der Entwicklung und Veränderung auf die Zukunft hin. Zum Arbeitsbündnis tragen nach Greenson (2000) der Patient, der Analytiker und die analytische Situation bei. Von Seiten des Patienten sind es vor allem seine Motivation, sein Wunsch nach Besserung und seine eigene Hilflosigkeit, aber auch die bewusste Entscheidung, mit dem Analytiker zusammenzuarbeiten. Der Analytiker fördert das Arbeitsbündnis vor allem durch sein Verständnis und seine auf Einsicht zielende Einstellung, aber auch durch seine mitfühlende, aufrichtige und nicht wertende *menschliche* Haltung. Schließlich erleichtert das analytische Milieu, besonders die Häufigkeit der Sitzungen und die lange Dauer der Beziehung, die Bündnisbildung (Greenson, 2000, S. 60, 224).

Greenson (2000, S. 222) verbindet die Einführung des Arbeitsbündnisses mit einer Kritik an den behandlungstechnischen Empfehlungen Freuds. Besonders die Abstinenzregel führte dazu, dass viele Psychoanalytiker gegenüber ihren Patienten eine „strenge, distanzierte und sogar autoritäre Haltung" einnahmen. Eine solche Haltung ist der Entwicklung eines Arbeitsbündnisses abträglich.

Das Arbeitsbündnis wurde in Abgrenzung zur Übertragungsbeziehung konzipiert und sollte die nichtneurotischen Aspekte der auf Veränderung angelegten Zusammenarbeit von Analytiker und Patient erfassen. Die Voraussetzung für die Bildung eines Arbeitsbündnisses sieht Greenson (2000) in der Fähigkeit des Patienten zur therapeutischen Ich-Spaltung, dessen Realisierung aber gilt als gemeinsame Aufgabe von Therapeut und Patient. Auch wenn schon von Greenson (2000, S. 224) selbst und bis heute diskutiert wird, inwieweit auch das Arbeitsbündnis infantile neurotische Anteile enthält und damit auch wieder Übertragungscharakter besitzt (Boothe, 1999; Gelso & Hayes, 1998, S. 23), so bekommt damit die auf Veränderung ausgerichtete Zusammenarbeit von Analytiker und Patient und die Frage, was der Therapeut zur Bündnisbildung und zur Beziehungsgestaltung beiträgt, ein größeres Gewicht. Außerdem wird die analytische Haltung, die bisher die bestmöglichen Bedingungen zur Übertragungsentfaltung schaffen sollte, hinterfragt und betont, dass sich die Beziehungsgestaltung des Analytikers auch daran orientieren muss, die Zusammenarbeit zu stärken und den Patienten für die Analyse zu motivieren.

Neben der Übertragung und dem Arbeitsbündnis hat ebenfalls Greenson (2000) in den 60er Jahren noch auf eine dritte Ebene der therapeutischen Beziehung hingewiesen: die reale Beziehung zwischen Analytiker und Patient. Die Idee, dass neben der Übertragungsbeziehung auch eine reale Beziehungsebene entsteht, ist bereits bei Freud (1937, S. 65–66) angelegt. In „Die endliche und die unendliche Analyse" heißt es: „Und außerdem sei nicht jede gute Beziehung zwischen Analytiker und Analysiertem, während und nach der Analyse, als Übertragung einzuschätzen. Es gebe auch freundschaftliche Beziehungen, die real begründet sind und sich als lebensfähig erweisen." Der Patient geht auch eine reale neue Beziehung mit seinem Therapeuten ein, die sich auf realistische Wahrnehmungen und Einschätzungen gründet. Greenson (2000, S. 229) grenzt die reale Beziehung von der Übertragungsbeziehung und dem Arbeitsbündnis folgendermaßen ab: Während die Übertragung echt ist, aber unrealistisch, werden die realen Beziehungsaspekte als echt wahrgenommen und sind realistisch. Das Arbeitsbündnis schließlich ist zwar auch realistisch und echt, aber ein Kunstprodukt der analytischen Situation. Die Abgrenzung von Arbeitsbündnis und Realbeziehung bleibt unklar und ist letztlich nicht trennungsscharf. Am ehesten kann man sagen, das Arbeitsbündnis repräsentiert überwiegend einen spezifischen Teil der realen Beziehung zwischen Analytiker und Patient.

Das Konzept des Arbeitsbündnisses und die Anerkennung einer realen, neuen Beziehung zwischen Therapeut und Patient, die beide jedenfalls weitgehend unabhängig von der Übertragungsbeziehung situiert sind, haben eine Entwicklung eingeleitet, die dazu führte, dass heute das reale Beziehungsgeschehen zwischen Analytiker und Patient im Hier und Jetzt der therapeutischen Situation als Kern des Veränderungsprozesses angesehen wird.

Die Möglichkeit, im Analytiker einen dauerhaften und verlässlichen Partner zu finden, der sich von den neurotischen Übertragungserwartungen unterscheidet, und mit ihm neue und unerwartete Erfahrungen zu machen, wird nun schon seit längerem für ein besonders wirksames Moment psychoanalytischer Therapie gehalten. Es waren zunächst die Objektbeziehungstheoretiker der 60er und 70er Jahre, die dem *Konzept Heilung durch Einsicht* das Veränderungsmodell *Heilung durch neue Beziehungserfahrungen* entgegensetzten (Balint, 1970; Winnicott, 1974). Inzwischen begreift man Deutung und neue Beziehungserfahrungen meistens als wechselseitig aufeinander bezogen (Mertens, 1993b; Treurniet, 1996; Tress, 1990; Thomä & Kächele, 1996a; Bettighofer, 1998).

Die theoretische Beschäftigung mit der therapeutischen Beziehung in der Psychoanalyse kreiste zunächst um die Frage, durch welche therapeutische Haltung die optimalen Bedingungen zur Entfaltung und Durcharbeitung der Übertragungsneurose geschaffen werden. Die Verantwortung zur Beziehungsaufnahme wurde zunächst vor allem dem Patienten zugewiesen, der die Bereitschaft zum Vertrauen mitbringen sollte. Nach und nach erkannte man, dass die neuen Beziehungserfahrungen, die der Patient mit dem Therapeuten macht, ebenso wichtig sind und die Gestaltung der Beziehung sich nicht allein an der Entfaltung der Übertragung orientieren darf.

1.2 Die therapeutische Beziehung als Gegenstand der empirischen Psychotherapieforschung

Einleitung

Die Psychotherapieforschung hat sich seit den 70er Jahren verstärkt der therapeutischen Beziehung zugewendet, nachdem die Suche nach spezifischen Wirkfaktoren einzelner psychotherapeutischer Verfahren kaum überzeugende Ergebnisse gebracht hatte. Vielmehr ließen die damaligen Studien den Schluss zu, dass die unterschiedlichen Formen von Psychotherapie weitgehend ähnlich wirksam sind (Horvath & Luborsky, 1993, S. 569; Rudolf, 1991). Nun begann man sich zu fragen, welches die den verschiedenen Therapieformen gemeinsamen Wirkfaktoren sind, und konzentrierte sich vermehrt auf die Beziehung zwischen Therapeut und Patient. Inzwischen ist die therapeutische Beziehung der Untersuchungsgegenstand im Bereich der Psychotherapieforschung, zu dem die meisten empirischen Studien existieren (Orlinsky, Grawe & Parks, 1994, S. 308).

Innerhalb der psychoanalytisch orientierten Forschung gab es zunächst verschiedene Versuche, das psychoanalytische Konzept des Arbeitsbündnisses und dessen Bedeutung für den Verlauf von Therapien zu untersuchen. Dementsprechend versuchte man solche Patientenmerkmale zu erfassen, die die Bereitschaft zur Mitarbeit in der Behandlung betreffen, wie die Ich-Stärke oder die Fähigkeit zur therapeutischen Ich-Spaltung (Rudolf, 1991; Allen, Newson & Gabbard, 1984). Heute als unspezifische Wirkfaktoren bezeichnete Aspekte der Beziehung wie das Vertrauen, das therapeutische Klima, Empathie, Wertschätzung und Sympathie oder die Erwartungen der Beteiligten wurden zunächst kaum berücksichtigt (Allen, Newson & Gabbard, 1984; Frieswyk, Carlson & Allen, 1984; Rudolf, 1991). Die Versuche, das therapeutische Arbeitsbündnis getrennt von anderen Beziehungsmerkmalen zu untersuchen, führten nicht zu den gewünschten Ergebnissen. Es zeigte sich, dass allgemeine Beziehungsaspekte von einem Arbeitsbündnis im engeren Sinne nur konzeptuell getrennt werden konnten und deutlich miteinander korrelierten (Allen et al., 1984; Luborsky et al., 1988). Zunehmend wurde darum das psychoanalytische Konzept des Arbeitsbündnisses im Forschungskontext durch umfassendere Beziehungskonzepte wie die therapeutische Arbeitsbeziehung (Rudolf, 1991), die hilfreiche Beziehung (Horvath & Luborsky, 1993) oder allgemein die therapeutische Beziehung ersetzt. Diese Konzepte umfassen stets beide Dimensionen: die zielgerichtete Zusammenarbeit und die allgemeine Beziehungsqualität. Die therapeutische Beziehung in diesem umfassenden Sinn gilt inzwischen als der am ausführlichsten untersuchte und am besten belegte Wirkfaktor von Psychotherapien (Orlinsky, Grawe & Parks, 1994; Strupp, 1996, S. 85, 2000, S. 4; Luborsky, 1996; Horvath & Luborsky, 1993, S. 569).

1.2.1 Die therapeutische Beziehung als Aushandlungsprozess

Eine sowohl von der empirischen Forschung beeinflusste als auch auf psychoanalytische Konzeptentwicklung zurückgehende relativ neue Perspektive liegt in der Hervorhebung des Beziehungscharakters und der gemeinsamen Beteiligung beider Partner am Zustandekommen einer guten Beziehung. Weder entsteht eine Beziehung allein aus der positiven Übertragung des Patienten, der sich vertrauensvoll an den Analytiker bindet, noch kann dieser eine Beziehung zum Patienten ohne dessen Mitwirken herstellen. Im Laufe ihrer gemeinsamen Interaktion entwickeln sie ihren eigenen, gemeinsamen Beziehungsstil.

Die therapeutische Beziehung verläuft in einem Prozess wechselseitiger Beeinflussung, in dem sich der Patient und der Therapeut mit mehr oder weniger subtilen, verbalen und nonverbalen Verhaltensweisen dazu verführen, bestimmte Rollen zu übernehmen (Buchholz & Streeck, 1999; Sandler, 1976). Sie handeln in ihrer Begegnung Zug um Zug aus, worüber sie sprechen und wie sie es tun (Grimmer, 2000). Dieser Prozess ist keineswegs auf sprachliche Äußerungen beschränkt. Der Patient und der Therapeut begegnen sich auch über nicht-sprachliche Handlungsdialoge unter Einsatz verschiedener körperlicher Ausdrucksmittel (Streeck, 2004). Beispielsweise beeinflussen sie sich durch den mimischen Affektausdruck, dem eine wichtige beziehungsregulierende und therapeutische Funktion zukommt (Benecke, 2002; Krause, 1997).

Die therapeutische Beziehung entsteht also im Aushandlungsprozess zwischen zwei Personen, die im Verlauf eines ständigen Interpretations- und Handlungsprozesses ihre einzigartige Beziehung bilden. Diese Einzigartigkeit jeder therapeutischen Dyade erschwert, ihre spezifische Dynamik und ihre Eigenheit mit formalisierten und systematischen Untersuchungsmethoden zu erforschen, weshalb Einzelfallstudien immer wichtiger werden, um die Qualität einer spezifischen Therapeut-Patient-Beziehung zu ergründen (Strupp, 1996, S. 87).

Wenn man sich vor Augen führt, dass jede therapeutische Beziehung immer höchst individuell ist, dann überrascht es nicht, dass das *Matching*, das Zusammenpassen eines spezifischen Therapeuten mit einem spezifischen Patienten eine wichtige Rolle für das Zustandekommen einer hilfreichen Beziehung und eines erfolgreichen therapeutischen Prozesses spielt (Kantrowitz, 1998). Es spielt sogar eine wichtigere Rolle als solche psychologische Charakteristika des Patienten (Fähigkeit zur Realitätsprüfung, Niveau und Qualität der inneren Objektbeziehungen, Verfügbarkeit von Affekten und Toleranz ihnen gegenüber, Motivation für die Analyse), die in der klassischen Psychoanalyse als Voraussetzungen für eine psychoanalytische Behandlung angesehen wurden. In der von Kantrowitz (1998, S. 67) durchgeführten Psychotherapiestudie standen darüber hinaus weder das Ausgangsniveau der Psychopathologie noch die Behandlungsdauer im Zusammenhang mit dem Ergebnis der Analysen. Sie formuliert die Resultate der Studie so: „Der einzige Faktor, der in Beziehung zum Ergebnis der Analyse zu stehen scheint, war das Vorhandensein bestimmter Charakteristika des behandelnden Analytikers, die bestimmten Charakteristika des Patienten entsprachen, wenn die Korrespondenz der Charakteristika in für den Patienten zentralen Konfliktbereichen auftrat“ (Kantrowitz, 1998, S. 67). Auch das Zusammenpassen muss als dynamischer Prozess betrachtet werden: Während eine Korrespondenz der Eigenschaften und Vorlieben von Therapeut und Patient anfangs die Beziehungsaufnahme und den Einstieg in die Behandlung erleichtern können, können sie im späteren Verlauf zu Hindernissen werden, weil gemeinsame, unanalysierbare „blinde Flecken“ entstehen.

Auch in der aktuellen DPV-Katamnesestudie (Leuzinger-Bohleber et al., 2002, S. 185) wird „das gute Zueinanderpassen von Analytiker und Analysand bei den genügend gut verlaufenden Behandlungen“ hervorgehoben. Die Autoren verstehen unter Zusammenpassen jedoch weniger die Ähnlichkeit von Persönlichkeitseigenschaften, sondern eher die sich in den ersten Begegnungen einstellende Überzeugung, „miteinander zu können“. Damit ist die Zuversicht beider Beziehungspartner gemeint, dass eine basale Verständigung möglich ist und sie auch schwierige Phasen gemeinsam durchstehen werden.

Eine psychotherapeutische Beziehung ist ein gemeinsames Produkt der wechselseitigen Beeinflussung von Therapeut und Patient. Sie beruht auf einem basalen Zusammenpassen, das nicht einfach mittels einer therapeutischen Technik *gemacht* werden kann.

1.2.2 Vertrauen und Vertrauensbildung

Eine therapeutische Beziehung soll eine vertrauensvolle Beziehung sein (Schwaab, 1997, S. 165; Ambühl & Grawe, 1988; Lambert, Shapiro & Bergin, 1986). Das Vertrauen des Patienten in seinen Therapeuten gilt als Basis einer erfolgreichen Zusammenarbeit. Dass es fundamental für das Gelingen einer Therapie ist, hat Freud (1895, S. 264) schon zur Anfangszeit der Psychoanalyse gesehen. In den „Studien über Hysterie“ heißt es: „Man braucht die volle Einwilligung, die volle Aufmerksamkeit der Kranken, vor allem aber ihr Zutrauen, da die Analyse regelmäßig auf die intimsten und geheimst gehaltenen psychischen Vorgänge führt.“ Freud sah bereits damals in Schamgefühlen und in der Angst vor Selbstoffenbarung die Gründe, die das Vertrauen so wichtig werden lassen. Für Patienten, die „sich entschlossen haben, sich dem Arzte zu überliefern und ihm ein Vertrauen einzuräumen, wie es sonst nur freiwillig gewährt, aber nie gefordert wird“, wird die vertrauensvolle Beziehung zum Arzt zur Grundlage einer wirksamen Therapie (Freud, 1895, S. 265).

Freud hat das Vertrauen des Patienten zum Analytiker auch später nicht aus den Augen verloren. Allerdings sprach er nun nicht mehr vom Vertrauen, sondern von der Bindung an den Arzt und von der schon erwähnten „milden unanstößigen Übertragung“, die er zum eigentlichen Motor der Analyse erklärte (Freud, 1917, S. 463). Damit meinte er die im Kontakt mit den ersten Bezugspersonen erworbene Fähigkeit, sich an eine Person binden zu können und auf ihre verlässliche Fürsorge zu vertrauen: Wenn bei einem Patienten das Vertrauen gegenüber seinem Misstrauen überwiegt, wird er eine positive Übertragung bilden und sich vertrauensvoll dem Arzt überlassen (Thomä & Kächele, 1996a). Nach Freud wurde Vertrauensbildung in der Psychoanalyse lange Zeit nicht explizit thematisiert (Frischenschläger, 2000). Während das Schaffen einer vertrauensvollen Atmosphäre implizit schon in den Behandlungskonzepten der Objektbeziehungstheoretiker eine wichtige Rolle spielte, hat zunächst die empirische Psychotherapieforschung und in jüngerer Zeit die Renaissance der Bindungsforschung die vertrauensvolle Beziehung wieder zum Diskussionsgegenstand um die Wirkungsweise psychoanalytischer Therapien gemacht.

Bindung und Vertrauen

Aus Sicht der Bindungsforschung ist Vertrauensbildung der Dreh- und Angelpunkt einer Psychotherapie: „In der Therapie (geht es, B. G.) primär um Vertrauensbildung, welche gewissermaßen die Basis darstellt für eine Exploration von Beziehungen und damit für eine Erkundung der Wirklichkeit" (Strauss, 2000, S. 41). Die Bindungsforscher übertragen den empirisch gut belegten Zusammenhang zwischen der vertrauensvollen Bindung an primäre Bezugspersonen und der erwartungs- und lustvollen Exploration der Umwelt in den ersten Lebensjahren auf die therapeutische Situation (Bowlby, 1988; Strauss, 2000; Schauenburg & Strauss, 2002; Wartner, 1995). Der Therapeut soll zur „sicheren Basis" werden, von der aus der Patient beginnen kann, seine früheren und gegenwärtigen Beziehungen zu explorieren und über sich selbst zu reflektieren (Bowlby, 1988). Vertrauensbildung steht für die Bindungsforscher deshalb vor der Analyse der Übertragung, der Prüfung gegenwärtiger realer Beziehungen und der Entwicklung selbstreflexiver Fähigkeiten (Strauss, 2000, S. 50).

Die vorliegenden Ergebnisse der Psychotherapieforschung unterstreichen die besondere Bedeutung der Vertrauensbildung in Psychotherapien. Ambühl und Grawe (1988, S. 312) bezeichnen das „Herstellen einer vertrauensvollen, interaktionellen Beziehung" als erstes Ziel einer Therapie. Nur sie korrelierte in ihrer Studie direkt mit dem Therapieerfolg. Auch in Katamnesestudien, in denen ehemalige Patienten über ihre Therapieerfahrungen befragt werden, heben sie das Vertrauen zum Therapeuten als besonders wichtige Erfahrung ihrer Therapie hervor. So fanden Kächele, Wolfsteller und Hössle (1985, S. 312) bei einer faktorenanalytischen Auswertung einer Befragung psychoanalytischer Patienten nach Abschluss ihrer Therapie drei Faktoren, die die therapeutische Beziehung beschreiben: Empathie und Akzeptanz; Abstinenz und Passivität; Vertrauen und Wertschätzung. Nur aufgrund der Ausprägung des ersten Faktors (Empathie und Akzeptanz) und des dritten (Vertrauen und Wertschätzung) konnte die Zufriedenheit der Patienten vorhergesagt werden. Auch in einer nachträglichen Befragung von Ernst et al. (1982, S. 59) bewerteten die ehemaligen Patienten das Vertrauen zum Therapeuten als entscheidend für den Erfolg ihrer Therapie.

Vertrauen spielt aber nicht nur in therapeutischen Beziehungen eine wichtige Rolle, es ist offenbar bereits eine notwendige Voraussetzung gelingender Beratungsgespräche. Nischk, Grothe und Schiepek (2000, S. 126–135) fanden in einer Befragung von Klienten darüber, welche Faktoren aus ihrer Sicht den Beratungsprozess beeinflussten, heraus, dass lediglich der Faktor „Offenheit und Vertrauen zum Therapeuten" erfolgreiche von weniger erfolgreichen Beratungen unterschied.

Die zentrale Rolle der Vertrauensbildung für den therapeutischen Prozess kann also als gesichert gelten und wird längst auch in einigen psychoanalytischen Lehrbüchern hervorgehoben. Bei Thomä und Kächele (1996b, S. 43) heißt es kurz und knapp: „In der Einleitung der Therapie versucht der Patient, sich in einer fremden und beunruhigenden Situation zurecht zu finden. Es ist wesentlich, dass eine vertrauensvolle Beziehung entsteht."

Vertrauen: ein gebräuchliches, aber unerforschtes Konzept

Vertrauen und Vertrauensbildung werden zwar als herausragende Bestandteile einer therapeutischen Beziehung angesehen, gleichwohl ist bisher kaum untersucht, wie sich das Vertrauen eines Patienten äußert. Krampen (1997, S. 16–17) kommt zu dem Schluss, dass „wohl nur bei wenigen Charakteristika des menschlichen Verhaltens und Erlebens (...) die Diskrepanz zwischen ihrer direkten Relevanz und Thematisierung im Alltagsleben und ihrer psychologischen Erforschung ähnlich groß (ist, B. G.) wie bei dem Merkmal des Vertrauens". Und nicht nur das: Jedenfalls im Zusammenhang mit der therapeutischen Beziehung wird oft nicht einmal thematisiert, was Vertrauen eigentlich ist, es wird einfach als selbstverständlich vorausgesetzt. Jeder glaubt zu wissen, was mit Vertrauen gemeint ist, eine Definition wird nur selten versucht.

Was sind die verschiedenen Facetten des Vertrauensbegriffs? Vertrauen ist kein Verhalten, sondern ein emotional-kognitiver Akt (Hardin, 2002). Vertrauen wird mit einem Gefühl des Sich-auf-andere-Verlassen-Könnens in Verbindung gebracht (Erikson, 1953, S. 15; Rotter, 1981, S. 23), wobei die Glaubwürdigkeit und Verlässlichkeit des oder der Anderen als notwendige Voraussetzung gesehen wird (Erikson, 1953, S. 15). Vertrauen bedingt die Vertrauenswürdigkeit dessen, dem vertraut wird. Die Aussage: „ich vertraue dir" ist gleichbedeutend mit: „ich halte dich für vertrauenswürdig" (Hardin, 2002). Zwar unterscheiden sich Menschen in ihrer Disposition zu vertrauen, dennoch ist Vertrauen etwas, das aufgrund positiver Erfahrungen in jeder neuen Beziehung erst wachsen muss (Hardin, 2002).

Beim Vertrauen handelt es sich um eine „riskante Vorleistung" (Schweer, 1998, S. 8), denn man weiß immer erst im Nachhinein, ob das Vertrauen belohnt oder missbraucht wird. Was eine Person an Vertrauensbereitschaft aufbringt, ist deshalb analog seiner Risikobereitschaft (Hardin, 2002). Insofern ist Vertrauen immer auf die Zukunft gerichtet (Bierhoff & Buck, 1997, S. 99) und beinhaltet eine positive Erwartungshaltung. Mit dem Vertrauen gehen Zuschreibungsakte einher: Eine Person wird für vertrauenswürdig gehalten. Ihr werden positive Persönlichkeitsmerkmale unterstellt (Koller, 1997, S. 13).

Manche Autoren betonen, dass Vertrauen eigentlich kein dyadisches Phänomen ist, sondern ein triadisches mit folgender Struktur: A vertraut B, X zu tun. In der Regel vertraut man einem anderen nur in einer bestimmten Hinsicht (Hardin, 2002; Luhmann, 1989). Deshalb ist Vertrauen nicht unabhängig von der Kompetenz dessen, dem man vertraut. Man muss überzeugt sein, dass eine Person in dem kompetent ist, worin man ihr vertraut (Hardin, 2002). Allerdings besitzt Vertrauen auch eine Tendenz zur Generalisierung. Selbst wenn man anfangs einer Person nur in einem bestimmten Kontext vertraut, kommt es oft zu einer Ausweitung auf andere Situationen und schließlich wird die ganze Person für vertrauensvoll gehalten. Dadurch erhält das Vertrauen doch wieder einen dyadischen Charakter.

Wer das Risiko eingeht, jemandem zu vertrauen, begibt sich in Abhängigkeit. Er macht sich verletzlich und ist auf das Wohlwollen des Anderen angewiesen. Vertrauen erfordert deshalb Abhängigkeitstoleranz (Franz, 1997).

Vor allem Soziologen weisen darauf hin, dass Vertrauen eine wirksame Möglichkeit zur Reduktion der Komplexität sozialen Handelns darstellt (Luhmann, 1989, S. 7–8). Nothdurft (1994) konnte dies in einer der seltenen empirischen gesprächsanalytischen Studien über Vertrauen anhand von Beratungsgesprächen zeigen.

Eine Definition von Vertrauen in der therapeutischen Beziehung

Eine der wenigen Definitionen von Vertrauen im Kontext psychotherapeutischer Beziehungen stammt von Schwaab (1997, S. 166):

> „Vertrauen des Klienten in seinen Therapeuten ist die subjektive Gewissheit des Klienten, sich in der Zuversicht auf Hilfe einem fachlich kompetenten, wohlwollenden und ihm uneigennützig zugewandten Menschen gegenüber öffnen zu können ohne Furcht vor Zurückweisung und vor missbräuchlicher Verwendung des Mitgeteilten."

Diese Definition enthält die verschiedenen angesprochenen Aspekte: Vertrauen als mentaler Akt (subjektive Gewissheit), die Ausrichtung auf die Zukunft, den Charakter einer Vorleistung, Zuschreibungsakte und eine positive Erwartungshaltung. Vertrauen führt nach dieser Definition dazu, sich zu öffnen und dem Therapeuten anzuvertrauen, in der Erwartung, dass er angemessen reagieren und das Vertrauen nicht missbrauchen wird. Die Funktion des Vertrauens ist demnach, Angst vor Zurückweisung und Scham zu reduzieren und Sicherheit in der Beziehung herzustellen.

Zwar wird in der psychotherapeutischen Literatur von der Bedeutung einer vertrauensvollen Beziehung gesprochen, aber gemeint ist meistens, dass der Patient Vertrauen zum Therapeuten fassen soll. Das Vertrauen des Therapeuten in den Patienten ist offenbar von geringerer Bedeutung. Aus Sicht der Bindungsforschung beispielsweise soll der Therapeut zur sicheren Basis werden, zu einer Person, auf die der Patient vertrauen kann. Von einem umgekehrten oder wechselseitigen Prozess ist keine Rede (Bowlby, 1988; Strauss, 2000; Schauenburg & Strauss 2002; Wartner, 1995). Diese Konzentration auf den Patienten liegt in der Asymetrie der therapeutischen Beziehung begründet: Der Patient ist derjenige, der Hilfe sucht, der aus der Beziehung profitieren, sich öffnen und dem Therapeuten anvertrauen soll. Wenn man im Sich-Anvertrauen-Können, in der Reduktion von Angst und Scham und der Suche nach Sicherheit die primäre Funktion des Vertrauens sieht, dann liegt eine einseitige Vertrauenskonzeption nahe.

Vereinzelt wird jedoch auch das Vertrauen des Therapeuten thematisiert. So hält Schwaab (1997, S. 167) es für wichtig, „sich als Therapeut darauf verlassen (zu können, B. G.), dass der Klient (...) ernsthaft bemüht ist um Offenheit, Mitarbeit und persönliche Veränderung". Auch das Vertrauen des Therapeuten in die eigene Kompetenz und Therapiemethode wird gelegentlich als Bedingung einer gelingenden Therapie thematisiert (Schwaab, 1997; Eckert & Bierman-Ratjen, 1990).

Das Vertrauen des Patienten: Ziel oder Voraussetzung?

Wie gewinnt ein Patient Vertrauen zum Therapeuten? Freud (1917, S. 463) ging davon aus, dass der Patient die Bereitschaft zur vertrauensvollen Bindung an den Arzt in Form der „milden unanstößigen Übertragung" bereits mit in die Therapie bringt. Nur wenn er im Analytiker eine vertrauensvolle Person sieht, der er Wertschätzung und eine Art kindlicher Liebe entgegenbringt, wie er sie ursprünglich gegenüber seinen primären Bezugspersonen empfunden hat, werden dessen Ansichten für ihn bedeutungsvoll und können ihre Wirkung entfalten. In ähnlicher Weise meint Erikson (1953, S. 15–23), dass das Kleinkind in der Beziehung zur Mutter Urvertrauen entwickelt, das dann zur Grundlage späteren Vertrauens in sich selbst und andere wird.

Wenn man wie Freud die Ansicht vertritt, dass die Vertrauensbereitschaft eine grundlegende Voraussetzung für das Zustandekommen eines erfolgreichen therapeutischen Prozesses ist, dann verliert die Frage an Bedeutung, was der Analytiker tun muss, um Vertrauen zu fördern. Entweder ist der Patient in der Lage, ein Mindestmaß an Vertrauen mitzubringen, oder die Therapie scheitert.

Inzwischen ist hinreichend bekannt, dass bei vielen Patienten, insbesondere im Falle struktureller Störungen aufgrund missbräuchlicher oder sehr instabiler Beziehungserfahrungen in der frühen Kindheit, die Vertrauensbasis fehlt und die notwendige Abhängigkeitstoleranz nicht gegeben ist (Franz, 1997). In diesen Fällen ist es eine oft langwierige und zentrale Aufgabe des Therapeuten, eine vertrauensvolle Beziehung herzustellen und ein stabiles Arbeitsbündnis zu schaffen (Boothe, 1999; Körner, 1997). Was kann ein Therapeut tun, um das Vertrauen des Patienten zu fördern?

Ein einfaches Modell davon, wie der Therapeut zur sicheren Basis wird und zu einer vertrauensvollen Beziehung beiträgt, existiert in der Bindungsforschung: Er soll sich analog der mütterlichen Bezugsperson in den ersten Lebensjahren verhalten. Laut Schauenburg und Strauss (2002, S. 289) können „die Merkmale einer guten Mutter-Kind-Beziehung (...) auch im zeitlichen Verlauf ein plausibles Modell für die Gestaltung von Psychotherapien (...) darstellen." Den idealen Therapeuten beschreiben Bindungsforscher deshalb zumeist mit den Attributen einer idealen Mutter: Wie sie soll der Therapeut empathisch, verlässlich, aufmerksam sein und dem Patienten Sympathie entgegenbringen, um Vertrauen zu schaffen und Sicherheit zu vermitteln (Bowlby, 1988; Wartner, 1995). Hinter dieser Analogie steht das Konzept der mütterlichen Feinfühligkeit, der für das Entstehen einer vertrauensvollen Beziehung zwischen Mutter und Kind große Bedeutung beigemessen wird. Es handelt sich dabei um „die Fähigkeit der Mutter, die Signale und Kommunikationen, die im Verhalten des Kindes enthalten sind, richtig wahrzunehmen und zu interpretieren (...) und auf sie angemessen und prompt zu reagieren" (Ainsworth, 1977, S. 89).

Empirische Studien untermauern die Bedeutung einer freundlich zugewandten Haltung des Therapeuten für den Aufbau einer vertrauensvollen Beziehung, getragen von echter Sympathie für den Patienten (Strupp, 1996; 2000). Als besonders wichtig gilt dabei die Empathie des Therapeuten (Strupp, 1996; Horvath & Luborsky, 1993, S. 568; Kächele, Wolfstelle & Hössle, 1985, S. 312). Das Konzept der Empathie und ihre Bedeutung für die therapeutische Beziehung werden deshalb im nächsten Kapitel ausführlicher diskutiert.

Schwaab (1997) nennt noch verschiedene andere Faktoren, die die Vertrauensbildung beeinflussen. Seiner Meinung nach wirken sich auch Äußerlichkeiten wie akademische Titel, der Ruf eines Therapeuten, sein Aussehen und seine Gepflegtheit oder die Ausstattung seiner Praxis aus. Die Wirkung dieser Merkmale ist jedoch individuell sehr verschieden und abhängig von den Zuschreibungen und Erwartungen des jeweiligen Patienten. Ihre Relevanz wird schon seit längerem diskutiert und geht auf die sozialpsychologische Theorie von Strong (1968) zurück, der zur Folge Patienten Therapeuten anhand dreier Merkmale beurteilen: Expertenhaftigkeit, Attraktivität und Vertrauenswürdigkeit. Wenn der Therapeut auf diesen drei Dimensionen überzeugt, so die Theorie, dann kann er sozialen Einfluss auf den Patienten nehmen. In einem Überblick über die Studien zu dieser Theorie kommen Horvard und Luborsky (1993) allerdings zu dem Schluss, dass die Ergebnisse sehr inkonsistent sind.

Weiterhin vermutet Schwaab (1997), dass eine Ähnlichkeit von Therapeut und Patient bezüglich Einstellungen, Persönlichkeit und sozialem Status Vertrauen fördert. Diese Vermutung wird auch durch die Ergebnisse der schon zitierten Bostoner Psychotherapiestudie zur Rolle des Matching von Therapeut und Patient gestützt. Kantrowitz (1998) formuliert als Ergebnisse dieser Studie, dass besonders zu Beginn einer Psychotherapie – also in der initialen Phase der Vertrauensbildung – die Ähnlichkeit zwischen Therapeut und Patient einen positiven Einfluss auf die Stabilisierung der Beziehung hat. Allerdings kann, wie auch schon erwähnt, diese Ähnlichkeit später zum Hindernis werden.

Kontrovers diskutiert wird die Frage, ob die Selbstöffnung des Therapeuten, also die Mitteilung über eigene Gefühle, Ansichten oder Erlebnisse förderlich für die Vertrauensbildung ist oder eher hinderlich. Während Johnson und Matross (1977, S. 66) die Selbstöffnung des Therapeuten als Erwiderung auf die Selbstöffnung des Patienten dezidiert als Vertrauen fördernde Massnahme einstufen, fand Curtis (1981, S. 133) einen negativen Zusammenhang zwischen der eingeschätzten Vertrauenswürdigkeit eines Therapeuten und der Intensität und Häufigkeit seiner Selbstöffnung.

Der Vertrauensbildung zwischen Therapeut und Patient entgegen wirken insbesondere alle ablehnenden, zurückweisenden oder entwertenden Äußerungen des Therapeuten, besonders in einem frühen Stadium der Therapie (Strupp, 1996, 2000; Johnson & Matross, 1977).

1. Das Vertrauen des Patienten zum Therapeuten ist die Basis einer erfolgreichen Zusammenarbeit.
2. Über Vertrauen und Vertrauensbildung wird viel geschrieben, konkrete Definitionen und empirische Studien sind rar.
3. Vertrauensbildung gilt inzwischen als eine zentrale therapeutische Aufgabe – das Vertrauen des Patienten kann nicht einfach vorausgesetzt werden.
4. Das Zusammenpassen von Therapeut und Patient und besonders die Sensitivität und die Empathie des Therapeuten fördern das Vertrauen des Patienten.

1.2.3 Empathie

Aus Sicht der Bindungsforscher kommt es bei der Bildung einer vertrauensvollen Beziehung vor allem auf eine empathische Haltung des Therapeuten an. Die Empathie gilt aber nicht nur als therapeutischer Beitrag zur Vertrauensbildung, sondern auch als eigener Wirkfaktor. So sprechen Horvath und Luborsky (1993, S. 568) in ihrem Überblick über verschiedene Studien von einer signifikanten Korrelation zwischen dem Ausmaß der Empathie des Therapeuten, der Qualität der therapeutischen Beziehung zu einem frühen Zeitpunkt der Zusammenarbeit und dem Ergebnis der Therapie. Genauere Zahlen findet man bei Orlinsky, Grawe und Parks (1994, S. 326, 332): Von 115 empirischen Studien, in denen der Zusammenhang von Empathie und Therapieergebnis untersucht wurde, fand sich in insgesamt 54 % aller Studien eine positive Korrelation und keine einzige negative. Wenn man nur die Studien heranzieht, in denen die Perspektive des Patienten berücksichtigt wurde, dann sind es sogar 72 %, in denen sich ein positiver Zusammenhang zeigte. Die Autoren schlussfolgern daraus, dass vor allem die Wahrnehmung der Qualität der Empathie des Therapeuten durch den Patienten ein wichtiger Faktor für den Verlauf einer Therapie ist. In einem Rückblick über seine langjährige Forschungstätigkeit räumt auch Strupp (1996, S. 85) der Empathie einen zentralen Stellenwert für den Verlauf von Psychotherapien ein. Er ist jedoch der Ansicht, dass die empathische Qualität therapeutischer Mitteilungen wiederum von einer ganz basalen positiven oder negativen Einstellung zum Patienten beeinflusst wird, die weitgehend über Erfolg oder Misserfolg einer Therapie entscheidet.

Was ist therapeutische Empathie?

Empathie wird im Zusammenhang mit der therapeutischen Beziehung in ganz unterschiedlicher Weise konzeptionalisiert. Die Verwendung des Begriffs allein in der Psychoanalyse hält Pigman (1995, S. 237) für so vielseitig, dass er konstatiert: „The concept of empathy has come to mean so much that it is beginning to mean nothing."

Der Begriff *Empathie* entstand wahrscheinlich um die Jahrhundertwende durch die Übersetzung des deutschen Wortes *Einfühlung* ins Englische (Zepf & Hartmann, 2002). Freud (1921, S. 474) spricht von der „Einfühlung des Analytikers" im Zusammenhang mit der Frage, mit welcher Haltung er dem Patienten begegnen soll. Aufgrund der positiven Übertragung bilde sich eine Beziehung zwischen ihnen praktisch von selbst, solange man keinen anderen „Standpunkt einnimmt als den der Einfühlung, etwa einen moralisierenden (...)." Freud vertritt damit die Ansicht, dass eine einfühlende Haltung nicht an sich therapeutisch wirksam ist, sondern weil sie die Bindung an den Analytiker fördert und auf diese Weise die Voraussetzungen für die eigentliche analytische Arbeit schafft.

Neben diesem Gebrauch von Empathie findet sich schon bei Freud ein noch engeres Verständnis von Einfühlung als dem einzigen Zugang zu fremdseelischem Erleben. Er nennt sie einen „Mechanismus, durch den uns überhaupt eine Stellungnahme zu einem anderen Seelenleben ermöglicht wird" (Freud, 1921, S. 121). Gegenwärtig wird Empathie in der Psychoanalyse überwiegend in diesem Sinn als zentrales Erkenntnisinstrument des Therapeuten verstanden (Krause, 1997, S. 49–53; Mertens, 1993a, S. 63; Zepf & Hartmann, 2002, S. 252).

Weitgehende Übereinstimmung besteht darin, dass Empathie als Erkenntnismethode des Therapeuten aus zwei unterschiedlichen psychischen Prozessen besteht, einem affektiven und häufig unbewussten und einem kognitiven und teilweise bewussten (Krause, 1997, S. 50; Zepf & Hartmann, 2002, S. 253; Mertens, 1993a, S. 63–64; Kohut, 1989, S. 251). Unterschiedliche Vorstellungen existieren jedoch über die Art dieser Prozesse (teilweise werden wohl auch nur verschiedene Begriffe verwendet, obwohl etwas sehr Ähnliches gemeint ist). Das affektive Moment der Empathie besteht in einer unmittelbaren und unwillkürlichen emotionalen Reaktion auf den Patienten. Diese Fähigkeit zum Mitfühlen wird teilweise phylogenetisch als Gefühlsansteckung infolge angeborener Affektresonanz (Krause, 1997, S. 50), entwicklungspsychologisch als Bereitschaft zum wechselseitigen Attunement, das aus der Mutter-Säugling-Beziehung stammt, oder klassisch psychoanalytisch als Gegenübertragungsgefühle oder probeweise Identifikation konzipiert (Zepf & Hartmann, 2002, S. 247; Mertens, 1993a, S. 63 ff.).

Empathie ist aber mehr als ein unwillkürliches Mitfühlen. Der Therapeut muss erkennen, inwieweit die empfundenen Gefühle mit dem Patienten zusammenhängen. Dafür muss er sich vom unmittelbaren Erleben und der Identifikation mit dem Patienten wieder befreien und die Rolle eines distanzierten Beobachters einnehmen. Krause (1997, S. 51) spricht deshalb von der Fähigkeit des Therapeuten zur Spaltung der eigenen Person, ähnlich dem Konzept der therapeutischen Ich-Spaltung des Patienten in einen erlebenden und einen beobachtenden und handelnden Teil.

Wie der Übergang vom Mitfühlen zum Verstehen genau vor sich geht, darüber bestehen teilweise verschiedene und unterschiedlich detaillierte Vorstellungen (vgl. Krause, 1997; Mertens, 1993a; Zepf & Hartmann, 2002; Milch, 2000a). Zepf und Hartmann (2002, S. 253) haben diesen Prozess unlängst so beschrieben: Die Gefühle, die im Analytiker als Gegenübertragung auf den Patienten entstehen, evozieren in ihm Szenen eigener früherer Objektbeziehungen. Wenn ihm diese Gefühle und deren Verknüpfung mit seinen Objektbeziehungserfahrungen bewusst werden, dann kann er sie als Erkenntnismittel für die unbewussten Beziehungsszenen des Patienten verwenden, in denen wiederum die Empfindungen verwurzelt sind, auf die der Therapeut in der Gegenübertragung reagiert. Empathisches Verstehen setzt also voraus, dass der Analytiker seine Gegenübertragungsgefühle selbstreflexiv verstehen kann und dass er und der Patient eine grundsätzliche strukturelle Gleichheit möglicher Objektbeziehungskonstellationen teilen (Zepf & Hartmann, 2002, S. 253): Die Grenzen empathischen Verstehens liegen dort, wo sich die unbewussten Beziehungs- und Gefühlswelten von Therapeut und Patient zu sehr unterscheiden.

Einen besonderen Stellenwert erhält die Empathie in den Arbeiten Kohuts (1973, 1979, 1989). Er sieht in ihr zwar ebenfalls ein wertneutrales Erkenntnisinstrument (Kohut, 1989, S. 251), mit dem das psychische Erleben einer anderen Person verstanden werden kann. Darüber hinaus erhebt er die empathische Haltung im Sinne eines einfühlenden Spiegelns des Patienten zu einem zentralen Wirkfaktor psychoanalytischer Behandlungen, der für lange Phasen einer Therapie vorrangig bleibt, bevor er durch Deutungen und Erklärungen ergänzt wird (Kohut, 1989, S. 254). Empathie ist für ihn nicht mehr nur ein Erkenntniszugang zum fremdpsychischen Erleben, der es dem Therapeuten ermöglicht, den Patienten zu verstehen, sondern das spiegelnde Mitteilen der Empfindungen soll per se schon heilend wirken.

1. Empathie im Sinne eines wertneutralen und einfühlenden Verstehens gilt als *zentraler* therapeutischer Zugang zu fremdseelischem Erleben.
2. Zum Teil wird Empathie in diesem engen Sinne nur als Informationsmedium verstanden, das der Erkenntnisgewinnung dient.
3. Empathie wird aber auch zur Beschreibung einer einfühlsamen und verständnisvollen therapeutischen Haltung verwendet, die zur Vertrauensbildung beiträgt und die Beziehung vertieft.

1.2.4 Erwartung, Hoffnung und Zuversicht

Erwartungseffekte: ein vernachlässigter Wirkfaktor?

Erst seit einigen Jahren beschäftigt sich die Psychotherapieforschung intensiver mit dem Einfluss von Erwartungen auf den therapeutischen Prozess. Weinberger und Eigg (1999, S. 358, 365) hielten Erwartungseffekte noch für den am meisten vernachlässigten psychotherapeutischen Wirkfaktor, ganz besonders in der Psychoanalyse. Die Nichtbeachtung von Erwartungseffekten in der gesamten Therapieforschung hing vor allem mit der Suche nach den spezifischen Wirkfaktoren der unterschiedlichen Therapieformen zusammen. Zudem galten Erwartungseffekte entsprechend des allgemeinen medizinischen Sprachgebrauchs als unseriöse Placebo-Effekte (Walach & Sadaghiani, 2002).

Inzwischen kann man jedoch nur noch bedingt von einer Vernachlässigung von Erwartungseffekten sprechen. Selbst in neueren Lehrbüchern zur psychoanalytischen Therapie werden Ermutigung oder die Vermittlung positiver Erwartungen als wichtige therapeutische Aufgaben beschrieben. Im Lehrbuch zur analytischen Psychotherapie von Luborsky (1995, S. 140) lautet eine zentrale Maxime therapeutischen Handelns: „Vermittle dem Patienten die realistische, zuversichtliche Einstellung, dass die Behandlungsziele zu erreichen sind.“ Auch im Lehrbuch von Wöller und Kruse (2001) zur tiefenpsychologisch fundierten Psychotherapie findet sich ein Kapitel über Ressourcenaktivierung, in dem die Vermittlung von Erfolgserwartung als wichtiger Bestandteil therapeutischen Handelns hervorgehoben wird.

Die Begriffe *Erwartung*, *Hoffnung* und *Zuversicht* werden teilweise synonym gebraucht und nur von einigen Autoren differenziert. Hoffnung und Zuversicht gelten, soweit überhaupt unterschieden wird, als eine bestimmte Form von Erwartungen. Wenninger (2001, S. 156) definiert Hoffnung als „fundamentale, positive Erwartungsemotion, die mit Zuversicht, Selbstvertrauen, Zutrauen zur Zielsetzung, optimistischer Spannung, Zukunftssehnsucht verbunden ist, aber auch von unrealistischen Erwartungen getragen sein kann.“ In der Psychoanalyse wird der Hoffnung teilweise eine positive motivierende und teilweise eine regressive, der Anerkennung der Realität zuwider laufende Wirkung unterstellt. Aus triebpsychologischer Sicht galt Hoffnung als ein regressives kindliches Phänomen, ähnlich einer Illusion. Dem Hoffen liegen in dieser Sichtweise infantile Wünsche zugrunde, die nie zu befriedigen sind. Deshalb sollen die alten Hoffnungen aufgegeben werden (Boris, 1976). Demgegenüber sah Erikson (1953) in der Hoffnung die erste und basale vitalisierende Kraft, die Wachstum und Entwicklung vorantreibt. Heute geht man davon aus, dass es im Verlaufe einer psychoanalytischen Therapie zwar zu einer Desillusionierung und Enttäuschung alter Hoffnungen kommt, aber gleichzeitig auch neue Hoffnungen entstehen, die dem Patienten helfen, die analytische Arbeit durchzustehen (Mitchell, 1993).

Wie wirken die Erwartungen des Patienten?

Inzwischen wird der positive Einfluss zuversichtlicher Erwartungen eines Patienten auf den Verlauf der Therapie nicht mehr infrage gestellt. In verschiedenen Studien zeigte sich immer wieder ein deutlicher Zusammenhang zwischen der Zuversicht und dem Ergebnis der Therapie: Je positiver die Erwartungen des Patienten in Bezug auf die Therapie zu Beginn und im Verlauf der Behandlung sind, umso erfolgreicher verläuft die Therapie (Meyer et al., 2002, S. 1051; Weinberger & Eig, 1999, S. 362; Luborsky et al., 1988; Kirsch, 1990). So konnte beispielsweise Kirsch (1990) zeigen, dass in 13 von 15 Studien, in denen die Wirksamkeit systematischer Desensibilisierung geprüft wurde, die Kontrollgruppe, die keine Therapie erhielt, der aber auf überzeugende Art Hoffnung auf Besserung vermittelt wurde, ebenso erfolgreich war wie die Gruppe mit systematischer Desensibilisierung.

Weit weniger empirisches Wissen existiert zur Wirkungsweise von Erwartungseffekten. Als inzwischen schon klassisches Erklärungsmodell gilt die Demoralisierungshypothese von Frank (1973, 1997; Horgan, 2000). Danach leiden Patienten, die einen Psychotherapeuten aufsuchen, nicht allein unter ihren Symptomen, sondern befinden sich zusätzlich in einem Zustand von Demoralisierung, „einem Gemütszustand, der durch eines oder mehrere der folgenden Merkmale gekennzeichnet ist: selbstempfundene Inkompetenz, Verlust von Selbstachtung, Entfremdung, Hoffungslosigkeit oder Hilflosigkeit" (Frank, 1997, S. 114). Eine Psychotherapie soll der Demoralisierung entgegenwirken und die Hoffnung auf Veränderung stärken. Dazu muss der Therapeut dem Patienten laut Frank (1997) glaubwürdig vermitteln, dass es ihm mit Hilfe der Therapie besser gehen wird. Er kann sich dabei auf ein „Heilungssetting" stützen: Er präsentiert die Insignien gesellschaftlich legitimierter Heilungskompetenz in einem medizinisch-therapeutischen Setting, etabliert bestimmte Rituale (wie die wöchentliche Sitzungsfrequenz) und bietet einen therapeutischen Mythos (etwa die psychoanalytische oder die verhaltenstherapeutische Theorie) an (Frank, 1997, S. 117). All dies stärkt die Zuversicht des Patienten und fördert die Überwindung der Demoralisierung. Die Demoralisierungshypothese findet Unterstützung durch eine Studie von Howard, Lueger, Maling und Martinovich (1993), die zeigte, dass Angstpatienten und depressive Patienten in den ersten Wochen einer erfolgreichen Therapie hoffnungsvoller wurden und der Zuwachs an Hoffnung wiederum ein Prädiktor für die Verringerung ihrer Symptomatik war.

Eine spezifischere Erklärungshypothese zur Wirkungsweise positiver Erwartungen liefern die Zielerreichungstheorien (Austin & Vancouver, 1996; Carver & Scheier, 1998). Danach arbeiten Personen auf ein bestimmtes Ziel hin, solange sie die Erwartung haben, dass das angestrebte Ziel auch erreicht werden kann. Positive Erwartungen fördern die Motivation und das Engagement für die Therapie, während Zweifel am Erfolg der Therapie und negative Erwartungen das Engagement und die Mitarbeit in der Therapie hemmen. Grawe (1998, S. 21) hat unter Bezugnahme auf die Arbeiten von Frank und auf die Zielerreichungstheorien die Veränderung von Erwartungen als allgemeines therapeutisches Wirkprinzip beschrieben. Er erklärt die „Induktion positiver Erwartungen" zu einem zentralen Ziel der

Zusammenarbeit. Sie soll die Motivation und die Zuversicht des Patienten stärken, was zu größerem Engagement und ersten Erfolgserlebnissen führt. Die Erfolgserlebnisse wiederum verstärken seine Zuversicht weiter. Gleichzeitig wachsen mit den ersten Erfolgen auch das Vertrauen in die Kompetenz des Therapeuten und die Bereitschaft, mit ihm zusammenzuarbeiten, was seinerseits positiv auf den Therapeuten wirkt und dessen Vertrauen in seine Fähigkeiten und seine Motivation für die Arbeit mit diesem Patienten stärkt. Die „Induktion positiver Erwartungen" bringt nach Grawe (1998, S. 25) auf diese Weise also einen „sich selbst aufrechterhaltenden positiven Rückkopplungsprozess" in Gang, in dessen Verlauf sich das Vertrauen des Patienten in seine Fähigkeiten und in die des Therapeuten sowie das Vertrauen des Therapeuten in seine Arbeit verstärken. Der Ausdruck „Induktion positiver Erwartungen" zeigt, dass Grawe (1998) sich dies als eine spezielle Technik vorstellt, als ein therapeutisches Instrument, das nach Belieben eingesetzt und wie eine *Zuversichtsspritze* verabreicht werden kann.

Die Erwartungen des Therapeuten

Nach heutigem Wissensstand kommt es aber nicht nur auf die bewusst eingesetzte *Vermittlung* positiver Erwartungen durch den Therapeuten an, sondern auch auf die *echten* Erwartungen, die er gegenüber dem Patienten hat. In der experimentellen Psychologie ist die Wirksamkeit auch unausgesprochener Erwartungen des Versuchsleiters als „Rosenthal-Effekt" (Rosenthal, 1969) längst bekannt. Von psychoanalytischer Seite wurden mögliche Effekte, die auf die Erwartungen des Therapeuten zurückgehen, lange nicht beachtet, weil sie nicht dem Ideal einer suggestionslosen und unkontaminierten Analyse entsprachen. Inzwischen haben aber etwa Sandler und Dreher (1996, S. 209) nachdrücklich darauf hingewiesen, dass der Analytiker vom ersten Kontakt an eine innere Einstellung zu seinem Patienten entwickelt, in die Bewertungsprozesse über dessen Potential und die mit ihm zu erreichenden Ziele einfließen. Diese Erwartungen des Therapeuten wirken unumgänglich auf die Beziehungsgestaltung und den therapeutischen Prozess zurück und müssen als wichtige Einflussfaktoren anerkannt werden. Diese auf langjähriger klinischer Erfahrung basierende Annahme wird auch von Ergebnissen der Psychotherapieforschung unterstützt. Strupp (1996) vertritt auf der Basis seiner zahlreichen Studien die Meinung, dass die innere positive oder negative Einstellung, die ein Therapeut oft unreflektiert schon zu einem sehr frühen Zeitpunkt der Therapie entwickelt, der wichtigste Faktor ist, der über Gelingen oder Scheitern der Zusammenarbeit entscheidet. Mit innerer Einstellung meint Strupp (1996) ganz basale Sympathien oder Antipathien für den Patienten, die die Sensibilität des therapeutischen Handelns beeinflussen. Die Wirksamkeit einer positiven Einstellung des Therapeuten zu seinem Patienten, die Zuschreibung eines Entwicklungspotentials und damit die Erwartung von Veränderungen wird auch von Rudolf, Grande und Porsch (1988, S. 32) hervorgehoben. Ein wichtiges Ergebnis der Längsschnittstudie von Rudolf (1991, S. 218) über das Zustandekommen, den Verlauf und das Ergebnis therapeutischer Arbeitsbeziehungen in analytischen Therapien lautet, dass der Therapeut im Falle eines erfolgreichen Verlaufes „(...) so viel Wertschätzung für die Person des Patienten und Zutrauen in seine Entwicklungsmöglichkeiten aufbringen (muss, B. G.), dass er in seiner inneren Einstellung einen positiven prognostischen Entwurf für eine eventuelle therapeutische Zusammenarbeit erstellen kann."

Bisher ist empirisch nicht genauer untersucht, auf welche Weise die Erwartungen des Therapeuten wirken. Dabei handelt es sich ja um Zuschreibungsprozesse positiver oder negativer Eigenschaften und Fähigkeiten, die als Defizite oder Ressourcen bewertet werden. Wie sich diese Zuschreibungsprozesse in der Therapie vermitteln, ist noch unklar. Sicher scheint, dass ein Patient, um sich zuversichtlich und hoffnungsvoll auf die therapeutische Arbeit einzulassen, die Erfahrung machen muss, dass der Therapeut von seinem Entwicklungspotential überzeugt ist. Eine solche Einstellung des Therapeuten ist aber bereits das Resultat eines komplexen interaktiven Prozesses, der noch weitgehend unverstanden ist.

1. Die Zuversicht des Patienten und die positiven Erwatungen des Therapeuten sind wichtige Wirkfaktoren.
2. Einige Autoren halten die *Vermittlung* positiver Erwartungen für zentral und erklären diese zu einer *Behandlungstechnik*. Andere sehen in der realen *Einstellung* des Therapeuten den entscheidenden Faktor: Zuversicht kann nicht gemacht werden, sondern entsteht in der Begegnung mit einem bestimmten Patienten oder nicht.
3. Wie die Zuversicht des Patienten und die positiven Erwartungen des Therapeuten wirken, ist noch weitgehend unklar.

1.2.5 Die Glaubwürdigkeit und der Glaube des Therapeuten

Wenn es nicht allein darauf ankommt, dem Patienten Hoffnung zu machen und Zuversicht zu vermitteln, sondern auch auf die echte Überzeugung, dass ein Patient Veränderungspotential besitzt, dann müssen die Authentizität und die Glaubwürdigkeit des Therapeuten von besonderer Bedeutung sein. In dieser Annahme stimmen jedenfalls prominente Therapieforscher aus unterschiedlichen therapeutischen Schulen überein, wie eine Interviewstudie von Hain (2000) zeigt. Die Wirkung von Glaubwürdigkeit und Authentizität ist bisher noch kaum erforscht, die wenigen vorliegenden Studien weisen aber darauf hin, dass sie ein wichtiges Element therapeutischer Prozesse darstellen (Orlinsky, Grawe & Parks, 1994, S. 325).

Was macht die Glaubwürdigkeit eines Therapeuten aus? Offenbar spielt die Ausstrahlung professioneller Expertise und Kompetenz eine Rolle (Wampold, 2001). Das „Heilungssetting“, die offizielle Zertifizierung und der therapeutische Mythos in Form einer kohärenten Theorie, die Frank (1973, 1997) für wichtig erachtet, erzielen ihre Wirkung, weil sie einen Eindruck von Kompetenz vermitteln. Glaubwürdigkeit basiert aber zunächst nur mittelbar auf gesellschaftlich legitimierten Insignien therapeutischer Kompetenz. Von noch größerer Wirkung ist, dass der Therapeut selbst an seine Art, therapeutisch zu arbeiten, glaubt. In einer aufwändigen Metaanalyse behauptet Wampold (2001, S. 168), dass der Glaube des Therapeuten an seine Methode und seine Überzeugung von der Wirksamkeit seiner Arbeit mehr Erklärungskraft für die Wirksamkeit von Therapien besitzt als die spezielle psychotherapeutische Technik, die ein Therapeut einsetzt. Wenn ein Therapeut wirklich an seine Methode glaubt, so die Interpretation von Wampold (2001), dann wird er diesen Glauben auch enthusiastischer an den Patienten vermitteln und dessen eigenen Glauben an die Wirksamkeit der Therapie stärken.

Auch Pohlen und Bautz-Holzherr (2001) sehen in der Glaubwürdigkeit des Therapeuten und seiner Überzeugungskraft entscheidende Faktoren für das Gelingen des therapeutischen Prozesses. Allerdings halten sie den Glauben des Therapeuten an seine Methode allein für nicht ausreichend. Seine Glaubwürdigkeit muss sich im Laufe der Zeit auch in seinen Interventionen erweisen, indem diese dem Patienten als sinnvoll und passend erscheinen, ihm neue Perspektiven eröffnen oder andere Verhaltensweisen ermöglichen. Erst diese Erfahrung stärkt dauerhaft den Glauben des Patienten an den Therapeuten und dessen Therapiemethode und führt zu einem gemeinsamen Überzeugungssystem. Mit der Zeit verinnerlicht der Patient nach Meinung der o. g. Autoren dann die Überzeugungskraft, sich verändern zu können, wodurch seine Zuversicht und der Glaube an die eigene Kompetenz und an sein Veränderungspotential wachsen.

1. Die Glaubwürdigkeit des Therapeuten beeinflusst den therapeutischen Prozess.
2. Sie hängt davon ab, ob der Therapeut an die Wirksamkeit seiner Methode glaubt und ob sich seine Überzeugung dem Patienten glaubhaft mitteilt.

Zusammenfassung

Die behandlungstechnischen Ratschläge zur Gestaltung der therapeutischen Beziehung zielten in der Frühphase der Psychoanalyse vor allem darauf, optimale Bedingungen zur Entfaltung der Übertragung des Analysanden zu schaffen und ihm zugleich die Möglichkeit zu verbauen, seine Triebwünsche in der Beziehung zum Analytiker zu befriedigen. Das Herstellen einer guten und hilfreichen neuen Beziehung, in der sich der Patient anerkannt und sicher fühlt, wurde demgegenüber nur vereinzelt thematisiert und als therapeutische Aufgabe begriffen. Die Entwicklung des Konzepts des Arbeitsbündnisses und die objektbeziehungstheoretische Behandlungstechnik der 60er und 70er Jahre führten dazu, die Zusammenarbeit in der Gegenwart und die Bedeutung neuer Beziehungserfahrungen stärker zu betonen und über die therapeutische Haltung neu nachzudenken.

Die Ergebnisse der empirischen Psychotherapieforschung und der Bindungsforschung haben die Anerkennung solcher Beziehungsfaktoren als therapeutische Wirkfaktoren ermöglicht, die früher als unspezifische und zum Teil auch unanalytische Faktoren vernachlässigt wurden. Das Vertrauen des Patienten und die Empathie des Therapeuten werden gegenwärtig besonders hervorgehoben. Neuerdings beschäftigt man sich vermehrt mit dem Einfluss von Erwartungen auf den therapeutischen Prozess: Offenbar wirken sich der Glaube des Therapeuten an die Fähigkeiten des Patienten, der Glaube des Patienten an den Erfolg der Therapie und die Glaubwürdigkeit, mit der der Therapeut vermittelt, dass er an die Wirksamkeit der Zusammenarbeit glaubt, auf den Therapieverlauf aus. Was erwarten der Therapeut und der Patient von ihrer Zusammenarbeit? Was traut der Therapeut dem Patienten zu und wie viel Hoffnung hat der Patient? Von diesen Fragen handelt auch das Kreditierungskonzept, das in den folgenden Kapiteln entwickelt wird.

2 Kreditierung und Diskreditierung in der psychischen Entwicklung des Kindes und in pädagogischen Beziehungen

2.1 Psychoanalyse und Entwicklungsforschung

Im ersten Kapitel wurden psychoanalytische Konzepte und Ergebnisse der Psychotherapieforschung zur therapeutischen Beziehung dargestellt. Die heutigen Vorstellungen darüber, was eine *gute* Beziehung ausmacht, basieren aber nicht nur auf dem Wissen, das via Fallgeschichten auf die Erfahrungen in der klinischen Situation zurückgeht, oder auf den Ergebnissen der empirischen Psychotherapieforschung. Daneben haben auch die moderne Säuglingsforschung und eine auf ihr aufbauende psychoanalytische Entwicklungspsychologie dazu beigetragen. Inzwischen wird kaum noch in Frage gestellt, dass es sich lohnt, die Ergebnisse der Entwicklungsforschung einzubeziehen, um zu verstehen, worauf es bei der Gestaltung therapeutischer Beziehungen ankommt (Bohleber, 2002, S. 804; Dornes, 2004, 2002).

Während Freud vor allem die intrapsychischen Entwicklungs- und Strukturbildungsprozesse betrachtete und die klassischen Objektbeziehungstheoretiker auf die Bedeutung der „hinreichend guten Mutter" (Winnicott, 1974, S. 189), also auf die äußeren Objekte für die Entwicklung hingewiesen haben, versteht die empirische Säuglingsforschung psychische Entwicklung als einen Prozess primärer Intersubjektivität, als einen von Anfang an interaktionellen Vorgang also, in dem ein *kompetenter Säugling* und seine Umwelt aufeinander bezogen sind und sich wechselseitig beeinflussen (Dornes, 1999b, 1998). Bestimmte Facetten dieser Interaktion zwischen Kindern und ihren Bezugspersonen sind nach heutigem Stand besonders entwicklungsfördernd. Diese werden zunächst diskutiert, anschließend wird das von Boothe und Heigl-Evers (1996) eingeführte Konzept der Kreditierung dargestellt, das einen bestimmten Beziehungsmodus zwischen Eltern und Kindern beschreibt, und das sich als integrativer Rahmen für die zuvor referierten einzelnen Beobachtungen aus der empirischen Entwicklungsforschung anbietet.

2.2 Entwicklungsfördernde Kommunikation zwischen Eltern und Kindern

2.2.1 Selbst- und Fremdregulierung in der kindlichen Entwicklung

Der Bindungsforscher und Neurowissenschaftler Shore (2002, S. 2) sieht in der Fähigkeit zur Selbstregulierung die zentrale Entwicklungsaufgabe der frühen Kindheit: „Wir können heute zusammenfassend sagen, dass die Förderung der Selbstregulierung von zentraler Bedeutung für die kindliche Entwicklung ist und es sieht so aus, als wäre die größte Leistung der frühen Zeit die Fähigkeit, Affekte zu regulieren."

Damit der Säugling die Fähigkeit zur Selbstregulierung physischer Erregung und affektiver Zustände entwickeln kann, braucht er einen das Selbst regulierenden Anderen (Stern, 1998). Nur über intensive Kommunikation mit den Bezugspersonen kann sich die Fähigkeit zur Selbstregulierung emotionaler Zustände entwickeln. Dabei ist entscheidend, dass es den Pflegepersonen neben der adäquaten Reaktion auf die physischen Bedürfnisse des Kindes gelingt, sich auf dessen affektive Äußerungen und jeweiliges Erregungsniveau einzustimmen. Sie müssen ihre Affekte mit denen des Kindes synchronisieren, ein gemeinsames Erleben affektiver Zustände ermöglichen und dem Kind das eigene affektive Erleben spiegelnd verdeutlichen (Shore, 2002). Stern (1998, S. 198) bezeichnet diese regulierende Funktion der Bezugspersonen als *Affektabstimmung*. Diese beginnt im ersten Lebensjahr und ist zwischen 9 und 15 Monaten am deutlichsten zu beobachten. Sie dient der gemeinsamen Regulierung psychischer Erregung. Damit sich die Selbstregulierungsfähigkeiten des Kindes ausbilden können, müssen die Bezugspersonen die Ansätze des Kindes zur Selbstregulierung aufgreifen, sich seinem Rhythmus und seinem Erregungsniveau anpassen und sie gemeinsam ausgestalten. Stern (1998, S. 276) zeigt an eindrücklichen Beispielen, wie eine übermäßige Fremdregulierung, etwa durch eine zwanghaft kontrollierende Mutter, dazu führt, dass das Kind das Vertrauen in die eigenen Regulierungsfähigkeiten verliert und zumindest zeitweilig die gesamte Affekt- und Aktivitätssteuerung der Mutter überlässt.

Eine entwicklungsfördernde Fremdregulierung passt sich also dem eigenen Rhythmus und dem Erregungsniveau des Kleinkindes an. Dabei wird das Erregungsniveau des Säuglings selbstverständlich nicht immer optimal erwidert. Es kommt regelmäßig zu Unter- oder Überstimulierung. Entwicklungspsychologisch problematisch werden diese Fehlabstimmungen aber erst dann, wenn die Toleranzgrenzen des Kindes immer wieder massiv überschritten werden.

2.2.2 Affektspiegelung und Mentalisierung

Neuerdings haben Fonagy und Target (2001, 2002) auf den Zusammenhang zwischen Affektspiegelung in den ersten Jahren und späterer Mentalisierung hingewiesen. Mit Mentalisierung bezeichnen sie die Fähigkeit, sich selbst und andere Menschen als Wesen mit seelischen Zuständen und Motiven wahrzunehmen und um die begrenzte Wirkung des psychischen Innenlebens auf die äußere Realität zu wissen. Die Mentalisierungsfähigkeit entwickelt sich in den ersten Lebensjahren und wird normalerweise mit ca. vier Jahren erreicht. Dabei handelt es sich nicht um einen kognitiven Reifungsprozess, sondern um eine Folge adäquater Affektspiegelung durch zur mentalisierenden Reflexion fähige Bezugspersonen, zu denen eine Bindungsbeziehung besteht. Diese spiegeln nicht einfach das affektive Erleben des Kindes, sondern sie *markieren* ihre affektive Antwort zugleich als unecht, damit das Kind erfährt, dass es sich nicht um einen Affekt der Eltern handelt, sondern um den eigenen, der widergespiegelt und benannt wird. Das Kind lernt so aus der Reaktion der Eltern etwas über seine eigene Innenwelt und zugleich, zwischen seiner psychischen Welt und der der Eltern zu unterscheiden. Wichtig ist, dass sie die affektiven Zustände nicht nur markieren, sondern zugleich auch auf eine *metabolisierende* Weise spiegeln. Wenn das Kind in einer bestimmten Situation Schmerzen und Unbehagen spürt, spiegelt die Mutter das Erlebnis beispielsweise, indem sie zunächst ein schmerzverzerrtes Gesicht macht und „aua, das tut weh" sagt, aber anschließend auch einen kontrastierenden Affekt ausdrückt, etwa Beruhigung oder eine leichte Belustigung. Die Mutter reagiert so, als ob sie den Schmerz erfährt, zeigt aber dem Kind zugleich, dass der Schmerz nicht unerträglich oder gefährlich ist. Sie teilt auf diese Weise mit: „Es tut weh, aber es gibt nicht wirklich etwas zu fürchten". Wenn die Mutter den Affekt des Kindes einfach spiegelt, ohne gleichzeitig die Möglichkeit für eine Bewältigung zu signalisieren, dann erfährt das Kind nur, dass sein Selbstzustand sehr bedrohlich ist.

Fonagy und Target (2001) nehmen an, dass das Kind, bevor es im Alter von vier Jahren eine integrierte Mentalisierungsfähigkeit erreicht, psychisches Erleben auf zwei verschiedene Weisen verarbeitet: im *Als-ob-Modus* und im *Äquivalenzmodus*. Diese bestehen bis zum Alter von vier Jahren nebeneinander und werden erst dann integriert. Im *Als-ob-Modus* werden reale Erfahrungen spielerisch umgewandelt, aber so, dass sie völlig als von der Außenwelt unabhängig wahrgenommen werden. Beispielsweise spielt das Kind, dass es seine Puppe wickelt, so wie es selbst gewickelt wurde. Dabei weiß es zwar, dass die Puppe nicht wirklich versorgt werden muss, es versteht aber noch nicht, dass diese Situation seine eigenen Erfahrungen repräsentiert. Die äußere Realität und seine innere Phantasie existieren noch unabhängig voneinander. Die spiegelnden Kommentare der Bezugspersonen helfen dem Kind, nach und nach diesen Als-ob-Charakter seines Spiels zu entdecken und als Repräsentation zu begreifen. Auch hier hängt viel von der Reaktionsweise der Eltern ab. Dornes (2004, S. 182) macht dies an einem Beispiel deutlich: Wenn ein Kind spielt, es würde seinen Vater erschießen, und mit einem Stock auf ihn zielt, dann gibt es verschiedene Reaktionsweisen. Der Vater kann wütend werden und das Kind dafür beschimpfen, dass es auf ihn zielt und spielt, dass es ihn töten will. Oder er kann selbst im *Als-ob-Modus* reagieren, auf eine spielerische Weise zu Boden sinken und anschließend wieder aufstehen. Wenn der Vater auf das spielerische Handeln des Kindes im Ernst antwortet, verwischt er die Grenzen von Phantasie und Realität und das Kind macht die Erfahrung, dass seine Vorstellungen wirklich gefährlich sind. Die spielerische Reaktion hingegen hilft dem Kind, seine Mentalisierungsfähigkeit zu erweitern: es kann lernen, mit Impulsen und Phantasien zu spielen, ohne dass sie reale Konsequenzen haben müssen. So verlieren sie ihren beängstigenden Charakter.

Im *Äquivalenzmodus*, der zweiten Erlebnis- und Verarbeitungsweise psychischen Erlebens, die Fonagy und Target (2001, S. 964, 980) für die ersten Lebensjahre postulieren, behandelt das Kind psychische Zustände wie eine äußere Realität. Eine Vorstellung hat dann die gleiche Wirkung wie eine physische Handlung; der Gedanke an ein Monster unter dem Bett wirkt ebenso Furcht einflößend wie ein reales Monster. Auch in solchen Situationen kommt es auf eine metabolisierende Spiegelung des kindlichen Erlebens durch die Eltern an. Idealerweise nehmen die Eltern den Affekt des Kindes ernst, leuchten vielleicht unter das Bett, damit das Kind sieht, das dort kein Monster ist und beruhigen es, indem sie ihm sagen, dass es keine Monster gibt. Auf diese Weise erkennen sie die Erfahrung des Kindes an, zeigen aber gleichzeitig, dass sie sich selbst nicht bedroht fühlen und es noch andere Perspektiven gibt. So fördern sie die Fähigkeit, zwischen äußerer Realität und innerer Vorstellungswelt zu unterscheiden.

2.2.3 Fremdregulierung und der evozierte Gefährte

Im Prozess der Affektabstimmung findet normalerweise eine Form elterlicher Regulierung statt, die darauf zielt, „die Erregungstoleranz ihres Babys zu steigern und seinen Horizont allgemein zu erweitern" (Stern 1998, S. 272). Die Eltern stimulieren das Kind leicht über sein momentan selbst zu erreichendes Erregungsniveau hinaus und ermöglichen ihm so eine neue Qualität inneren Erlebens oder äußeren Explorationsverhaltens. Wenn das Kind Freude daran hat, einen Ball in der Gegend herumzutragen, versucht die Mutter beispielsweise, die Intensität seiner Freude durch ihre stimulierende Reaktion (durch verbalen oder physischen Ausdruck der Freude und der gleichzeitigen Animation zum weiteren Ballspiel) zu steigern. Auf diese Weise wendet sich die Mutter dem kleinen Kind aus dem „proximalen affektiven Entwicklungsbereich" (Stern 1998, S. 272) zu, den das Kind noch nicht erreicht hat, auf den es sich aber hinbewegt.

Wenn das Kind wiederholt die Erfahrung macht, wie sich im Beisein der anregenden Mutter das eigene Erregungsniveau in einen noch angenehmeren Bereich steigert, bildet es mit der Zeit durch Verinnerlichung dieser Beziehungserfahrung eine internalisierte und generalisierte Repräsentanz (RIG), in der das Erleben der als angenehm empfundenen Erregungssteigerung und die Anwesenheit der anregenden Mutter miteinander verknüpft sind (Stern 1998). Gerät das Kind im Laufe seiner Entwicklung später in Situationen, die denen ähneln, die es mit der stimulierenden Mutter erlebt hat, so wird die Repräsentanz der Mutter als einer ermutigenden und sein Erregungsniveau stimulierenden Gefährtin evoziert. Das wiederum hilft dem Kind, das eigene Erregungsniveau weiter zu steigern. Die Bildung einer inneren Repräsentanz der ursprünglich ermutigenden Mutter etabliert im Kind einen inneren Begleiter, der es zu weiteren Entwicklungsschritten motiviert: „Der evozierte Gefährte als selbstregulierender Anderer fördert die Entwicklung" (Stern 1998, S. 273).

Durch die Verinnerlichung einer ursprünglich überwiegend fremdregulierten Beziehungs- und Selbsterfahrung kann im Kind das Fundament eines *Entwicklungsschrittmachers* entstehen, der es im weiteren Verlauf seines Lebens mit vertrauensvoller Zuversicht versorgt und neugieriges Explorationsverhalten unterstützt.

Soziale Bezugnahme und Verhaltenssteuerung

Diese Form entwicklungsstimulierender Affektabstimmung und deren Verinnerlichung spielen in modifizierter Weise über das erste Lebensjahr hinaus eine wichtige Rolle für die psychische Entwicklung. Stern et al. (2002, S. 985) schildern eine Interaktion eines Kindes mit seinem Vater, die nach einem ähnlichen Muster abläuft: Ein Junge klettert die Leiter einer Rutsche hinauf. Mit zunehmender Höhe wird er unsicher und bekommt Angst. Er schaut nun zu seinem Vater hin und sucht in dessen Reaktion nach Orientierung. Der Vater gibt zuversichtlich ermunternde und zugleich beruhigende Signale, woraufhin der Junge weiterklettert und hinunterrutscht. Wenn sich solche Momente wiederholen, werden sie, so Stern et al. (ebd.), „dem Kind dabei helfen, sich zuversichtlich und selbstbewusst auf die Welt einzulassen".

In der Entwicklungspsychologie wird die geschilderte Situation als „Soziale Bezugnahme" (Emde, 1991) oder „Soziale Vergewisserung" (Tyson & Tyson, 1997; Stern, 1998) bezeichnet und auch experimentell untersucht. Der prototypische Versuchsaufbau sieht folgendermaßen aus: Das Kind wird durch ein attraktives Spielzeug über eine scheinbar gefährliche visuelle Klippe (Plexiglasscheibe mit Abgrund) hinweggelockt. Wenn das Kind an die vermeintliche Absturzstelle kommt, macht es halt und beobachtet das Gesicht seiner Mutter, um in ihm ihre Beurteilung der Gefahrensituation abzulesen. Wenn die Mutter lächelt, krabbelt es hinüber, wenn sie einen besorgten Eindruck macht, weicht es zurück. Das Kind vergewissert sich so anhand des Affektausdrucks der Mutter im Zustand der Unsicherheit und Ambivalenz – der Gefahr der Klippe steht der Wunsch nach dem Spielzeug gegenüber –, ob es gefahrlos weiter explorieren kann oder ob es bedroht ist. Dies geschieht in der Hoffnung, dass die Mutter seine Ambivalenz auflöst. Sie tut dies, indem sie entweder durch Zeichen von Besorgnis und Angst den Rückzug unterstützt oder die Erkundungsfreude durch Signale von Zuversicht und Ermunterung fördert. Der affektive Zustand der Mutter, ihre Einschätzung der Situation und, in den nicht experimentellen Alltagssituationen, der realen Gefahr und der Fähigkeiten des Kindes bezüglich der bevorstehenden Handlung modifizieren dessen Verhalten. Nach Tyson und Tyson (1997, S. 111) bedient sich das Kind der Mutter in solchen Situationen als „Hilfs-Ich", um im Zustand der Unsicherheit über die eigenen Fähigkeiten zwischen Exploration und Rückzug zu entscheiden.

Auch diese Beziehungserfahrungen werden, wenn sie sich in typischer Weise wiederholen, mit der Zeit verinnerlicht. Die beständige Erfahrung einer ängstlichen und besorgten Mutter etwa, die an den Fähigkeiten des Kindes zweifelt, führt in späteren vergleichbaren Situationen oder ähnlichen emotionalen Zuständen zur Evokation eines *inneren Gefährten*, der bremst, der zurückhält und der Zweifel an den eigenen Fähigkeiten aufkommen lässt. Für die Stärkung des Selbstvertrauens und die weitere Exploration hingegen ist die wiederkehrende Erfahrung förderlich, dass die Bezugsperson, wie im Beispiel vom Vater und Sohn auf der Rutsche, den Fähigkeiten des Kindes entsprechend Zuversicht signalisiert und zur weiteren Exploration ermuntert. Das setzt natürlich eine verantwortungsvolle Einschätzung der Fähigkeiten des Kindes voraus.

Die soziale Bezugnahme dient auch älteren Kindern zur Verhaltenssteuerung in neuen und verunsichernden Situationen. Sie zeigt, wie sehr Kinder auf eine das Selbst regulierende Bezugsperson angewiesen sind. Und nicht nur das, es handelt sich dabei um einen lebenslangen Prozess, in dem ein Mensch gleich welchen Alters versucht, in einer Situation großer Unsicherheit und Unentschiedenheit von anderen Menschen Informationen zu erhalten, die seine innere Ambivalenz aufzulösen helfen (Emde, 1991).

Die Fähigkeit zu späterer Selbstregulierung und die Beschaffenheit entwicklungsstimulierender oder entwicklungshemmender Repräsentanzen ist also abhängig von der Qualität und der Intensität der in den frühen Lebensjahren erfahrenen Affektregulierung und deren Verinnerlichung. Dabei muss man sich vergegenwärtigen, dass in den ersten Lebensjahren die Grundlagen für das weitere psychische Wachstum gelegt werden. Man muss von einer Trägheit der Psyche ausgehen (Shore, 2002): Die Qualität der frühesten verinnerlichten Beziehungserfahrung und der gebildeten Repräsentanz beeinflusst die weiteren Erfahrungsmöglichkeiten.

2.2.4 Elterliche Zuschreibungstätigkeit und imaginäre Interaktion

Der Prozess der Affektabstimmung und die elterliche Fremdregulierung kindlicher Selbstzustände sind, wie am Beispiel der zwanghaft kontrollierenden Mutter angedeutet, durchaus störungsanfällig. Die elterliche Zuwendung zum Kind entsteht ja keineswegs nur als Reaktion auf die objektive Beobachtung kindlicher Verhaltensansätze, sondern sie resultiert immer auch aus subjektiven Zuschreibungen der Eltern, die einem bestimmten Ausdrucksverhalten des Kindes erst eine besondere Bedeutung verleihen. Diese als phantasmatisch (Soulè, 2003; Lebovici, 1990; von Klitzing, 2002) oder imaginär (Brazelton & Cramer, 1990) bezeichnete Interaktion findet zwangsläufig statt und wirkt sich auf die psychische Entwicklung des Kindes aus.

Eltern wenden sich ihren Kindern vor dem Hintergrund ihrer eigenen bewussten wie unbewussten Wertvorstellungen, ihrer Ideale und Konflikte zu. Die Bedeutungen, die die Eltern dem Verhalten ihrer Kinder verleihen, sind sehr individuell und das gleiche Verhalten kann ganz unterschiedlich interpretiert werden. Sie gehen meistens mit Bewertungen einher: eine bestimmte Art des Kindes stößt auf begeisterte Freude, eine andere auf Ablehnung. Die unterschiedlichen Bedeutungszuschreibungen und die Bewertungen vermitteln sich dem Kind mehr oder weniger subtil in den elterlichen Reaktionen. Dadurch erlebt das Kind in der Interaktion mit den Eltern Angst oder Freude und entwickelt allmählich ein Gefühl dafür, wofür es geliebt wird und wann es auf Ablehnung stößt (Brazelton & Cramer, 1990).

Die elterlichen Bedeutungszuschreibungen können sehr dicht an den gezeigten Verhaltensweisen, Eigenschaften und Fähigkeiten des Kindes sein oder sich so sehr aus unbewussten Wunsch- und Angstphantasien der Eltern speisen, dass sie überhaupt keinen Bezug mehr zum realen kindlichen Verhalten haben. Beispielsweise können abgewehrte Persönlichkeitsanteile auf das Kind projiziert und dann im kindlichen Verhalten bestraft und unterdrückt werden. Brazelton und Cramer (1990) zeigen eindrücklich die unterschiedlichen Facetten gesunder wie pathogener Zuschreibungsprozesse, die in den elterlichen unbewussten Konflikten wurzeln und schließlich in entsprechende Interaktionen münden. Nach den Ergebnissen einer Längsschnittstudie von von Klitzing (2002) beeinflusst beispielsweise die Fähigkeit der Eltern, sich vor der Geburt des Kindes triadische Beziehungen zu imaginieren, ohne entweder den Partner, das Kind oder sich selber als ausgeschlossen zu antizipieren, die Entwicklung des Kindes bis ins Vorschulalter positiv.

Die Zuschreibung von Kompetenzen

Neben solchen Zuschreibungen, die in den individuellen Entwicklungsgeschichten und Konfliktdynamiken der Eltern gründen, gibt es aber auch solche, die sehr allgemein sind und in den meisten *normalen* Beziehungen zwischen Eltern und Kindern vorkommen. Dazu gehört, dass die Bezugspersonen bereits in die Handlungen sehr kleiner Kinder eine intentionale Bedeutung hineininterpretieren: Die ersten Laute etwa werden als Äußerung verstanden, mit denen das Kind etwas sagen will, und eine Geste wird als Akt des Zeigens auf etwas gedeutet, das das Kind haben will (Dornes, 1999a). In einem „adultomorphen" (Brazelton & Cramer 1990, S. 160) Prozess behandeln die Eltern ihre Kinder, als hätten sie Verhaltensmotive wie ein Erwachsener. Das noch unspezifische und undifferenzierte Verhalten des Kindes wird so als Kompetenz gedeutet, die sich in der Zukunft entwickeln wird und die durch die Eltern gefördert wird. Diese Art der Bedeutungszuschreibung kann „(...) einen gutartigen Effekt haben und einen Sog ausüben, in dessen Kielwasser der Säugling etwas Neues lernt, weil er dem Überschuss an Bedeutung, den die Mutter in sein Verhalten hineinphantasiert, gleichsam nachwächst" (Dornes 1999a, S. 67).

Diese Form der Bedeutungszuschreibung unterscheidet sich von anderen Formen imaginärer Interaktion darin, dass es hierbei weniger um die Unterstellung guter oder schlechter Persönlichkeitseigenschaften des Kindes geht (auch wenn Bewertungen unweigerlich in diesen Prozess einfließen), sondern mehr um die Zuschreibung einer Entwicklungsperspektive und die Unterstellung von Kompetenzen, die sich entwicklungsförderlich auswirken kann. Natürlich besteht dabei immer auch die Gefahr einer Überforderung, wenn die Eltern vom Kind Kompetenzen erwarten, die noch weit über seinem aktuellen Niveau liegen, und es dann zu Enttäuschungen oder übermäßigem Ehrgeiz der Eltern kommt. Auf diese Problematik wird im nächsten Kapitel noch genauer eingegangen.

1. Eltern schreiben ihren Kindern Eigenschaften und Fähigkeiten zu, die sie dann oft unbewusst fördern oder unterdrücken.
2. Sie unterstellen ihren Kindern Kompetenzen und behandeln sie so, als besäßen sie diese bereits.
3. Die Erfahrung, als eine kompetente Person behandelt zu werden, erleichtert es den Kindern, die zugeschriebenen Kompetenzen auszubilden.

2.3 Kreditierung und Verweigerung

2.3.1 Das Kreditierungskonzept von Boothe und Heigl-Evers

In ihrem Buch „Psychoanalyse der frühen weiblichen Entwicklung" kritisieren Boothe und Heigl-Evers (1996, S. 125), dass sich die klassische Psychoanalyse zwar sehr auf die Phantasietätigkeit des Kindes konzentrierte, dafür aber die Beschreibung der kindlichen Entwicklung als Prozess sozialer Konstruktion vernachlässigte. Die Autorinnen nennen verschiedene aus psychoanalytischer Perspektive entwicklungsrelevante Aspekte sozialer Konstruktion von Kindheit. Dazu gehört auch die *Einbettung* des Kindes in einen spezifischen familiengeschichtlichen Kontext und in einen individuellen Entwicklungsprozess. Eine wichtige Dimension sozialer Einbettung des Kindes bezeichnen Boothe und Heigl-Evers (1996) als *Kreditierung*. Mit diesem Konzept beschreiben sie einen Beziehungsmodus zwischen Eltern und ihren Kindern, der die entwicklungsförderlichen Verhaltensweisen wie das Ansprechen des Kindes aus einem proximalen affektiven Entwicklungsbereich oder die elterliche Zuschreibung eines Entwicklungspotentials umfasst, und integrieren sie in ein Beziehungskonzept der Entwicklungsförderung, das sie nicht allein auf die frühe Mutter-Kind-Beziehung beschränken:

> „Unter Kreditierung verstehen wir die elterliche Haltung, die Lebensregungen des Kindes – im Mutterleib, als Neugeborenes, als Kleinkind, auch im späteren Entwicklungsalter – mit einer Entwicklungsaussicht zu verknüpfen, sie als positives Anzeichen für eine weitere Entfaltung in der Zukunft zu sehen. Den Lebensregungen des Kindes wird eine Entwicklungsperspektive zugeschrieben"
> (Boothe & Heigl-Evers, 1996, S. 133).

Elterliche Kreditierung des Kindes basiert auf Zuschreibungen. Was ein Kind in der Gegenwart tut, wird als Potential zukünftiger Entwicklung gedeutet und mit einer Zukunftsperspektive versehen. Die Eltern geben ihren Kindern insofern einen Kredit, als sie davon ausgehen, dass diese aus ihrem Potential etwas machen werden, dass sie etwa eine noch unbestimmte Lautäußerung zu einer verständlichen Sprache entwickeln werden. Eine bestimmte Handlung, wie das früh zu beobachtende Geschick des Kindes, überall hinaufzuklettern, wird als sportliches Talent verstanden und dem Kind in der Zuschreibung „aus dir wird mal ein toller Sportler" vermittelt. Weil die Eltern im kindlichen Verhalten ein Potential sehen und weil sie es mit einer Entwicklungsaussicht verknüpfen, können sie das Kind auf dieses Ziel hin bewusst oder unbewusst fördern (für seine Kletterkünste Bestätigung vermitteln oder es im Sportverein anmelden). Elterliche Kreditierung vollzieht sich also im „erwartungsimprägnierten Umgang mit dem Kind" (Boothe & Heigl-Evers, 1996, S. 133). Elterliche Kreditierung kann Anerkennung und Bestätigung vermitteln, sie kann Hoffnung machen und Zuversicht fördern, sie kann aber auch zu einer Verpflichtung werden: Die Eltern erwarten eine bestimmte Entwicklung, und bleibt das Kind dauerhaft hinter den ihm zugeschriebenen Möglichkeiten zurück, kann es zu Enttäuschung auf beiden Seiten kommen.

Vor allem aber hat Kreditierung eine motivierende Funktion. Sie liegt in dem „ich glaube an dich" das sich im erwartungsvollen Zutrauen der Eltern in die Fähigkeiten des Kindes zeigt: Kreditierung wird so zur „Grundlage ermutigt beflügelten Lernens, Ausprobierens und Durchhaltens trotz Rückschlags" (Boothe & Heigl-Evers, 1996, S. 132).

Kreditierungskommunikation findet unter normalen Umständen regelmäßig zwischen Eltern und Kindern statt. Sie ist allerdings an die Voraussetzung geknüpft, dass die Eltern ein Interesse an der Entwicklung ihrer Kinder besitzen und über die psychischen Ressourcen verfügen, ihnen kreditierend zu begegnen. Fehlen diese Voraussetzungen, so findet keine Kreditierung kindlicher Aktivitäten statt und die Eltern verweigern ihnen diese Art entwicklungsfördernder Zuwendung. Neben der Verweigerung von Kreditierung kommt es auch zur Diskreditierung: Die Eltern schreiben ihren Kindern negative Entwicklungspotentiale zu („aus dir wird ja sowieso nichts"), die sie dann zu hemmen und zu unterbinden suchen.

Welche Verhaltensweisen oder welches angedeutete Potential des Kindes sie kreditieren, ist abhängig von ihren Zuschreibungen und somit von den psychischen Strukturen, besonders den unbewussten Wünschen und Ängsten der Eltern. Von besonderer Bedeutung ist, ob die Eltern fähig sind, ihre Kinder als autonome Individuen mit eigenen Fähigkeiten und Interessen, Wünschen und Bedürfnissen anzuerkennen. Vor allem dann, wenn sie in ihren Kindern (unbewusst) Selbstobjekte sehen, die für sie wichtige psychische Funktionen erfüllen sollen, kann eine kreditierende Zuwendung leicht zur Förderung eines *falschen Selbst* verkommen. Dazu ein illustrierendes Beispiel aus einer psychoanalytischen Psychotherapie:

Eine junger Mann, der sehr erfolgreich in einem sozialen Beruf arbeitet, leidet unter starken Minderwertigkeitsgefühlen und dem andauernden, quälenden Gefühl, nicht zu wissen, warum er diesen Beruf ausübt und ob ihm nicht eigentlich ein technischer und handwerklicher Beruf viel mehr entspräche. Er hat ein enormes Gespür für die Bedürfnisse anderer Menschen, denen er versucht, stets das zu geben, was sie brauchen. Seine eigenen Wünsche kann er besonders in privaten und intimen Beziehungen kaum ausdrücken, nimmt sie oft gar nicht wahr. In der Therapie stellt sich heraus, dass die Mutter des Patienten sich eigentlich eine Tochter wünschte und sich von Männern und Männlichkeit bedroht fühlte. Deshalb entwertete sie permanent den Vater des Patienten und moralisierte alles Wilde und Männliche des Sohnes als bedrohlich. Sie kreditierte nur die sozialen und altruistischen Eigenschaften ihres Sohnes. Der passte sich den Bedürfnissen der Mutter an, einerseits um nicht so entwertet zu werden wie der Vater und andererseits, um über ihn zu triumphieren und sich der Mutter nahe fühlen zu können.

2.3.2 Kreditierung und die soziale Konstruktion von Identität

An dem Beispiel sieht man, dass elterliche Kreditierung eben nicht nur eine motivierende und eine Anerkennung stiftende Wirkung besitzt. In ihr findet zugleich eine soziale Konstruktion von Identität statt. Kreditierungshandeln basiert auf Zuschreibungen. Diese besitzen mehr oder weniger den Charakter von Unterstellungen: Dem Kind werden Eigenschaften und Fähigkeiten oft nur aufgrund sehr rudimentärer Anzeichen (oder sogar nur aufgrund projizierter elterlicher Wünsche und Ängste) zugeschrieben. Die Eltern behandeln es dann so, als sei es im Begriff, die Person zu werden, für die sie es halten und fördern damit bestimmte Facetten seiner Person und hemmen andere. Das heranwachsende Kind kann sich mehr oder weniger mit den ihm unterstellten Eigenschaften und Entwicklungsperspektiven identifizieren und die elterlichen Kompetenz- und Identitätszuschreibungen zurückweisen oder annehmen. Die jeweiligen Möglichkeiten zur Reaktion und gegebenenfalls zur Reaktanz gegen elterliche Zuschreibungen sind sehr unterschiedlich und entwicklungsabhängig.

Aus diesem Grund kann man elterliches Kreditierungshandeln durchaus im Sinne der Machttheorie Foucaults (1992) als Form sozialer Kontrolle und Unterwerfung kritisieren, mit der eine Identität aufgezwungen wird. Es kommt ja keineswegs selten vor, dass ein Kind nicht so gesehen wird, wie es ihm entspräche, sondern so, wie die Eltern es sehen wollen (oder besser: aufgrund ihrer eigenen psychischen Struktur sehen können). Die niederländische Schriftstellerin Connie Palmen beschreibt dieses Phänomen in ihrem Buch „Ganz der Ihre“:

> „Ich glaube, dass der Keim für jeden Kummer im Ungesehensein, im Nichtvertrauen, in der Nichtbeachtung des mitleidenden Kindes liegt, das in einem fort die Botschaft aussendet, dass alles, was es tut, dazu gedacht ist, den Eltern eine Freude zu machen oder, wenn das nicht gelingt, die Eltern zu erzürnen, denn jede Reaktion ist besser als den Blick entbehren zu müssen, mit dem gesehen wird, wer man ist und was man eigentlich bezweckt“ (Connie Palmen, 2004, S. 101).

Auch die Mentalisierungstheoretiker (Bateman & Fonagy, 2004, S. 97; Fonagy & Target, 2002, 2001) weisen auf die Folgen inadäquater Spiegelung affektiver Selbstzustände hin. Sie sprechen im Anschluss an Winnicott von einem „falschen Selbst“, das dann entsteht, wenn das Kind dauerhaft unpassende Widerspiegelungen seiner inneren Zustände verinnerlicht und in sein Selbstkonzept integriert. Das Kind entwickelt in diesem Fall Repräsentanzen seiner Selbstzustände, die seinem ursprünglichen affektiven Erleben nicht entsprechen. Wenn zum Beispiel eine Mutter wiederholt Neugierverhalten als Aggression deutet und entsprechend reagiert, entsteht mit der Zeit eine verzerrte Selbstwahrnehmung und Selbsteinschätzung. Traumatischere Folgen hat es, wenn das Kind als Reaktion auf seine affektiven Zustände schwer misshandelt wird. In diesem Fall werden ihm die völlig unangemessenen Affektreaktionen der Bezugspersonen regelrecht eingepflanzt und existieren dann als nicht assimilierte fremde Selbstanteile in ihm (Bateman & Fonagy, 2004, S. 97).

Es gibt also durchaus Gründe, die Kreditierung kindlichen Verhaltens durch die Eltern kritisch zu betrachten. Aber auch wenn es sich dabei um einen sehr störungsanfälligen interaktiven Prozess handelt: Eine Identität entsteht überhaupt nur als soziale Identität, sowie ein Selbstbild erst entstehen kann, wenn sich die Person zuvor im Blick des Anderen spiegeln konnte (Bohleber, 2002; Altmeyer, 2000). Oder wie Dornes (2004, S. 178) es ausdrückt: „Subjektivität ist das Resultat von Intersubjektivität“. Nur wenn das Kind als eine besondere, begabte und entwicklungsfähige Person behandelt wird, kann es sich auch als solche fühlen. In diesem Sinne lässt sich Kreditierungshandeln als eine *Anrufung* im Sinne der Interpellationstheorie von Althusser verstehen (Butler, 2001). Nach dieser Theorie entstehen Subjektivierung und Identitätsbildung als Akte der Anrufung und der Anerkennung. Das prototypische Beispiel ist folgendes: Eine Person, die auf der Straße von einem Bekannten angesprochen wird, dreht sich daraufhin um. Weil sie angerufen wird und weil sie sich umdreht, nimmt sie den ausgerufenen Namen an. Butler (2001, S. 13) versucht, die Interpellationstheorie als Sozialisationstheorie zu konzipieren und hat sie noch um einen wichtigen Punkt erweitert. Sie stellt die Frage, warum sich der Angesprochene umdreht. Warum hört das Kind auf die ihm explizit oder implizit vermittelten elterlichen Zuschreibungen? Ihre Antwort lautet: Das Kind tut dies, weil es die Eltern liebt und diese Liebe geht jedem „Urteil und jeder Entscheidung voraus (...), das Kind weiss nicht, woran es sich bindet, aber es muss sich binden, um überhaupt und um als es selbst weiterzuleben". Die Liebe der Eltern zu den Kindern und die Liebe der Kinder zu den Eltern ermöglicht erst, dass Kreditierungshandeln stattfinden und wirksam werden kann. Die Liebe und die Abhängigkeit der Kinder lässt elterliche Kreditierung so machtvoll im positiven wie im negativen Sinne werden. Doch die Aufforderung zur Auseinandersetzung mit elterlichen Zuschreibungen ist immer noch besser, als die generelle Verweigerung einer kreditierenden Haltung durch die Eltern.

2.3.3 Die Visionen der Eltern und die des Therapeuten

Loewald (1960/2000, S. 230) hat, ohne den Begriff der Kreditierung zu verwenden, in ganz ähnlicher Weise entwicklungsfördernde kommunikative Prozesse zwischen Eltern und ihren Kindern beschrieben, die aus den Visionen der Eltern über die Zukunft ihrer Kinder resultieren:

> "This vision, informed by the parent's own experience and knowledge of growth and future, is, ideally, a more integrated version of the core of being that the child presents to the parent. This 'more" that the parent sees and knows, he mediates to the child so that the child in identification with it can grow. The child, by internalizing aspects of the parent, also internalizes the parent's image of the child"
> (Loewald, 1960/2000a, S. 229).

Loewalds Interesse ist aber primär kein entwicklungspsychologisches, sondern ein behandlungstheoretisches. Er meint, dass in der therapeutischen Beziehung ähnliche Prozesse stattfinden, und hält sie dort für ein zentrales Wirkprinzip. Der Analytiker soll sich seinem Patienten auf dessen momentanem Entwicklungsniveau zuwenden, aber immer aus einer Perspektive der Zukunft: „The patient, in order to attain structural changes in his ego organization, needs the relatedness with a consitently mature object" (Loewald, 1960/2000a, S. 230).

Seiner Ansicht nach (Loewald, 1975/2000b, S. 362) kommt der Patient zum Analytiker, weil er darauf vertraut, dass dieser erfahrener ist, ein größeres Wissen hat und reifer im Umgang mit Gefühlen ist als er selbst. Loewald unterstellt dem Patienten eine entwicklungsorientierte Motivation, die ihn eine reifere Bezugsperson suchen lässt, um sich zu verändern. Der Analytiker wiederum muss sich ein Bild davon machen, welche Entwicklungsmöglichkeiten ein Patient hat und wie er ohne seine neurotischen Beeinträchtigungen aussehen könnte. Loewald (1960/2000a, S. 229) vergleicht die analytische Arbeit mit der eines Bildhauers. Dieser schafft sein Werk, indem er von dem ungeformten Stein Material abträgt. Dabei muss er bereits, wenn das Material im Rohzustand vor ihm steht, eine Vorstellung davon haben, wie das fertige Werk aussehen soll. Ähnlich geht seiner Meinung nach der Analytiker vor: Durch alle Verzerrungen der Übertragungsneurose und der Abwehr des Patienten hindurch erahnt er ein Kernselbst des Patienten, dessen Entwicklung er fördern will. Wenn es dem Analytiker gelingt, den Fokus seines Handelns an diesem Kernselbst zu orientieren, kann er vermeiden, den Patienten nach seinen eigenen Vorstellungen zu formen oder eine eigene Idee zu verfolgen, wie der Patient sein soll.

Loewald (1960/2000a, S. 230) ist hier auch deshalb erwähnenswert, weil er bereits Mitte der 50er Jahre anlässlich eines Vortrags an der Jahrestagung der Amerikanischen Psychoanalytischen Vereinigung kritisch anmerkte, dass die Psychoanalyse die Zukunftsperspektive und die ihr eigentlich immanente Ausrichtung auf Wachstum und Veränderung vernachlässigt. Vor allem die Angst davor, den Patienten nach seinem eigenen Bild zu formen, führte seines Erachtens dazu, die Ausrichtung auf die Zukunft des Patienten aus der psychoanalytischen Theoriebildung weitgehend auszuschließen. Schon damals hat Loewald auf diese Leerstelle in der psychoanalytischen Behandlungstheorie hingewiesen. Seine Kritik spricht dafür, dass das Unbehagen über eine zu starke Vergangenheitsorientierung der Psychoanalyse keineswegs neu ist und nicht nur ein Problem der Gegenwart mit der Psychoanalyse. Mit seinem Versuch, die Dimension der Zukunftsorientierung und der Entwicklungsförderung stärker in die Behandlungstheorie zu integrieren, hat Loewald beabsichtigt, diese Konzeptlücke zu schließen. Allerdings bleibt er recht vage und allgemein, wenn er beschreibt, wie sich diese Dimension im Handeln des Therapeuten in der Interaktion mit dem Patienten zeigt: Der Entwicklungsunterschied wirkt sich so aus, „dass der Patient einem primitiven Niveau ausgeliefert ist, weil es ihn überschwemmt oder er es verleugnet, während der Analytiker sich dieses Niveaus bewusst ist, ohne in ihm verloren zu sein" (Loewald, 1979/2000c, S. 379; Übersetzung B. G.). Dieser Entwicklungsvorsprung ermöglicht dem Analytiker nach Loewald, im analytischen Prozess Verbindungen zwischen Primär- und Sekundärprozessen zu ziehen und sie dem Patienten zu deuten.

1. Das Kreditierungskonzept von Boothe und Heigl-Evers (1996) bietet sich als integrativer Rahmen für unterschiedliche Formen entwicklungsfördernder Kommunikation zwischen Eltern und ihren Kindern an.
2. Kinder sind auf eine entwicklungsstimulierende Zuwendung ihrer Bezugspersonen angewiesen. In den ersten Lebensjahren hängt ihr Entwicklungsschicksal von der Bereitschaft und Fähigkeit ihrer Eltern ab, sich ihnen als äußere Regulierungsinstanzen affektiver Selbstzustände zu Verfügung zu stellen, die in ihnen Entwicklungspotentiale lokalisieren und sie fördern.
3. Das Zutrauen der Eltern, das sich den Kindern direkt und als Erwartung vermittelt, ist ein wichtiger Entwicklungsschrittmacher.
4. Elterliche Kreditierung wirkt identitätsstiftend, weil sich das Kind dabei als eine individuelle Person mit bestimmten Fähigkeiten erlebt.

2.4 Kreditierung und Diskreditierung zwischen Lehrern und Schülern: Vergleichbare Konzepte in der Pädagogik

2.4.1 Erwartungseffekte im Lehrer-Schüler-Verhältnis

Kreditierungskommunikation findet nicht nur zwischen Eltern und ihren Kindern in den ersten Lebensjahren statt und sie wirkt sich auch nicht nur auf die Persönlichkeitsentwicklung in der frühen Kindheit aus. Erziehungswissenschaftler verwenden ganz ähnliche Konzepte, um einen pädagogischen Beziehungsmodus zu bezeichnen, der zur Kompetenzentwicklung des Lernenden beiträgt.

Erwartungen, die Lehrer über die Fähigkeiten ihrer Schüler haben, wirken sich auf deren Leistungen in Form selbsterfüllender Prophezeiungen aus. Dies ist spätestens seit den Experimenten von Rosenthal und Jacobson (1968) bekannt. Sie teilten Lehrern vor Beginn eines Schuljahres mit, dass sich bestimmte Schüler in diesem Jahr besonders positiv entwickeln werden, ohne dass es irgendwelche Anzeichen gab, die diese Prognose rechtfertigten. Denjenigen Schülern, von denen sie annahmen, sie werden sich im Laufe eines Schuljahres besonders gut entwickeln, brachten sie eine besondere Wertschätzung entgegen, stellten höhere Anforderungen an sie und gaben ihnen klarere Rückmeldungen. Genau diese Schüler zeigten dann auch die größte positive Leistungsentwicklung. Die Erwartungen der Lehrer wirkten sich also auf ihre pädagogische Behandlung der Schüler und schließlich auf deren Entwicklung aus. Neuere Forschungsergebnisse deuten darauf hin, dass der Effekt bei negativen Prophezeiungen noch größer ist. Schüler, die sowieso schon schlechtere Leistungen bringen, werden durch die diskreditierenden Erwartungen ihrer Lehrer in einen negativen Kreislauf getrieben (Madon, Jussim & Eccles, 1997).

2.4.2 „Zones of proximal development" und die Unterstellung von Fähigkeiten

Schon in den 30er Jahren des letzten Jahrhunderts, also noch lange vor den Experimenten zu selbsterfüllenden Prophezeiungen, hat Vygotsky (1978, S. 68) seine Theorie der „zones of proximal development" aufgestellt – die Bezeichnung kehrt in Sterns Theorie des proximalen Entwicklungsbereichs wieder – und diese wie folgt definiert: "The distance between the actual developmental level as determined by independent problem solving and the level of potential developments determined through problem solving under adult guidance or in collaboration with more capable peers". Für eine Person existiert demnach nicht nur ein momentanes Fähigkeits- und Kompetenzniveau, das seine Möglichkeiten zum alleinigen Lösen einer bestimmten Aufgabe begrenzt. Daneben gibt es auch ein zweites, ihm dann mögliches höheres Niveau, wenn er von einem kompetenteren Partner unterstützt wird. Heckhausen (1999, S. 81) nennt dies das „one-step-ahead-model for instruction": Die Lehrer sind schon „einen Schritt weiter" als der Schüler und erwarten von diesem, die neue Aufgabe lösen zu können. Dabei kommt es darauf an, dass der Abstand zwischen dem aktuellen Leistungsstand einer Person und der ihm zugetrauten Befähigung nicht zu groß ist, „sondern sinnvoll akzentuiert wird, so dass der Lernende die höherstufigen oder komplexeren Strukturen verstehen kann“ (Oser, 1994, S. 780). Inzwischen gibt es eine Reihe von empirischen Studien zu den unterschiedlichsten Lernsituationen, von der Mutter-Kind-Beziehung über den Schulunterricht bis zur Erwachsenenbildung, die die Annahme einer proximalen Entwicklungszone stützen (Llyod & Fernyhough, 1999).

In der Entwicklungspsychologie und in der Pädagogik existieren noch weitere ähnliche Konzepte wie das der „Entwicklungserwartung“ (Havighurst, 1956) oder das, was Aufenanger (1992) den „Als-ob-Charakter in der sozialisatorischen Interaktion“ nennt. Damit ist gemeint, dass ein weniger kompetenter Interaktionspartner so behandelt wird, als sei er schon kompetent genug, um eine bestimmte Aufgabe zu lösen oder auf eine bestimmte Weise zu kommunizieren (etwa beim kindlichen Spracherwerb). Die „Als-ob-Struktur“ von Interaktionen bedeutet, dass sie genau nach den Regeln abläuft, die solche Kompetenzen repräsentieren, die der Lernende erwerben soll. Diese Regeln werden ihm als überschüssiges Potential zur Verfügung gestellt, er kann sie aus dem Interaktionsverhalten des Partners entnehmen und sich aneignen. Dies ist nur dann möglich, wenn die angebotenen Fähigkeiten oder Kompetenzstrukturen knapp über dem momentanen Kompetenzstand des Kindes liegen, es also einen „optimal mismatch“ zwischen Ist-Zustand und erwartetem Zustand gibt (Aufenanger, 1992, S. 185). Dazu bedarf es einer adäquaten Einschätzung der Möglichkeiten und Grenzen des sich entwickelnden Kindes. Dies wiederum erfordert eine kontinuierliche stabile Begleitung. Aufenanger (1992, S. 192) spricht deshalb von der „Nicht-Substituierbarkeit des Personals“ in der primären sozialisatorischen Interaktion. Darin stimmt er mit Goodwin (2002) überein, der in einer konversationsanalytischen Einzelfallstudie zeigt, wie in einem familiären Kontext die Kommunikation gesunder Familienmitglieder mit einem nach einem Schlaganfall unter Aphasie leidenden Mann funktioniert, weil die Gesunden (im Sinne Aufenagers die Kompetenteren) dem Kranken, der sich nur über rudimentäre Zeichensprache verständigen kann, sinnvolle Bedeutungsinhalte unterstellen. Dies kann aber eben nur gelingen, so Goodwin (2002), weil die Personen miteinander vertraut sind und eine gemeinsame Lebensgeschichte und damit Bedeutungs- und Interpretationshorizonte teilen.

Oser (1994, S. 779) schließlich spricht von „pädagogischer Präsupposition“, um das Phänomen zu beschreiben, dass einem Schüler mehr zugemutet wird, als die unmittelbare Einschätzung seines Leistungsniveaus eigentlich vermuten lässt. Er bezieht sich weitgehend auf Aufenangers Konzept der Als-ob-Unterstellung von Fähigkeiten, macht aber auf eine wichtige Unterscheidung aufmerksam: Nicht die Erwartung, dass ein bestimmtes Ziel erreicht wird, hat die entscheidende entwicklungsstimulierende Wirkung, sondern die zum Ausdruck gebrachte Erwartung, dass die Person dazu fähig ist. Das Zutrauen, die Zumutung und die Anerkennung seines Potentials durch den Lehrer regen den Schüler zur Weiterentwicklung seiner Kompetenzen an.

Im pädagogischen Kontext kommen gleich mehrere Konzepte zur Anwendung, die so etwas wie Kreditierungskommunikation zwischen Lehrern und Lernenden für ein zentrales pädagogisches Prinzip halten und mit ihm eine entwicklungsfördernde Wirkung verbinden: Dem Schüler wird etwas zugemutet, für dessen Lösung er neue Fähigkeiten entwickeln muss. Die Zumutung und das Zutrauen des Lehrers stimulieren sein Entwicklungspotential.

Zusammenfassung

Für eine gesunde psychische Entwicklung sind Kinder in den ersten Lebensjahren auf eine unterstützende Fremdregulierung psychischer Erregung angewiesen. Eltern können dabei die Funktion eines äußeren Entwicklungsschrittmachers übernehmen, der das Kind fördert und seine eigenen Entwicklungskräfte stimuliert. Boothe und Heigl-Evers (1996) bezeichnen dieses Verhalten der Bezugspersonen als Kreditierung. Das Kreditierungskonzept bietet als Beziehungskonzept einen integrativen Rahmen für verschiedene einzelne Forschungsergebnisse zur entwicklungsstimulierenden Interaktion zwischen Eltern und ihren Kindern.

Kreditierungskommunikation ist nicht auf die frühe Eltern-Kind-Beziehung beschränkt. In der Erziehungswissenschaft hält man sie für ein wirkungsmächtiges pädagogisches Prinzip, das im Kern davon handelt, dass ein Schüler neue Kompetenzen entwickelt, weil der Lehrer sie von ihm erwartet und ihm zumutet. Mit dieser Zumutung zeigt er ihm zugleich sein Zutrauen in seine Fähigkeiten.

3 Die Struktur von Kreditierungsbeziehungen

Einleitung

Zwischen Eltern und Kindern und in pädagogischen Beziehungen findet Kreditierung zum Zwecke der Entwicklungsförderung statt. Aber auch in Freundschaften, wenn einer dem anderen vermittelt, dass er an ihn glaubt und ihm zutraut, ein bestimmtes Ziel erreichen zu können, gibt er ihm Kredit.

In verschiedensten formellen oder informellen Beziehungen existiert also ein solcher Beziehungsmodus. Gilt das auch für psychotherapeutische Beziehungen? Um diese Frage zu beantworten, wird nun zunächst die Struktur sozialer Interaktionen noch genauer untersucht, in denen Kreditierung stattfindet. Den Ausgangspunkt hierfür bildet eine semantische Analyse des Begriffs der Kreditierung und der Redewendung *jemandem Kredit geben*. Daran schließt sich eine Strukturanalyse der sozialen Interaktion des *Kredit-Gebens* im Rahmen von Finanzdienstleistungen an, weil es dort als eine institutionalisierte und standardisierte Form sozialer Interaktion stattfindet und allgemein bekannt ist.

3.1 Kreditierung und Diskreditierung in der Alltagssprache

Laut Duden (2003, S. 960) bedeutet Kreditieren „jemandem Kredit gewähren“. Das Substantiv Kredit geht über das Französische *crédit* auf das Lateinische *creditum* zurück, das „etwas auf Treue und Glauben Anvertrautes“ bezeichnet. *Creditum* wiederum ist die Partizipform von *credere*. Kreditieren lässt sich somit etymologisch auf die Bedeutung *an jemanden glauben* zurückführen.

In der deutschen Alltagssprache ist die Redewendung *ich gebe dir Kredit* nicht sehr gebräuchlich und Kreditieren wird häufiger negativ als Diskreditierung verwendet. Der Ausdruck *Kredit-Geben* ist hier sehr eng mit dem Finanzwesen verknüpft. Im Englischen ist das anders. Dort ist *to give credit to somebody* ein bedeutungsreicher und viel verwendeter Ausdruck. Man kann drei zentrale Bedeutungsinhalte unterscheiden. Eine Übersetzungsmöglichkeit lautet *jemandem etwas zutrauen*, eine zweite *jemanden als glaubwürdig ansehen oder ihm Glauben schenken* und die dritte *jemanden anerkennen* (Messinger, 1994, S. 257). Diese drei unterschiedlichen Verwendungen der Redewendung spannen das Bedeutungsfeld auf, in dem sich die zentralen Dimensionen des Beziehungsmodus Kreditierung verorten lassen:

1. Wenn *jemandem Kredit geben* verwendet wird, im Sinne von *jemandem etwas zutrauen*, dann impliziert dies eine triadische Beziehungskonstellation: Eine Person traut einer anderen zu, etwas Bestimmtes (eine Handlung, ein Projekt, ein Werk) verwirklichen zu können. Beide Personen sind aufeinander und auf das zukünftig zu entwickelnde Projekt als ein Drittes bezogen. Zweitens beinhaltet *jemandem etwas zutrauen* die Zuschreibung von Potenz. Einer Person wird die Fähigkeit attestiert, etwas, was er oder sie noch nicht erreicht hat, vollbringen zu können. Ihr wird eine Zukunfts- und Entwicklungsperspektive eröffnet und eine mögliche Veränderung antizipiert.
2. Die Verwendung im Sinne von *jemanden als glaubwürdig ansehen oder ihm Glauben schenken* bedeutet, dass man von dem Betreffenden (und seinem Potential) überzeugt ist, aber über keine sicheren Beweise diesbezüglich verfügt. Die Glaubwürdigkeit kann oder soll nicht bis ins Letzte überprüft werden, der Glaube bleibt schließlich ein Geschenk. Kredit ist etwas, was nicht eingefordert werden kann, sondern gewährt wird mit einer Mischung aus Überzeugung und Glauben.
3. Die dritte Variante (*jemanden anerkennen*) erweitert den Bedeutungshorizont noch in folgender Weise: Wenn man sagt, *ich gebe dir dafür Kredit*, dann drückt man damit seine Anerkennung für den anderen und dessen Potential aus. Man hält ihn für *kreditwürdig*.

> Für das weitere Verständnis ist es wichtig, dass *Kredit-Geben* im Englischen einen Beziehungsmodus beschreibt, der weit über die enge Bedeutung, die der Ausdruck im Finanzwesen hat, hinausgeht. Wenn in dieser Arbeit von *Kredit-Geben* oder Kreditierung die Rede ist, dann ist damit die umfassendere Bedeutung des englischen Ausdrucks *to give credit to somebody* gemeint.
> Wer in einer Alltagssituation zu einem anderen sagt *ich gebe dir dafür Kredit*, der positioniert sich in einer Haltung zuversichtlichen Zutrauens gegenüber spezifischen zukünftigen Entwicklungsmöglichkeiten des anderen. Der Kredit ist hier ein symbolisches Kapital, das in der kommunikativen Vermittlung des Zutrauens besteht und in der damit verbundenen Anerkennung der Fähigkeiten des anderen.

3.2 Kreditierungsbeziehungen im Rahmen von Finanzdienstleistungen

Im Deutschen ist die Terminologie des *Kredit-Gebens* und der Kreditierung vor allem in ökonomischen Kontexten gebräuchlich. Dort bezeichnet Kreditierung formalisierte und institutionalisierte soziale Praktiken im Rahmen von Finanzdienstleistungen, bei denen über die Vergabe realen Kapitals verhandelt wird. Um den spezifischen Beziehungsmodus der Kreditierung, wie er in der englischen Redewendung *to give credit to somebody* angelegt ist, noch sichtbarer zu machen, bietet sich der Beziehungstyp der Kreditierung im Finanzwesen als Ausgangspunkt an. Die Vertrautheit mit dem Begriff im ökonomischen Kontext und die ausgesprochene Formalisierung dieses sozialen Interaktionstyps sprechen dafür, die Rollenverteilung zwischen den betroffenen Personen zunächst an dem bekannten ökonomischen Modell zu skizzieren.

Beteiligt sind an dieser Beziehung in der Regel zwei Personen: ein Kreditgeber und ein Kreditnehmer. Dennoch handelt es sich nicht um eine geschlossene dyadische Beziehung. Der Kreditnehmer und der Kreditgeber verhandeln über den Kredit für ein bestimmtes Projekt. Im Mittelpunkt ihrer Verhandlung steht die Frage, ob der Kreditnehmer über das nötige Potential verfügt, um ein bestimmtes Projekt gewinnbringend zu realisieren und den Kredit zurückzuzahlen. Diese gemeinsame Orientierung von Kreditgeber und Kreditnehmer auf das infrage stehende Projekt des Kreditnehmers ergibt eine triadische Struktur. Geprüft wird nicht der Kreditnehmer als Mensch, sondern sein spezifisches Potential, das Projekt gewinnbringend zu verwirklichen.

Die Beziehung ist asymmetrisch: Der Kreditgeber verfügt über solche Ressourcen (Kapital), die der Kreditnehmer benötigt, um sein Projekt zu realisieren. Der Kreditgeber entscheidet, ob er sie dem Kreditnehmer zur Verfügung stellt und in ihn und sein Projekt investiert, oder ob er den Kredit verweigert. Die Position des Kreditnehmers ist zwar einerseits durch seine Bedürftigkeit (er benötigt das Kapital), andererseits aber auch durch sein Entwicklungspotential gekennzeichnet. Er braucht den Kredit, um dieses zu entfalten und sein Projekt zu realisieren. Das bedeutet aber auch: Der Kreditnehmer ist nicht einfach in der Position eines Spendenempfängers. Als solcher erhielte er höchstens eine milde Gabe, motiviert aus Mitleid oder Bedauern, die Asymmetrie der Machtpositionen zwischen Spender und Empfänger wäre maximal. Der Spendenempfänger befindet sich in einer schwächeren und hilfsbedürftigeren Position, ihm fehlt das Entwicklungspotential, das den Kreditnehmer im günstigen Fall auszeichnet. Von seinem Potential, das Projekt zu entwickeln, muss der Kreditnehmer den Kreditgeber überzeugen. Der Kreditgeber wird nur dann in den Kreditnehmer und sein Projekt investieren, wenn er zu dem Schluss kommt, dass der andere kreditwürdig ist. Der Selbstpräsentation des Kreditnehmers, seiner Fähigkeit, den Kreditgeber mit seinem Potential (und seinen Sicherheiten) zu beeindrucken, kommt große Bedeutung für den Verlauf der Kreditverhandlung zu. Der Kredit, der schließlich gegeben wird, ist somit das Resultat eines Aushandlungsprozesses zwischen den Beteiligten. In diesen Prozess fließen die Selbstpräsentation des Kreditnehmers und die Einschätzung der Realisierbarkeit des Projekts durch den Kreditgeber ein.

Ein Kredit hat in der Regel eine bestimmte Laufzeit, während der er zurückgezahlt werden muss. Die Kreditwürdigkeit erweist sich also letztlich erst im Laufe der Zeit nach der Auszahlung. Der ausbezahlte Kredit stellt damit eine Investition in eine antizipierte Zukunft dar. Da der Kreditgeber nie völlig sicher sein kann, ob der Kreditnehmer in der Lage sein wird, den Kredit zurückzuzahlen, bleibt immer ein Rest Ungewissheit. Auch im Bereich der Finanzdienstleistungen basiert Kreditierung somit auf einem Glaubensakt und ist gleichermaßen eine Sache des Vertrauens. Die Bereitstellung eines Kredits trotz dieser Unsicherheit bedeutet die Anerkennung des Potentials (und der Sicherheiten) des Kreditnehmers.

Das Beispiel der Finanzdienstleistungen dient dazu Strukturmerkmale des Beziehungsmodus der Kreditierung zu erkennen. Keinesfalls aber darf die therapeutische Beziehung einfach mit einer ökonomischen Beziehung gleichgesetzt werden, in der es um die Verhandlung über materielle Güter und materielles Kapital geht und in der die Akteure primär ökonomische Interessen verfolgen.

3.3 Der Beziehungsmodus Kreditierung

Auf der Basis der semantischen Analyse der englischen Redewendung *to give credit to somebody* und des Beispiels der Finanzdienstleistungen kann man einen spezifischen Beziehungsmodus *Kreditierung,* also die Struktur einer sozialen Beziehung vom Typus einer *Kreditierungsbeziehung,* erkennen. Er gilt für unterschiedliche soziale Beziehungen, in denen einer einem anderen Kredit gibt. Die Strukturmerkmale dieses Beziehungsmodus, die ja im Alltag nie so formalisiert oder explizit benannt werden, sind hier stichpunktartig zusammengefasst

1. Eine Kreditierungsbeziehung besteht aus sozialen Interaktionen zwischen zwei Akteuren A (Kreditgeber) und B (Kreditnehmer).
2. Es handelt sich um eine triadische Beziehungskonstellation, in der ein zukünftig zu verwirklichendes Projekt des Akteurs B als drittes Objekt der Bezugspunkt der Interaktion ist.
3. Die Beziehung ist asymmetrisch: Akteur A verfügt über ein Kapital (symbolisches oder materielles), das Akteur B benötigt, um sein Projekt verwirklichen zu können.
4. Der Kredit wird zwischen beiden ausgehandelt.
5. Dabei prüft Akteur A, der über das Kapital verfügt, ob er Akteur B für kreditwürdig hält. Dafür macht er sich ein Bild seines Entwicklungspotentials im Bezug auf das infrage stehende Projekt.
6. Wenn die positiven Erwartungen hinsichtlich des Entwicklungspotentials überwiegen, wird Akteur A Akteur B kreditieren und materielles oder symbolisches Kapital (Geld, Zeit, Aufmunterung, Zuspruch) in ihn investieren.
7. Die Beziehung, auch wenn sie in der Gegenwart stattfindet, ist auf die Zukunft ausgerichtet. Weil es sich immer um ein in der Zukunft liegendes Entwicklungsziel handelt, geschieht die Investition auch im vertrauensvollen Glauben an den anderen und sein Entwicklungspotential.
8. Diese Investition umfasst immer eine implizite oder explizite Vermittlung von Zutrauen und Anerkennung: Indem Akteur A Akteur B kreditierend begegnet, drückt er seine Anerkennung und sein Zutrauen in dessen Fähigkeiten aus.

9. Dieses Zutrauen ist mit Erwartungen verbunden: Akteur A beobachtet den Entwicklungsprozess von Akteur B und kontrolliert, ob dieser die Erwartungen erfüllt oder nicht.
10. Akteur B muss sich im Laufe der Zeit als kreditwürdig erweisen und die Investitionen rechtfertigen, anderenfalls wird Akteur A an seinem Potential zu zweifeln beginnen und B nicht länger für kreditwürdig halten.

4 Die therapeutische Beziehung als Kreditierungsbeziehung

4.1 Ist die therapeutische Beziehung eine Kreditierungsbeziehung?

Einleitung

Nachdem die Strukturmerkmale einer Kreditierungsbeziehung beschrieben wurden, stellt sich nun die Frage, ob Kreditierungskommunikation auch in der Psychotherapie stattfindet, und wenn ja, in welcher Form. Dafür wird zunächst geklärt, ob therapeutische Beziehungen überhaupt strukturelle Analogien mit dem Beziehungsmodus der Kreditierung aufweisen, die den Versuch einer Übertragung des Konzepts rechtfertigen.

4.1.1 Die therapeutische Beziehung als triadische Beziehung

Eine therapeutische Beziehung (zumindest in der Einzeltherapie) besteht aus einer Abfolge von Interaktionen zweier Akteure, die sich über einen kürzeren oder längeren Zeitraum regelmäßig treffen. Obwohl es sich um zwei Personen handelt, kann die therapeutische Beziehung nicht als abgeschlossene Dyade betrachtet werden: „Die beiden Partner sind zwar intensiv aufeinander bezogen, aber sie sind einander nicht genug. Sie schaffen einen Erfahrungsraum, exklusiv für sie beide, aber er öffnet sich notwendigerweise auf ein Drittes hin" (Boothe & Grimmer, 2005). Der Mensch wird in einen triadischen Beziehungsraum hinein geboren und seine psychische Entwicklung verläuft in unterschiedlichen triadischen Konstellationen (siehe Kapitel 1.1.1; Heigl-Evers & Boothe, 1997; Schon, 2000; Bauriedl, 1998). Sobald sich die innerpsychische Beziehungswelt des Patienten im Laufe des analytischen Prozesses entfaltet, tauchen auch die unterschiedlichen triadischen Entwicklungskonstellationen in der Weise, wie der Patient sie verarbeitet und verinnerlicht hat, als spezifische Beziehungs- und Übertragungsangebote wieder auf. Dabei gibt es die unterschiedlichsten Möglichkeiten, wie sich der Patient und der Therapeut gegenüber dem jeweiligen phantasierten oder realen Dritten positionieren können. Sie können eine unterschiedliche oder eine gemeinsame Haltung ihm gegenüber einnehmen, ihn verleugnen oder anerkennen, ihn als Bedrohung oder Konkurrenz wahrnehmen und ihn entwerten oder ihn vermissen. Der Therapeut und der Patient sind also immer irgendwie auf abwesende Dritte bezogen: auf die in den Problemschilderungen des Patienten auftretenden Bezugspersonen, auf die realen oder phantasierten Partner des Therapeuten, auf Krankenkassen und andere soziale Institutionen.

Auch ein therapeutisches Ziel kann das Dritte als Bezugspunkt sein. Jeder Patient, der eine Psychotherapie beginnt, hat immer ein oder mehrere (bewusste wie unbewusste) Ziele, die er erreichen will: sein Leiden verringern, sein Selbstvertrauen stärken, Beziehungsschwierigkeiten lösen. Diese Ziele hofft er gemeinsam mit dem Therapeuten in der Zukunft erreichen zu können. In Verhaltenstherapien und in tiefenpsychologisch fundierten Kurztherapien wird oft ein Ziel, das erreicht, oder ein Konflikt, der bewältigt werden soll, bestimmt. In Psychoanalysen bleiben die Ziele meistens diffuser und werden weniger deutlich thematisiert. Der Analytiker und der Patient können auch unterschiedliche Zielvorstellungen haben (etwa eine möglichst rasche Symptombeseitigung gegenüber der Lösung eines unbewussten Beziehungskonflikts). In jedem Fall aber sind sie auf ein durch die gemeinsame Arbeit in der Zukunft zu realisierendes *Projekt* des Patienten bezogen. Spätestens bei der Indikationsstellung steht der Therapeut vor der Frage: Erwarte ich, dass dieser Patient in der Therapie sein *Projekt* (Konflikte bewältigen, Symptome reduzieren) realisieren kann oder zweifle ich an seinem Potential? Genauso kann der Patient zuversichtlich sein und hoffen, mit diesem Therapeuten sein Leiden zu verringern, oder daran zweifeln. Beide sind also auf ein therapeutisches Ziel hin, auf eine Veränderung des Patienten in der Zukunft ausgerichtet. Hier zeigt sich eine offensichtliche Parallele zum Beziehungsmodus der Kreditierung: In Psychotherapien existiert eine ähnliche triadische Beziehungskonstellation und die Zusammenarbeit ist zukunftsorientiert. Das *Projekt* des Patienten soll im Verlauf der Therapie realisiert werden.

Psychotherapeutische Gespräche sind soziale Interaktionen, in denen sich der Therapeut und der Patient mit verbalem und nonverbalem Verhalten wechselseitig beeinflussen und Zug um Zug ihre gemeinsame Wirklichkeit (ihr Therapiegespräch) erzeugen. Dabei handeln sie aus, worüber sie sprechen und wie sie es tun. Sie müssen sich (immer wieder von neuem) auf einen Gesprächsgegenstand als Fokus ihrer gemeinsamen Aufmerksamkeit einigen. Bestimmte Themen tauchen im Verlauf wiederholt auf und können besonders viel Zeit in Anspruch nehmen. Was zu einem gemeinsamen *Projekt* wird, muss also überhaupt erst einmal zu einem Gesprächsgegenstand werden. Normalerweise benennen Patienten schon in Erstgesprächen Probleme, die sie ändern möchten. Ob diese zu einem dauerhaften Gesprächsgegenstand und ihre Lösung zum Ziel der therapeutischen Arbeit werden, zeigt sich erst im Verlauf der Therapie. Bereits wenn der Therapeut zum ersten Mal hört, worunter der Patient leidet und was er verändern möchte, wird er bewusst oder unbewusst eine Prognose stellen, ob er ihm diese Veränderung zutraut oder nicht. Zur Verdeutlichung folgt ein Beispiel einer initialen Problemschilderung aus einem psychoanalytischen Erstgespräch:[1]

---

1 Die Therapie fand an der Praxisstelle der Abteilung für Klinische Psychologie, Psychotherapie und Psychoanalyse der Universität Zürich statt, wurde auf Video aufgenommen und anschließend nach konversationsanalytischen Regeln (siehe Anhang) transkribiert.

Beispiel 1/Therapie 1

T: warum (seufzt) kommen Sie hierher? (lacht leise)
P: also äh (-) ich muss: ja es geht vielleicht weit zurück. also äh (-) ich habe einfach
äh:: ein wenig *Probleme* vor allem (.hh) im Umgang (-) mit Männern? ich möchte aber
eigentlich sehr gerne einen Partner haben (-) aber *immer* wenn ich: einen
(-) Partner habe also wenn wenn es wieder so aussieht als könnte es mir ein wenig
nahe kommen?
T: =°hmhm°
P: dann laufe ich davon; (1) dann entwickle ich einen furchtbaren Flucht-Reflex (.hh)
T: [(hh.)]
P: und äh also irgendetwas ist hier einfach nicht *gut*;

Einem Therapeuten, der dies hört, werden sich verschiedene Fragen stellen: Glaube ich, dass sie einen Partner finden kann? Wovor läuft sie davon? Läuft sie davon oder laufen die Männer ihr davon? Glaube ich, dass sie dies ändern kann? Will sie dies überhaupt ändern? Je nachdem, wie seine Antworten auf diese Fragen ausfallen, wird er eine andere Einstellung zu dieser Patientin entwickeln. Dabei fließen natürlich auch Informationen, Wahrnehmungen und Zuschreibungen mit ein, die jenseits des reinen gesprochenen Inhalts liegen wie ihr Tonfall, das Vorwissen des Therapeuten, die äußere Wirkung der Patientin. Der Therapeut kann gar nicht anders, als sich ein erstes Bild davon zu machen, wie viel Kredit er dieser Patientin zu diesem frühen Zeitpunkt für die Lösung des von ihr formulierten Problems gibt.

4.1.2 Die Asymmetrie in der therapeutischen Beziehung

Eine therapeutische Beziehung ist eine asymmetrische Beziehung. Der Patient sucht in einer Leidenssituation professionelle Hilfe. Er hofft, dass der Therapeut ihm mit seiner Experten-Kompetenz helfen wird, sein Leiden zu verringern und seine Ziele zu erreichen. Der Patient ist also auf eine therapeutische *Investition* (Zeit, Kompetenz, Deutungen, Empathie) angewiesen. Ob ein Therapeut wirklich kompetent ist, wird selten explizit durch das Erfragen von Qualifikationsnachweisen überprüft. Viel häufiger wird Kompetenz unterstellt (Nothdurft, 1994). Normalerweise hat der Therapeut aufgrund seiner Ausbildung, Berufs- und Selbsterfahrung einen Wissensvorsprung gegenüber dem Patienten. Jedenfalls wird ihm auch dieses Wissen sehr häufig vom Patienten zugeschrieben (Friedman, 1999). Dadurch wird der Therapeut im Erleben des Patienten zu einer professionellen Autorität. Der Patient braucht die Investition des Therapeuten, und wenn er ihn in der Phantasie mit einer besonderen Macht ausstattet, erhöht er das subjektiv empfundene Vermögen des Therapeuten.

Eine weitere Ungleichheit besteht darin, dass die innere und die äußere Beziehungswelt des Patienten zum Gegenstand des gemeinsamen Gesprächs werden, die Welt des Analytikers dem Patienten aber weitgehend verschlossen bleibt. Der Patient erzählt von sich und seinem Leiden und erfährt zugleich wenig über den Analytiker. Im klassischen Couchsetting wird zudem eine deutliche Asymmetrie zwischen der liegenden Position des Patienten und dem dahinter sitzenden Analytiker hergestellt, der den Patienten sehen kann, während der ihn seinerseits nur hört.

Häufig erleben Patienten selbst die Beziehung lange Zeit als ungleich. Im Laufe der Zeit nimmt die subjektiv empfundene Asymmetrie jedoch oft ab und die Beteiligten nähern sich in ihren Positionen an, ähnlich wie Kinder in der Beziehung zu ihren Eltern, wenn sie in die Adoleszenz kommen (Loewald, 1979/2000c, S. 373).

4.1.3 Die Suche des Patienten nach einem kreditierenden Objekt

Einleitung

Viele Psychotherapiepatienten, die freiwillig eine Therapie beginnen, teilen die Überzeugung, ihr seelisches Leiden und ihre Lebensprobleme nicht alleine lösen zu können. Sie suchen den Therapeuten in einem Zustand der Hoffnungslosigkeit und Hilflosigkeit auf. In der Sprache der Entwicklungsforscher ausgedrückt: Psychotherapiepatienten zweifeln an ihren Selbstregulierungsfähigkeiten oder haben das Vertrauen in sie gänzlich verloren. Sie wenden sich an einen Psychotherapeuten in der Hoffnung, dieser werde ihnen helfen. So setzen sie zumindest zeitweise auf die psychische Fremdregulierung durch den Therapeuten. In der Diktion von Bollas (1997, S. 26): Sie sind auf der Suche nach einem Objekt, „welches das Selbst verändern und das Flehen des Subjekts erfüllen soll“. Der Patient hofft, im Therapeuten ein solches Objekt zu finden, das ähnlich wie die Mutter in der ersten Lebenszeit die eigenen Selbstzustände positiv verwandelt.

Die Ohnmacht des Patienten und die Idealisierung des Therapeuten

Die Selbstzweifel und die Suche nach einem verwandelnden Objekt wirken sich in der therapeutischen Beziehung in unterschiedlicher Weise aus. Noch einmal in den Worten von Bollas (1997, S. 28): Das Subjekt entwickelt eine „ehrfurchtsvolle Haltung gegenüber dem Objekt, von dem es Verwandlung erwartet; (...) es neigt dazu, solche Objekte für heilig zu erklären.“ Laut einer Katamnesestudie von Senf und Schneider-Gramann (1990) kommt es bei erfolgreich eingeschätzten Therapien regelmäßig zu einer solchen anfänglichen Idealisierung des Therapeuten, auf die dann im weiteren Verlauf eine schrittweise Entidealisierung folgt. Auch Kächele (1988) sieht in einer initialen Idealisierung einen wichtigen Beitrag zur Vertrauensbildung und zur Steigerung der Therapiemotivation. In der Idealisierung werden dem Therapeuten vollkommene Eigenschaften zugeschrieben (Milch, 2000b). Es handelt sich dabei um eine besonders intensive Form der Autoritätszuschreibung, die Freud (1917, S. 463) im Rahmen seines Konzepts der milden positiven Übertragung als den eigentlichen Träger der Behandlung bezeichnet. Die intrapsychische Funktion dieser Idealisierung besteht in der Kompensation von Selbstzweifeln, Ohnmachtsgefühlen und der damit verbundenen narzisstischen Kränkung. Sie schürt die Hoffnung, der *mächtige* Therapeut werde helfen und heilen. Interaktionell fördert die Idealisierung die Bereitschaft, mit ihm zusammen zu arbeiten. Allerdings ist eine starke Idealisierung des Therapeuten nicht unproblematisch, weil die Zuschreibung therapeutischer Omnipotenz zu der magischen Heilserwartung führen kann, vom Therapeuten gesund *gemacht* zu werden (Eckstaedt, 1995, S. 27). In diesem Fall droht der Patient in eine passive Position zu geraten, sein Misstrauen in seine eigenen Fähigkeiten bleibt unberührt und er wartet nur auf die äußere Hilfe des Therapeuten.

1. Der Zweifel an den eigenen Selbstregulierungsfähigkeiten, der den Patienten in die Therapie bringt, fördert die Idealisierung des Therapeuten und die Zuschreibung von Kompetenz und therapeutischer Potenz.
2. Für den Therapeuten stellt sich die Aufgabe, die an ihn herangetragene Hoffnung und die damit verbundene Motivation zur Zusammenarbeit zu fördern, ohne dem Patienten die Eigenverantwortung und die Notwendigkeit zur Mitarbeit abzunehmen. Er muss die ihm zugewiesene Aufgabe der Fremdregulierung so übernehmen, dass die Selbstregulierungsfähigkeiten des Patienten gefördert werden und die Verantwortung für den Verlauf der Therapie nicht dauerhaft an den Therapeuten abgetreten wird.

Das Bedürfnis nach Zutrauen und Anerkennung

Die eigene Hilflosigkeit und die Hoffnung auf Besserung durch den idealisierten Therapeuten haben noch weitere Auswirkungen auf die entstehende therapeutische Beziehung: Für den Patienten wird die Frage, wie dieser *machtvolle* Therapeut zu ihm steht, was er von ihm hält und ob er ihm Zuversicht und Zutrauen oder Skepsis und Zweifel entgegen bringt, besonders wichtig. Dabei handelt es sich um einen Prozess der Beziehungseinschätzung, der beeinflusst, wie der Patient die Beziehung gestaltet, ob er sich öffnet oder sich zurückzieht, ob er Zuversicht spürt und übernimmt oder ob er die Hoffnung verliert. Neben dem Wunsch, vom Therapeuten gemocht zu werden und seine Zuneigung zu gewinnen, beschäftigt Psychotherapiepatienten wegen ihrer Selbstzweifel besonders die Frage, was der Therapeut ihnen zutraut und ob er davon überzeugt ist, dass sie ihre Probleme lösen können (Bettighofer, 1998). Natürlich unterscheiden sich Patienten in ihrer Sensibilität für zuversichtliche oder skeptische Signale des Therapeuten. Aber gerade zu Beginn einer Therapie, wenn die Gefühle der Ohnmacht und der Hilflosigkeit besonders stark sind, können auch Mitteilungen des Therapeuten, die nur eine leichte Skepsis verraten, manche Patienten nachhaltig erschüttern.

Das Bedürfnis eines Patienten nach Hoffnung und Zuversicht stiftenden Signalen kann sich ganz unscheinbar, fast neben dem eigentlichen therapeutischen Gespräch zeigen. Im Erstgespräch einer psychoanalytischen Therapie, die auf Video aufgenommen und anschließend transkribiert wurde, spielte sich folgende Interaktion ganz am Ende des Erstgesprächs ab, als beide schon dabei waren, den Therapieraum zu verlassen.

Beispiel 2/Therapie 1

1 T: hmhm (P. und T. lachen, Schritte, knirschender Boden)
2 P: haben Sie das Gefühl? ich käme dahinter?
3 T: mal sehen (lacht)
4 P: mal sehen ///
5 T: gut, auf Wiedersehen Frau § schöne Weihnachten
6 P: danke gleichfalls

Die Patientin befindet sich hier in der Abklärungsphase. Es ist noch offen, wie sich die Zusammenarbeit mit dem Therapeuten entwickelt und ob sie ihre Ziele erreichen wird. Aus dieser Unsicherheit heraus wendet sie sich mit ihrer Frage an ihn in der

Hoffnung, er werde ihre Unsicherheit und ihre Selbstzweifel mindern, in dem er ihr eine positive Entwicklung in Aussicht stellt: Sie will wissen, ob er an sie glaubt. Der Therapeut weicht hier der Beantwortung ihrer Frage aus, ein durchaus typisches Verhalten in psychoanalytischen Therapien. Interessanterweise fragt die Patientin nach dem Gefühl des Therapeuten (Z. 2), ganz so als wisse sie, dass er nach der ersten Stunde noch keine wissensbasierte Prognose stellen kann. Offenbar geht es der Patientin weniger darum, ein möglichst exaktes Urteil vom Therapeuten zu hören, sondern mehr um emotionalen Zuspruch, um ein Signal gefühlsmäßiger Zuversicht.

Affektabstimmung in der therapeutischen Beziehung

Die Frage der Patientin lässt sich als eine Form sozialer Bezugnahme und Initiative zur Affektabstimmung verstehen, wie sie im Kapitel 2.2 für die Beziehung zwischen Eltern und Kindern beschrieben wurde. Die Orientierung an den affektiven Zuständen anderer gilt als *die* basale Form zwischenmenschlicher Kommunikation und ist keineswegs auf die frühe Kindheit beschränkt.

In dem im Kapitel 2.2.3 besprochenen Beispiel von Stern et al. (2002, S. 985) befindet sich der Junge, der auf das Gerüst einer Rutsche klettert und mit zunehmender Höhe Angst bekommt und zum Vater blickt, in einem Ambivalenzkonflikt. Er möchte ganz hinaufklettern, um herunterzurutschen, ist sich aber nicht sicher, ob seine Kräfte und sein Geschick ausreichen. In dieser Situation blickt er zum Vater und versucht aus dessen verbalen Äußerungen und aus seinem begleitenden Affektausdruck herauszulesen, ob er es wagen kann weiterzuklettern oder nicht. Der Vater wird so im Moment des Zweifels und der Unsicherheit als äußere Regulierungsinstanz benützt. Noch kleinere Kinder orientieren sich in vergleichbaren Situationen ausschließlich am Affektausdruck der Bezugsperson (freudige Zuversicht und Ermutigung oder ängstliches Erschrecken).

Ähnlich wie das kleine Kind die affektive Reaktion seiner Bezugsperson beobachtet, orientieren sich Patienten auch am verbalen und nonverbalen Affektausdruck des Therapeuten. Wenn der Patient dem Analytiker von seinen gegenwärtigen oder früheren Beziehungen erzählt, seinen Problemen am Arbeitsplatz oder seinen Schwierigkeiten in einer Partnerschaft, dann reagiert der Therapeut darauf und zeigt, wie zurückhaltend auch immer, emotionale Resonanz. Dabei identifiziert er sich probeweise entweder mit dem Patienten und erfährt so, wie der sich in der geschilderten Situation fühlte, oder er identifiziert sich mit einem Beziehungspartner des Patienten und erlebt dessen Gefühle in der Interaktion mit dem Patienten. Was er dabei affektiv erlebt und wie er das psychisch verarbeitet, zeigt sich dem Patienten jedenfalls teilweise in seiner emotionalen Reaktion. Im Gegenübersitzen wird sie besonders im mimischen Affektausdruck und im Tonfall sichtbar, unter den Bedingungen des Couch-Settings bleibt sie mehr im Verborgenen, klingt aber zumindest in der Stimme des Therapeuten an.

Wenn man der gegenwärtig aktuellen Bindungstheorie folgt, ist zu erwarten, dass eine empathische Affektabstimmung, bei der die emotionale Resonanz des Therapeuten die Affekte des Patienten widerspiegelt, besonders hilfreich für den therapeutischen Prozess ist. Die Forschungsergebnisse von Krause (1997) widersprechen aber dieser intuitiven Erwartung. Er hat psychoanalytische und gesprächstherapeutische Kurztherapien im Gegenübersitzen auf Video aufgenommen und jeweils den mimischen Affektausdruck des Therapeuten und den des Patienten zu verschiedenen Zeitpunkten und in Bezug zum inhaltlichen Thema untersucht.

Das schlechteste Therapierergebnis zeigte sich in der Behandlung einer Angstpatientin, die durch eine ausgesprochene Synchronizität des mimischen Affektausdruckes von Therapeut und Patientin gekennzeichnet war. Dabei dominierte insgesamt ein Affektausdruck der Freude. Das beste Therapieergebnis fand sich dagegen bei einer therapeutischen Dyade, in der sich der mimische Affektausdruck des Therapeuten und der des Patienten häufig unterschieden. In der ersten Phase zeigte der Therapeut hier viel weniger Affekte als sein Patient, im späteren Verlauf zeigte er beispielsweise auch Ärger und Ekel, wenn der Patient Angst oder Freude zeigte. Wie lassen sich diese Ergebnisse interpretieren? Im Falle der ausgesprochenen Affektsynchronizität in der Behandlung der Angstpatientin lässt sich folgendes vermuten: Die Beziehung zwischen der Patientin und dem Therapeuten ist zwar freundlich und zugewandt, es geschehen aber keine affektvollen Konflikte in der therapeutischen Beziehung und die Konfrontation der Patientin mit ihren Ängsten bleibt aus. Im zweiten Fall scheint der Therapeut zunächst affektiv sehr zurückhaltend zu sein und damit auf mögliche Beziehungsangebote, die auf Vermeidung schwieriger Themen zielen, nicht einzugehen. Im späteren Verlauf spiegelt sich dann im mimischen Affektausdruck des Therapeuten gerade nicht die aktuelle Befindlichkeit des Patienten. Der Therapeut zeigt nicht den Affekt, den der Patient ausdrückt, wenn er über frühere oder gegenwärtige Beziehungssituationen spricht. Stattdessen signalisiert er in seinem Affektausdruck eine mögliche andere Reaktion auf die thematisierte Situation (beispielsweise Ärger oder Ekel anstelle von Angst). Es scheint so, als kehren im mimischen Affektausdruck des Therapeuten die seinerzeit vom Patienten aus Angst vor den Beziehungsfolgen abgewehrten Affekte wieder. Der Patient bekommt diese neue Art der Affektreaktion buchstäblich vor Augen geführt, kann darin entweder seine eigenen, seinerzeit abgewehrten Affekte wieder entdecken oder sich mit der affektiven Reaktion des Analytikers identifizieren und so sein affektives Repertoire erweitern. Die Orientierung am Affektausdruck des Therapeuten kann dem Patienten also einen Möglichkeitsraum eröffnen: Er zeigt ihm, wie man sich in einer bestimmten Beziehungssituation anders verhalten könnte.

In der abgedruckten Beispielsequenz vom Ende eines Erstgesprächs geht es der Patientin wahrscheinlich eher um ein allgemeines, noch nicht situations- oder beziehungsspezifisches therapeutisches Signal der Zuversicht.

Die psychoanalytische Therapie als Zumutung und der Therapeut als „Mutmacher"

Patienten sind auf der Suche nach einem zutrauenden und Zuversicht stiftenden Objekt. Man sollte deshalb die Funktion des Therapeuten, sich vergleichbar der Bezugspersonen in der Kindheit als ein Entwicklungsschrittmacher auf Zeit zur Verfügung zu stellen, nicht unterschätzen. Anders als das kleine Kind in den Experimenten zur sozialen Bezugnahme, das seine Fähigkeiten im Vergleich zu den Anforderungen einer Situation noch nicht einschätzen kann und darum nach Orientierung bei den Bezugspersonen sucht, leiden Patienten unter der ihnen bewussten oder unbewussten Überzeugung, ihre Kräfte würden nicht ausreichen, einen bestimmten Konflikt zu lösen, um sich am Arbeitsplatz oder in einer Beziehungssituation anders verhalten zu können.

In einer psychoanalytischen Therapie soll erreicht werden, dass der Patient unvollständige oder unzweckmäßige Abwehrmechanismen aufgibt und entweder ganz auf sie verzichtet oder sie durch adaptivere und weniger einengende zu ersetzen lernt. Wenn man sich die psychische Funktion von Abwehrmechanismen vergegenwärtigt, versteht man besser, welche Zumutung und Herausforderung diese Aufgabe bedeutet und wie beängstigend sie sein kann. Bereits in den Vorlesungen zur Einführung in die Psychoanalyse vertritt Freud (1917) die Meinung, die Angst sei das Kernproblem der Neurosen. Er meint die Angst vor den Beziehungsfolgen, die im Falle der Realisierung von Triebwünschen erwartet werden. Durch die Abwehr der Triebwünsche soll die Angst reduziert und die antipizierte Gefahr vermieden werden. Es geht um die Angst vor den Beziehungsfolgen, die im Falle der Realisierung bestimmter Triebwünsche und Impulse erwartet werden, und die zu deren Abwehr führt. Dadurch soll die Angst reduziert und die antizipierte Gefahr vermieden werden (Freud, 1926, S. 199). Eine solche Gefahr besteht beispielsweise im drohenden Objektverlust, im Verlust der Liebe des Objekts oder in einer Kastrationsdrohung. Über die Gefahr heißt es:

> „Was ist der Kern, die Bedeutung der Gefahrensituation? Offenbar die Einschätzung unserer Stärke im Vergleich zu ihrer Größe, das Zugeständnis unserer Hilflosigkeit gegen sie. Der materiellen Hilflosigkeit im Falle der Realgefahr, der psychischen Hilflosigkeit im Falle Triebgefahr. Unser Urteil wird dabei von wirklich gemachten Erfahrungen geleitet werden; ob es sich in seiner Schätzung irrt, ist für den Erfolg gleichgültig" (Freud, 1926, S. 199).

Der Abwehr eines Wunsches und eines entsprechenden Handlungsimpulses liegt also ein Bewertungsprozess zugrunde: Das Ich erwartet, nicht stark genug zu sein, um die mit der Realisierung dieser Vorstellung verbundene Beziehungssituation schadlos zu überstehen und befürchtet, in einen Zustand psychischer Hilflosigkeit zu geraten. Immer wenn der, wie bewusst und schnell auch immer, ablaufende Urteilsprozess dazu führt, dass die eigenen Stärken und Ressourcen für ungenügend bewertet werden, entsteht Angst und in der Folge werden Abwehrmechanismen mobilisiert. Abwehr kann man somit als einen psychischen Fluchtreflex auffassen, der verhindern soll, in traumatische Situationen von Hilflosigkeit zu geraten (Freud, 1926, S. 199). Wenn man den Prozess der Selbsteinschätzung eigener Stärken und Möglichkeiten im Zusammenhang mit Abwehrprozessen ernst nimmt, zeigt sich klarer, was dem Patienten in einer psychoanalytischen Therapie zugemutet wird: Das Aufgeben psychischer Abwehr bedeutet nichts anderes, als sich einer befürchteten Gefahr zu stellen, von der man überzeugt ist (oder jedenfalls war), in ihr nicht zu bestehen.

Der Patient befindet sich also nicht nur in dem von Frank (1997, S. 114) beschriebenen allgemeinen Zustand von Demoralisierung und Selbstzweifel, weil er seine Probleme nicht alleine lösen kann und eine Therapie benötigt. Die aufdeckende psychoanalytische Therapie konfrontiert ihn zusätzlich bei der Bearbeitung seiner Konflikte immer wieder von neuem mit seiner Angst, den im Falle der Realisierung bestimmter Wünsche eintretenden sozialen Situationen nicht gewachsen zu sein.[2] Er braucht deshalb nicht nur einen Therapeuten, der seine psychischen Selbstregulierungsfähigkeiten und positiven Therapieerwartungen allgemein

2 Vergleiche auch das ähnliche handlungstheoretische Verdrängungsmodell von Flader (1995).

stärkt. Er benötigt jemanden, der in den jeweils aktualisierten Konfliktsituationen die bewusste oder unbewusste Überzeugung des Patienten, der damit verbundenen antizipierten Gefahr nicht gewachsen zu sein, infrage stellt. Der Therapeut muss ihm das Zutrauen dafür entgegenbringen, dass er in der Gegenwart einen Weg zur Bewältigung der befürchteten Situation finden wird und ihn zugleich dazu herausfordern.

Mann kann sich dies vereinfacht so vorstellen: In einem bestimmten Moment der Therapie aktualisiert sich eine bestimmte verinnerlichte Konfliktkonstellation des Patienten. Die Reduktion der Abwehr vergrößert seine Angst und aktiviert die alte Erwartung, der mit diesem Konflikt verbundenen sozialen Situation nicht gewachsen zu sein. Darauf folgt der gewohnte Fluchtreflex, also die Mobilisierung der Abwehr. In der analytischen Therapie ist der Patient aber nicht alleine, sondern hat im Therapeuten ein Gegenüber, dem er sich im Sinne sozialer Orientierung zuwenden kann, um zu prüfen, ob der ihm signalisiert, dass die Gefahr zu bewältigen ist oder nicht. Viel kommt darauf an, ob der Therapeut den Patienten in solchen Momenten ermutigen und herausfordern kann, die Angst auszuhalten und trotz der Überzeugung, zu schwach zu sein, nach einer neuen Bewältigungsform zu suchen.

Freud (1917; 1937, S. 85) hat wiederholt die Ansicht vertreten, dass der Ausgang einer analytischen Therapie eine Frage der relativen psychischen Kräfteverhältnisse ist. Entsprechend hat er eine kriegerische Metaphorik verwendet, um den Veränderungsprozess als Kampf zwischen den verschiedenen psychischen Instanzen zu beschreiben. In der analytischen Situation kommt es demnach darauf an, sich mit dem Ich des Patienten zu verbünden und ihm die nötige „analytische Hilfskraft" zuzuführen, die er braucht, um neue Konfliktlösungsmöglichkeiten zu entwickeln. Anders ausgedrückt: Der Erfolg hängt davon ab, ob der Therapeut soviel in die gemeinsame Arbeit mit dem Patienten investiert, dass das Ich des Patienten seinerseits genügend Kräfte mobilisieren kann, um sich zu verändern.

1. Der Patient, der sich in eine psychoanalytische Therapie begibt, ist auf der Suche nach einer Bezugsperson, die ihm glaubwürdig vermittelt, dass er seine Probleme in der Therapie lösen kann.
2. Er braucht jemanden, der ihm Kredit gibt und ihm Zuversicht und Zutrauen in seine Entwicklungskräfte entgegenbringt.
3. Der Zweifel an den eigenen Fähigkeiten stärkt die Bereitschaft, den Analytiker kompensatorisch zu idealisieren und seinem Urteil besonderes Gewicht zu verleihen.
4. Die Suche des Patienten nach einem kreditierenden Gegenüber hat eine doppelte Ursache. Erstens ist sie eine Reaktion auf die allgemeine Demoralisierung zu Beginn einer Therapie. Zweitens sucht er im Analytiker ein Hilfs-Ich, weil er in einer aufdeckenden Therapie immer wieder von neuem mit der angstbesetzten Überzeugung konfrontiert ist, den erwarteten und abgewehrten Gefahren nicht gewachsen zu sein.

4.1.4 Die Überprüfung der Kreditwürdigkeit: Was traut der Therapeut dem Patienten zu?

Oben wurden verschiedene Befunde aus der Psychotherapieforschung zusammengetragen, nach denen die Erwartungen, die der Therapeut gegenüber seinem Patienten und dessen Entwicklungsmöglichkeiten ausbildet, auf die Zusammenarbeit zurückwirken und den therapeutischen Prozess beeinflussen. Der Therapeut entwickelt eine spontane und unwillkürliche Einstellung zu einem Patienten, dem er oft zuerst am Telefon und später im Erstgespräch begegnet. Diese generelle Einstellung ist nach Strupp (1996) entweder positiv (im Sinne allgemeiner Sympathie) oder negativ (im Sinne von Antipathie) und prägt die entstehende therapeutische Beziehung entscheidend. Selbst wenn die initiale Einstellung des Therapeuten zum Patienten differenzierter und widersprüchlicher als nur positiv oder negativ ist, kann es doch eine vielleicht nur subtil bemerkbare, aber dennoch zentrale Beziehungsbotschaft im Verhalten des Therapeuten geben. Inzwischen wird deshalb längst auch von Psychoanalytikern das Ideal einer völlig neutralen Analyse infrage gestellt: „Kein Analytiker kann insofern neutral sein, als dass er frei von jedweden Erwartungen und Hoffnungen bezüglich des Patienten sein und eine vollkommen unkontaminierte Analyse führen könnte“ (Sandler & Dreher, 1998, S. 73).

Der Analytiker konstruiert sich ein Bild vom Patienten, das sich aus verschiedenen bewussten und unbewussten Anteilen zusammensetzt. Dieses Bild ist individuell und von der Persönlichkeit, den Werten und persönlichen Vorlieben des Analytikers, seines Verständnisses von Gesundheit, psychischer Reife und von seiner Gegenübertragung beeinflusst. Vor diesem Hintergrund wirkt der Patient auf ihn durch sein äußeres Erscheinungsbild, durch sein Auftreten, durch die Art, wie er spricht, aufgrund seiner geschilderten Lebenssituation und seines psychischen Leidens. Aus alldem resultieren dann eine mehr oder weniger kongruente Einstellung zum Patienten und eine Vorstellung des mit ihm zu erwartenden therapeutischen Prozesses. Darin enthalten ist immer auch eine bewusste oder unbewusste Einschätzung der mit einem speziellen Patienten zu erreichenden und der angestrebten Ziele.

Laut den Forschungsergebnissen von Rudolf (1991) ist für das Gelingen der Therapie vor allem entscheidend, wie der Therapeut das Entwicklungspotential des Patienten zu einem frühen Zeitpunkt einschätzt. In seiner Studie antizipierten Therapeuten in erfolgreichen Arbeitsbeziehungen, dass der Patient eine Lösungsmöglichkeit für seine Probleme finden wird:

> „Wir können sagen, der Therapeut nimmt bereits bei der Erstuntersuchung probatorisch den Abschlussbefund vorweg, indem er sich vorstellt, wie der Patient ohne seine neurotischen Persönlichkeitsanteile nach außen erscheinen und sich subjektiv erleben könnte. (...). So kann, um ein Beispiel zu nennen, der Therapeut zuversichtlich sein, dass es dem Patienten gelingen wird, an eine ungelöste Seite seiner Vaterschaftsproblematik heranzukommen und sie zu lösen. Wie diese Lösung im Einzelnen aussehen wird, ist in dem Vorentwurf des Therapeuten nicht festgelegt“
> (Rudolf, 1991, S. 218).

Wie sich eine solche Einstellung dem Patienten mitteilt und wodurch sich das therapeutische Beziehungshandeln auszeichnet, wenn der Therapeut dem Patienten ein Entwicklungspotential unterstellt und einen positiven Therapieverlauf erwartet, ist noch weitgehend unklar. Sicher ist aber, *dass* sie auf den therapeutischen Prozess zurückwirkt.

Einer der wenigen Autoren, die sich zu diesem Thema ausführlicher geäußert haben, ist Friedman (1988, S. 150, S. 520). Er untersucht, wie die metapsychologische und behandlungstheoretische Orientierung des Therapeuten beeinflusst, welche Defizite und welche Potentiale er in einem Patienten lokalisiert und wie er letztere fördert. Der Blick auf den Patienten ist immer theoriegeleitet, seinen Symptomen und seinem gesamten Verhalten wird ein bestimmter Sinn unterstellt. Diese „theories of mind", wie Friedman (1988, S. 149) sie nennt, leiten das Handeln des Therapeuten im Zusammenspiel mit seinen persönlichen Wünschen, und dies nicht nur als eine allgemeine Einstellung, sondern in jeder einzelnen Situation, in der der Therapeut dem Verhalten des Patienten einen bestimmten Sinn verleiht. Friedman (1988, S. 528) vertritt offenbar einen sozialkonstruktivistischen Ansatz, denn er ist der Ansicht, dass das Potential eines Patienten an sich undefiniert ist und erst durch den theoretischen Blick und die Behandlung des Therapeuten zu einem Potential wird, dessen Entwicklung er dann zum Therapieziel erklärt. Deshalb soll der Therapeut den Patienten in einer ganz bestimmten Weise ansprechen: Er soll ihn behandeln, als sei er bereits die Person, die er (aus Sicht des Therapeuten) im Begriff ist zu werden. Der Patient wird dann explorieren, was es bedeutet, in dieser Weise behandelt zu werden und sich in diese Richtung verändern (Friedman, 1988, S. 130). Dahinter steht der Gedanke, dass der Patient sich weiterentwickelt, weil der Therapeut ihn so behandelt, als sei er schon eine reifere Person, genau wie in den referierten entwicklungspsychologischen und pädagogischen Theorien (vgl. Kapitel 2.4). Gleichzeitig aber findet diese konstruktivistische Behandlung des Patienten in der Selbstwahrnehmung des Therapeuten laut Friedmann (1988, S. 531) gar nicht statt:

> "In summary the therapist has to have wishes, and he has to have a view that precludes wishes. He has to feel that he is observing history while he is in fact making it. He has to feel that he is watching something happen, although he is actually trying to bring it about."

1. Vom Erstkontakt an konstruiert sich der Analytiker ein Bild vom Patienten, das verschiedene Urteilsprozesse beinhaltet. Unter anderem beurteilt er die Möglichkeiten des Patienten, sich in zentralen Konfliktbereichen verändern zu können. Daraus resultiert entweder die Zuschreibung eines Entwicklungspotentials und damit die Unterstellung von Potenz oder der Zweifel an dessen Möglichkeiten. In der Sprache des Kreditierungsmodells formuliert: Der Therapeut beurteilt die Kreditwürdigkeit des Patienten und kommt entweder zu dem Schluss, ihm Kredit für das Vorhaben zu geben, seine Probleme im Rahmen einer Therapie zu lösen oder ihm diesen Kredit zu verweigern.
2. Der Kredit bezieht sich nicht auf die Person des Patienten allgemein, sondern auf die Einschätzung seiner Entwicklungsmöglichkeiten in Bezug

auf spezifische psychische Konflikte und die Bewältigung äußerer Leidenssituationen unter den Bedingungen einer psychoanalytischen, also konfrontierenden und aufdeckenden Therapie.
3. Die Unterstellung eines Entwicklungspotentials und die Zuschreibung von Potenz wirken sich auf das therapeutische Beziehungshandeln aus. Wie viel Kredit der Therapeut einem Patienten gibt, zeigt sich in seiner Investition in die Zusammenarbeit.
4. Bisher ist unklar, *wie* dies geschieht.

4.1.5 Die Aushandlung des therapeutischen Kredits

Die Erwartungen des Therapeuten bezüglich der Entwicklungsmöglichkeiten eines Patienten entstehen unwillkürlich. Der Therapeut kann sie nicht einfach *machen*, sie sind das Produkt ihrer Beziehungsdynamik. Ob der Therapeut dem Patienten Kredit für die gemeinsame Arbeit gibt und wie *hoch* der Kredit ist, basiert nicht ausschließlich auf einer freien Entscheidung des Therapeuten, sondern ist das Resultat eines Aushandlungsprozesses. Der Patient präsentiert sich dem Therapeuten in einer bestimmten Weise, die er wiederum auf seine Art versteht und bewertet. Daraus entstehen dann eine kreditierende, eine Kredit verweigernde oder eine diskreditierende Haltung.

Patienten gestalten ihre Selbstpräsentation in der Anfangsphase von Therapien oft in einer Weise, die beim Therapeuten eine positive Erwartungsbildung auslösen soll. So fand Wilke (1992, S. 187) in ihrer Untersuchung psychoanalytischer Erstgespräche häufig eine Selbsttypisierung von Patienten, durch die sie sich als psychotherapeutisch behandelbar präsentierten, um ihre „Attraktivität" für den Therapeuten zu erhöhen. Das überrascht vor dem Hintergrund des geschilderten Bedürfnisses der Patienten nach therapeutischer Kreditierung nicht. Sie präsentieren sich so, um den therapeutischen Kredit zu erhalten.

Die Forschungsergebnisse von Strupp (1996) und Rudolf (1991) legen nahe, davon auszugehen, dass der Aushandlungsprozess um den Kredit des Therapeuten besonders in den ersten Stunden der Therapie stattfindet und entweder in eine kreditierende oder diskreditierende Haltung mündet, die dann eine gewisse Stabilität besitzt. Diese Haltung und ihre kommunikative Vermittlung an den Patienten können entweder eine positive oder eine negative Beziehungs- und Entwicklungsdynamik in Gang bringen, die sich dann weiter fortsetzt. Andererseits wird von Psychoanalytikern aufgrund ihrer klinischen Erfahrung auch ein wiederholter Aushandlungsprozess beschrieben: Der Therapeut überprüft immer wieder, ob sich seine Erwartungen bezüglich der Entwicklung des Patienten in der Therapie erfüllen und korrigiert dann seine Zielvorstellungen entsprechend (Sandler & Dreher, 1996).

Wahrscheinlich gibt es beides: eine frühe Erwartungsbildung, die konstant bleibt und die die Kommunikation in einer bestimmten Weise beeinflusst, und eine gute oder schlechte Prognose, die sich im Verlauf der Zusammenarbeit in die eine oder andere Richtung verändert.

1. Eine therapeutische Beziehung kann als eine triadische Beziehung betrachtet werden, in der ein Therapeut und ein Patient wechselseitig aufeinander und zugleich auf ein therapeutisches Ziel oder mehrere Ziele bezogen sind.
2. Es handelt sich um eine asymmetrische Beziehung, in der der Patient auf therapeutische Investitionen (Expertise, Zutrauen, Zumutung) angewiesen ist.
3. Patienten suchen in der therapeutischen Beziehung nach einem kreditierenden Gegenüber, das ähnlich wie die Bezugspersonen in der Kindheit die Funktion eines Entwicklungsschrittmachers übernimmt.
4. Für den Verlauf der Therapie ist bedeutend, wie viel Kredit der Therapeut dem Patienten für die Entwicklung seines *Therapieprojektes* gibt.
5. Das Ausmaß an Kredit, die Höhe der therapeutischen Investition, ist das Resultat eines gemeinsamen Aushandlungsprozesses, in den Zuschreibungsprozesse des Therapeuten und die Selbstpräsentation des Patienten einfließen.

4.2 Therapeutisches Kreditierungshandeln

Einleitung: Kreditierung als Zuspruch?

Wenn man sich die therapeutische Beziehung als eine Kreditierungsbeziehung vorstellt, dann stellt sich die Frage, wie sich der Kredit, den ein Therapeut einem Patienten gibt oder vorenthält, in der Interaktion bemerkbar macht. Der Kredit des Therapeuten ist zunächst ein psychischer Akt, eine innere Einstellung, aus der eine Haltung und eine Behandlung des Patienten entstehen. Angenommen ein Therapeut gibt einem Patienten Kredit für das Ziel, sein Leiden in einer analytischen Therapie zu verringern, indem er sich mit seinen psychischen Konflikten auseinandersetzt. Er kommt also in seiner inneren Einstellung zu einem Urteil, das vielleicht unbewusst bleibt, aber etwa folgendermaßen formuliert werden kann: „Ich traue Herrn W zu, sich im Verlauf der Therapie zu entwickeln und zu verändern, indem er neue Lösungsversuche für Konflikt (Problem) X (und Y, Z, usw.) findet. Er wird den psychischen Schmerz, die Verunsicherung und die Angst, die in diesem Prozess auftauchen, ertragen und bewältigen können.“ Wie vermittelt sich eine solche Haltung dem Patienten und wie wirkt sie sich in der Zusammenarbeit aus? In der Sprache des Kreditierungskonzepts ausgedrückt: Die Bereitschaft des Therapeuten, in die gemeinsame Arbeit zu investieren, nimmt zu. Wenn der Therapeut Aussicht auf eine Erfolg versprechende Zusammenarbeit hat, steigen seine Motivation und sein Engagement für die therapeutische Arbeit mit dem Patienten (Grawe, 1998). Das wiederum bemerkt der Patient und es wirkt auch auf ihn motivierend.

Diese allgemeine, motivierende Wirkung ist leicht nachvollziehbar. Aber damit ist die Frage, wie sich der therapeutische Kredit als Kreditierungshandeln in der Interaktion mit dem Patienten äußert, wie also aus einem inneren Zuschreibungsakt eine kommunikative Beziehungsaktivität wird und wie diese aussieht, noch nicht beantwortet.

Eine denkbare Möglichkeit ist, sich Kreditierung als direkten Zuspruch zu denken, etwa in der Art: „Ich bin überzeugt, Sie werden dieses Problem lösen können." Dies ist eine Variante, die aus dem Alltagsgespräch bekannt ist, wenn man zu einem Freund sagt: „Du schaffst das!" In diesem Fall wird der Kredit in Form einer verbal geäußerten Zuschreibung eines Potentials formuliert. Obgleich sie in alltäglichen Beziehungen häufig sind, kommt es in psychoanalytischen Therapien eher selten zu solch expliziten Formen der Ermutigung. Beispielsweise fanden sich in einer Studie von Wilke (1992), die die Transkripte einer Reihe psychoanalytischer Erstgespräche untersucht hat, keinerlei Äußerungen dieser Art. Gleiches gilt auch für eine eigene Einzelfallstudie über den Verlauf einer psychoanalytischen Therapie (Grimmer, 2001). Selbst in Fällen, in denen Patienten ganz deutlich den Wunsch nach solchem Zuspruch äußern, halten sich psychoanalytische Therapeuten offenbar mit expliziten Ermutigungen zurück.[3] Äußerungen expliziten Zuspruchs wie „das wird schon werden" oder „sie werden das schon schaffen" waren in der klassischen Psychoanalyse verpönt (Wilke, 1992). Sie stehen im Verdacht, beschwichtigend zu wirken und infantile Hoffnungen, vom Analytiker gesund gemacht zu werden, zu nähren. Vor allem aber wird ihnen vorgeworfen, suggestiv zu wirken und unanalytisch zu sein (Schöpf, 2000).

Es ist also nicht zu erwarten, dass ein Therapeut häufiger sinngemäß zu einem Patienten sagt: „Ich gebe Ihnen Kredit dafür, dass sie ihre Schwierigkeiten in der Therapie lösen werden." So wenig wie der oben zitierte exemplarische Therapeut in der Studie von Rudolf (1991) dem Patienten mitgeteilt haben wird: „Ich bin zuversichtlich, dass sie an die ungelöste Seite ihrer Vaterproblematik herankommen werden." Der Kredit, den der Therapeut einem Patienten in der gemeinsamen Arbeit gibt, muss sich impliziter und indirekter in der Beziehungsgestaltung des Therapeuten zeigen. Die verbale Äußerung ist das eine, die Art und Weise, wie sich der Kredit des Therapeuten dem Patienten in seinem täglichen Beziehungshandeln zeigt, etwas anderes.

4.2.1 Kreditierungshandeln als triadische Positionierungsaktivität

Methodische Vorbemerkungen

Im Folgenden wird von *Kreditierungshandeln* gesprochen, um die Kreditierung des Patienten durch den Therapeuten in einer konkreten Gesprächssituation zu bezeichnen. Eine kreditierende Haltung muss sich in der Beziehungsgestaltung des Therapeuten in den einzelnen Sitzungen mitteilen, um Wirkung zu entfalten. Wie dies geschieht, wird nun anhand von Beispielsequenzen aus psychoanalytischen Therapien beschrieben, die auf Tonband oder Video aufgenommen und an-

3 So auch in der bereits zitierten Sequenz vom Ende eines Erstgespräches (**Beispiel 2/ Therapie 1**), in der die Patientin den Therapeuten beim Herausgehen fragte: „Haben Sie das Gefühl, ich käme dahinter?" In diesem Fall wich der Therapeut der Beantwortung der Frage aus und betonte die Offenheit der Situation („mal sehen").

schließend transkribiert wurden. [4] Die meisten Beispiele stammen von der Praxisstelle der Abteilung für Klinische Psychologie, Psychotherapie und Psychoanalyse des Psychologischen Instituts der Universität Zürich, eines wurde von der Ulmer Textbank zur Verfügung gestellt.[5] Die Aufnahmen fanden unabhängig vom Kreditierungsprojekt statt. Die Transkripte ermöglichen, eine Gesprächssituation einzufrieren und nachträglich zu analysieren, wie sich eine bestimmte Beziehungskonstellation im Verlauf des therapeutischen Gesprächs Zug um Zug entwickelt hat. Deshalb eignen sie sich, um therapeutisches Kreditierungshandeln als situatives Ereignis in einem bestimmten Gesprächskontext sichtbar zu machen. Die ausgewählten Sequenzen haben den Charakter von exemplarischen Prototypen. Sie wurden ausgewählt, um an ihnen die verschiedenen Formen therapeutischen Kreditierungshandelns aufzuzeigen. Der konkrete Inhalt der Beispiele spielt keine Rolle und ist austauschbar. Es geht um die jeweilige aktuelle Beziehungskonstellation zwischen den Therapeuten und den Patienten. Die Beispielsequenzen erfüllen eine doppelte Funktion. Teilweise dienen sie mehr der Illustration und teilweise wird an den Beispielen entlang die Konzeptentwicklung vorangetrieben. Die Überlegungen zum therapeutischen Kreditierungshandeln werden also nicht abstrakt theoretisch dargestellt, sondern aus den Fallbeispielen hergeleitet.

Bei der Analyse der ausgewählten Sequenzen wird auf gesprächsanalytische Methoden aus der Mikrosoziologie und der Linguistik zurückgegriffen, die in der Erforschung alltäglicher und institutionalisierter Gespräche schon lange verwendet werden (Lucius-Hoene & Deppermann, 2002). In verschiedenen Arbeiten hat Streeck (2004) gezeigt, wie man mit Hilfe der Gesprächsanalyse rekonstruieren kann, wie eine Gesprächssituation interaktiv hergestellt wird. Weiterhin eignet sich dieses Vorgehen dazu, den Verlauf der thematischen Organisation nachzuzeichnen. Man kann analysieren, wer ein Thema initiiert und wer es beendet. Oder noch genauer, in welcher Weise ein Therapeut und ein Patient über ein Thema sprechen und welche Aufmerksamkeitsausrichtungen auf das Thema sich jeweils ergeben (Streeck, 1989). Solche Aushandlungsprozesse von Aufmerksamkeitsausrichtungen sind immer mit der Zuweisung bestimmter Rollen oder Positionen verbunden (Pomeranz & Fehr, 1997). Man kann dabei zwischen gesprächsstrukturellen Rollenverteilungen oder Positionierungen wie Erzähler und Zuhörer und sozialen Rollen wie Psychotherapeut und Patient unterscheiden (Ten Have, 1999). Solche Rollenzuweisungen und Positionierungsprozesse sind für die Untersuchung von Kreditierungsprozessen sehr zentral, wie später noch gezeigt wird.

Das psychoanalytische Gespräch: Der Fokus als Gegenstand gemeinsamer Aufmerksamkeitsausrichtung

Um nachvollziehen zu können, wieso eine bestimmte Form therapeutischer Beziehungsgestaltung zu einem bestimmten Zeitpunkt einer Therapie als Kreditierungs-

4 Die später folgenden Therapiesequenzen wurden nach den üblichen konversationsanalytischen Regeln transkribiert. Diese sind im Anhang aufgelistet. Lediglich das **Beispiel 1/Therapie 2** wurde nach den Regeln der Ulmer Textbank transkribiert.

5 Der Ulmer Forschungsgruppe um Herrn Prof. Kächele und Herrn Prof. Mergenthaler danke ich für das Material und die Genehmigung, das Transkript in dieser Arbeit abzudrucken.

handeln angesehen wird, folgen zuerst einige theoretische und gesprächsanalytische Überlegungen zur psychoanalytischen Therapiesituation.

Thomä und Kächele (1996a) bezeichnen eine psychoanalytische Therapie als eine fortgesetzte Fokaltherapie. Damit ist nicht gemeint, dass in ihr immer die Technik einer fokusorientierten Kurztherapie zur Anwendung kommt, sondern lediglich, dass sich der Therapeut und der Patient auf einen gemeinsamen Gesprächsgegenstand einigen müssen, der dann zum Fokus im Sinne einer gemeinsamen thematischen Aufmerksamkeitsausrichtung wird (etwa die Beziehung zur Mutter). Im Verlauf der Therapie wird ein Fokus immer wieder durch andere Themen ersetzt, kann aber jederzeit wieder auftauchen. Thomä und Kächele (1996a) gehen davon aus, dass der therapeutische Prozess sich als Abfolge einer Reihe solcher Fokusbildungen entwickelt, deren Dynamik vor allem durch die selektiv fokussierende Tätigkeit des Therapeuten zustande kommt. In psychotherapeutischen Gesprächen werden typischerweise das Erleben, Fühlen und Denken des Patienten, und zwar vor allem problematisches oder konflikthaftes, vergangenes oder gegenwärtiges in Form von Selbstartikulationen des Patienten und anschließender Fokussierung durch den Therapeuten zum gemeinsamen Thema (während der Therapeut jenseits der Wahrnehmungen, die der Patient von ihm macht und äußert, sich nur selten selbst thematisiert).

Zwei Bühnen und zwei Szenen

Seit Argelander (1978) und Lorenzer (1970) metaphorisiert man die psychoanalytische Situation mithilfe eines Bühnenmodells. Der therapeutische Prozess ist aus dieser Perspektive dann nicht nur eine fortgesetzte Fokaltherapie, in der nach und nach verschiedene Themen des Patienten zur Sprache kommen, sondern auch eine Abfolge dramaturgisch gestalteter Szenen. In klassischer Sichtweise gilt der Patient als Regisseur dieser szenischen Konstellationen. Aufgrund der Übertragung verinnerlichter und aktualisierter Beziehungskonflikte versucht er unbewusst, mit dem Analytiker alte Objektbeziehungsmuster zu wiederholen. Besonderheiten des psychoanalytischen Gesprächs wie seine Unstrukturiertheit, die therapeutische Abstinenz oder die partielle Ungültigkeit alltagssprachlicher Konversationskonventionen eröffnen ihm den Raum, seine unbewusste Beziehungswelt in der Begegnung mit dem Analytiker zu entfalten. Aus dieser Perspektive entstehen Szenen dann, wenn der Analytiker bereit ist, die ihm vom Patienten unbewusst zugewiesene Rolle zu übernehmen (Sandler, 1976). Aus einer mehr interaktionellen Perspektive betont man dagegen heute verstärkt das Mitwirken des Analytikers an der Gestaltung der Szenen (Streeck, 2002, S. 260).

Obwohl die Szenen im Verlauf der Interaktion zweier Personen gebildet werden, handelt es sich häufig nicht um dyadische Phänomene. Sie entstehen in der Regel, während der Therapeut und der Patient auf etwas Drittes bezogen sind, während des Gesprächs über die vom Patienten eingebrachten Themen. Normalerweise handelt es sich dabei um frühere oder gegenwärtige Situationen, meistens Beziehungssituationen des Patienten wie eine Auseinandersetzung am Arbeitsplatz, eine Enttäuschungssituation in einer Liebesbeziehung, Versagungssituationen aus der Kindheit oder Ähnliches. Dabei berichtet oder erzählt der Patient selbst szenische Episoden zwischen sich und anderen und vermittelt dem Therapeuten so ein bestimmtes Selbst- und ein Objektbild: wie er sich und andere in einer bestimmten Beziehungssituation gegenwärtig erlebt bzw. früher erlebt hat und wie er sich und die anderen dabei bewertet.

In der Erzählforschung (Boothe, 2004) ist schon lange bekannt, dass das Erzählen von Erlebnissen oder das Berichten von Beziehungssituationen (realen oder phantasierten, gewünschten oder gefürchteten) neben einer Mitteilungsfunktion immer auch einen Aufforderungscharakter hat und ein Beziehungsangebot besitzt: Der Zuhörer soll emotionale und inhaltliche Resonanz zeigen; er soll sich mit dem Sprecher solidarisieren; er soll ihm zustimmen oder ihn bedauern; er soll mit ihm lachen oder mit ihm trauern. Was ein Patient berichtet und wie er es tut, enthält somit zugleich auch eine Rollenzuweisung an den Therapeuten. Wenn er diese übernimmt oder zurückweist, entstehen spezifische Szenen. Diese besitzen eine triadische Struktur. Die Rollenzuweisungen und deren Übernahme oder Zurückweisung werden über die früheren und gegenwärtigen Szenen vermittelt, die der Patient im Gespräch evoziert. Um die Analogie des Bühnenmodells noch einmal aufzugreifen: Es existieren eigentlich zwei Bühnen. Auf der ersten lässt der Patient ein früheres oder gegenwärtiges Beziehungsdrama ablaufen. Durch die Art, wie er das macht, weist er aber zugleich sich selbst und dem Therapeuten auf der zweiten, der aktuellen Bühne des therapeutischen Gesprächs, bestimmte Rollen zu. *Anwesend* sind also eigentlich nicht nur der Therapeut und der Patient, sondern auch die jeweils angesprochenen Interaktionspartner des Patienten.

Am folgenden Beispiel aus dem schon bekannten psychoanalytischen Erstgespräch lassen sich diese Überlegungen verdeutlichen. Die abgedruckte Sequenz schließt an die initiale Problemschilderung der Patientin (Beziehung zu Männern, **Beispiel 1/Therapie 1**) an. Sie beginnt damit, dass der Therapeut die Patientin nach einem Beispiel für das von ihr zuvor geschilderte Problem fragt:

Beispiel 3/Therapie 1

T: ja. (4) (.hh) haben Sie (-) möchten Sie mir das vielleicht also (-) vielleicht ein so
Erlebnis: als Beispiel dass ich mir das vorstellen kann? wie das so *ging*? und und
dann Ihre Reaktion.
P: ja also vielleicht das Nachhaltigste also das was mich
T: [hmhm]
P: wirklich geschüttelt hat
T: ja
P: ist jetzt auch bald schon wieder vier Jahre her (.hh) da habe ich äh bin ich aus einer
geschäftlichen Beziehung heraus (.hh) äh mit jemandem den ich *sehr sehr g*ut mochte
plötzlich äh: näher gekommen? und als es aussah als würde ich jetzt da auch noch in seine Familie
eingezogen werden (-) als er mich seinen Kindern
vorstellen wollte (-) da war es plötzlich bei mir Ende.=also ich schlief nicht mehr ich habe
nicht mehr äh ich weiß auch ich konnte einfach nicht mehr *sein* also (hh.) äh ich schwitzte nur
noch und hatte *Krämpfe* und
T: °hmhm°
P: und vor allem fang ich dann an Essen zu stopfen (-)oder? das ist ja auch
T: [hm]
P: so etwas Störendes. ich bin zwar *satt* aber ich muss weiterhin essen (-) oder? (.hh) und das
ging bis zu dem Punkt eine halbe Stunde bevor ich auf den *Zug* musste?
T: =hmhm
P: musste ich anrufen und sagen ich kann nicht kommen. ich kann *nicht*
T: °hmhm°
P: und wusste aber es ist ich habe *eingekauft* und er hat eingekauft und äh Hotelzimmer war
reserviert ich musste *ALLES* SAUSEN LASSEN weil ich *schlicht* nicht in der Lage war um
jetzt auf diesen Zug zu gehen und in das § Talland zu fahren.
T: °hmhm°

Die Patientin erzählt dem Therapeuten, wie sie einen geplanten Besuch bei ihrem Exfreund kurzfristig absagte. Diese frühere Beziehungsepisode wird hier zum Fokus der gemeinsamen Aufmerksamkeit der Patientin und des Therapeuten. In ihrer Erzählung vermittelt die Patientin ein ganz bestimmtes Bild von sich selbst in der damaligen Beziehung zu ihrem Exfreund. Der Therapeut als Zuhörer wird gleichsam zu einem Zuschauer, vor dem die Patientin auf einer imaginären Bühne ein früheres Beziehungsdrama ablaufen lässt.[6]

Die Selbst- und Objektpräsentation der Patientin als Positionierungsakte

Die Patientin präsentiert sich selbst in der Beziehung zum Exfreund auf der imaginären Bühne vor sich und dem Therapeuten. Diese Selbst- und Objektpräsentation geschieht im Gespräch vor allem in Form von Positionierungsakten. Lucius-Hoene und Deppermann (2002, S. 196) definieren Positionierungen als die „Aspekte von Sprachhandlungen, mit denen sich Interaktanten soziale Positionen und situative Identitäten" zuweisen. Eine Position ist laut Harré und Langhover (1999, S. 1) „a complex cluster of generic personal attributes". Sprecher schreiben sich und ihren momentanen bzw. ihren früheren Interaktionspartnern in berichteten oder erzählten Situationen explizit oder implizit Attribute zu und präsentieren sie damit als bestimmte Personen mit persönlichen Eigenschaften und mit Rechten und Pflichten in der jeweiligen (Gesprächs-)Situation. Bei Positionierungsakten handelt es sich um lokale und dynamische Phänomene. Sie zeigen eine momentane und situative Identitätszuweisung, die sich im Verlauf der Interaktion verändern kann. Heuristisch kann man zwischen Selbst- und Fremdpositionierungen unterscheiden, allerdings sind diese relational: Eine Selbstpositionierung impliziert immer auch eine Fremdpositionierung. Die Selbst- und Fremdpositionierungen, die eine Person vornimmt, können vom Adressaten oder Zuhörer anerkannt oder zurückgewiesen werden. Wenn sich im Verlauf der Interaktion stabile Positionen herausbilden, die über einen gewissen Zeitraum nicht verändert werden, dann spricht man von sozialen Rollen.

Im Beispiel nimmt die Patientin eine Selbstpositionierung und eine Fremdpositionierung des Exfreundes vor. (Man könnte die Positionierungsanalyse natürlich auch auf die Kinder des Exfreundes ausweiten, aber der Einfachheit halber beschränkt sich die Argumentation hier auf den zentralen Interaktionspartner der Patientin.) Sich selbst positioniert sie in dieser Episode als eine Person, die hilflos war, die sehr gelitten hat und die über keine anderen Möglichkeiten verfügte, als den geplanten Besuch abzusagen (Z.11–15, 23–26). Den Exfreund positioniert sie zunächst als eine Person, der die Patientin eingeladen hat, für sie vorsorgte („einkaufen") und sie seinen Kindern vorstellen wollte. In der unmittelbaren Fortsetzung dieser Sequenz erweitert und verändert die Patientin die Fremdpositionierung des Freundes dann in folgender Weise:

Beispiel 4/Therapie 1

1 T: [.hh] ja. war diese Angst mit bestimmten
2 *Vorstellungen Gedanken Befürchtungen* verbunden?
3 P: tja (-) also (.hh) vielleicht bis zu einem gewissen Grad am ehesten noch mit dem Gefühl: es
4 gab natürlich vorher auch so kleine Sachen dass er will für mich *denken*. der *denkt* für

6 Zur Dramaturgie von Erzählungen siehe Boothe (2004).

mich und das vertrage ich nicht.
T: hmhm
P: also ich will *einfach* ich will gefragt werden
P: und lauter all diese Sachen miteinander haben dann einfach zu dem Punkt geführt wo ich sagen musste *ich kann nicht* ich kann jetzt nicht auch noch diese Kinder kennen lernen (5) ich wäre *total* vereinnahmt worden; °ich wäre zwar in § Großstadt gesessen und er im §Talland°
T: °°hmhm°°
P: aber ich hätte immer das Gefühl gehabt ich sei Eigentum
T: °°hmhm°°

Der Exfreund wird nun als jemand positioniert, der die Patientin massiv in ihrer Autonomie bedrohte und sie vereinnahmen wollte (Z. 4, 5, 10, 13). Zugleich erweitert sich damit auch ihre Selbstpositionierung: Sie wird nun zum leidenden Opfer, das von Vereinnahmung durch den Freund bedroht war und den Besuch absagen musste, um ihre Autonomie zu schützen.

Die Selbst- und Fremdpositionierung und die Rollenzuweisung an den Therapeuten

Indem die Patientin diese Selbst- und Fremdpositionierung in der erzählten Szene, also auf der *imaginären* Bühne, vornimmt, positioniert sie sich zugleich auf der *realen* Bühne in Beziehung zum Therapeuten und bietet ihm dort ebenfalls eine bestimmte Position an. Sie weist ihm also im Sinne Sandlers (1976) eine Rolle zu und drängt ihn, diese Rolle zu übernehmen.[7] Wie geht dieser Prozess der Positionszuweisung interaktiv vor sich? Sandler (1976, S. 304) war der Ansicht, dass die klassischen psychoanalytischen Konzepte wie Externalisierung oder projektive Identifikation nicht ausreichen, um die „Prozesse dynamischer Interaktion“, die den Rollenzuweisungen zugrunde liegen, zu erklären. Vielmehr handelt es sich seiner Meinung nach hierbei um „ein kompliziertes System des Sendens und Empfangens unbewusster Signale.“ Selbst wenn man von der Annahme einer solchen Kommunikation von Unbewusstem zu Unbewusstem ausgeht, bleibt die Frage, was das Kommunikationsmedium ist, über das die unbewussten Botschaften transportiert werden. Heute kann man mit einer detaillierten, formalen und inhaltlichen Mikroanalyse der Interaktionspraktiken des Therapeuten und des Patienten diesen Prozess der Rollenzuweisung als Abfolge von teils sehr subtilen sprachlichen und nicht-sprachlichen Handlungen weitgehend sichtbar machen (Streeck, 2004, 2002).

Die Erzählweise der Patientin und ihre Selbst- und Fremdpositionierungsakte in der geschilderten Beziehungsepisode enthalten verschiedene rekonstruierbare Implikationen, die als implizite Beziehungsangebote an den Therapeuten wirksam werden, sich in einer bestimmten Weise zu verhalten. Folgende Formulierungsmerkmale fallen besonders auf:

7 Der Rollenbegriff, wie ihn Sandler (1976) und andere Psychoanalytiker verwenden, unterscheidet sich von dem der gesprächsanalytischen Positionierungstheorie. Psychoanalytiker sprechen oft schon von Rollen, wenn nur eine momentane Beziehungskonstellation gemeint ist und nicht nur bei stabilen Konstellationen, die über lange Zeit unverändert bleiben.

1. Eine auffällig häufige Verwendung solcher Modalverben wie „nicht können" oder „müssen", die zum Ausdruck bringen, dass sie in dieser Beziehungssituation über keine Handlungsalternativen verfügte (Bsp. 3: Z. 13, 18, 21, 24).
2. Sie präsentiert sich dem Therapeuten inhaltlich und auf prosodischer Ebene als eine Person, die in dieser Situation enorm gelitten hat.
3. In der zweiten Sequenz klagt sie den Freund als Täter an (Bsp. 4: Z. 4, 10).

Welche Beziehungsangebote und Rollenzuweisungen sind damit verbunden?

1. Aus der Erzählforschung und aus gesprächsanalytischen Studien von Alltagskonversationen ist bekannt, dass der Gebrauch solcher Modalverben verhindert, dass der Zuhörer die ihm präsentierte Sichtweise infrage stellt und Zweifel an der Version des Erzählers äußert (Christmann, 1995).
2. Eine dramatisierende Darstellung eigenen Leidens, wie sie die Patientin hier vornimmt, verleitet den Zuhörer in Alltagsgesprächen zu Empathiebekundungen.
3. Eine Opfergeschichte schließlich, zu der die Episode mit dem Exfreund in der zweiten Sequenz wird, führt in alltäglichen Gesprächssituationen meistens zur Solidarisierung mit dem Opfer und zur gemeinsamen Anklage des Täters (Günther, 1995; Bergmann, 2004).

Die Antwort des Therapeuten auf das Beziehungsangebot der Patientin

Der Therapeut als Zuhörer der erzählten Beziehungsepisode und als Adressat der implizierten Rollenzuweisung ist aufgefordert, sich nun selbst dazu zu verhalten: Welche Antwort gibt er auf die Selbst- und Fremdpositionierung der Patientin in der erzählten Situation und auf ihr implizites Beziehungsangebot? Er könnte darauf eingehen und die Patientin darin bestätigen, dass es richtig war, den Besuch abzusagen. Auf diese Weise könnte er ihre Anklage des Exfreundes übernehmen und die Patientin für ihr Leiden bedauern. Damit würde er wahrscheinlich im Augenblick verständnisvoll wirken. Allerdings würde er damit auch die Selbstpositionierung der Patientin als hilfloses und leidendes Opfer in der Beziehung zu diesem Mann wiederholen und bestätigen. Der Therapeut wäre dann zwar mitfühlend, aber ihre Selbstwahrnehmung bliebe unangetastet.

Eine andere Reaktion bestände darin, die ihm zugewiesene Rolle nicht anzunehmen, sondern sich selbst gegenüber der Patientin anders zu positionieren und damit auch der Patientin hypothetisch eine neue Position in der Beziehung zum Exfreund zuzuweisen. Beispielsweise könnte er infrage stellen, ob die Patientin wirklich nur ein hilfloses und passives Opfer des Exfreundes war, und sie zur Auseinandersetzung mit ihrem aktiven Anteil als Gestalterin dieser Beziehung und zur Suche nach alternativen Verhaltensweisen in ähnlichen Situationen herausfordern. Damit würde er zwar der Selbstpositionierung der Patientin widersprechen, die ihm von ihr zugewiesene Rolle ablehnen und möglicherweise Differenz und Dissens zwischen ihnen entstehen lassen. Andererseits könnte er damit aber die Möglichkeit von Veränderung fokussieren und der Patientin das Potential unterstellen, sich selbst in der Beziehung zu diesem Mann anders zu sehen und neu zu positionieren.

Wie handelt der Therapeut in diesem realen Beispiel? Unmittelbar reagiert er nur mit Hörersignalen, die allerdings in den Momenten deutlich leiser werden, in denen die Patientin ihr Leiden besonders betont (Bsp. 3: Z. 15, 22, 26; Bsp. 4: Z. 12, 14). Auf diese Weise kann er Verständnis und Mitgefühl signalisieren, ohne es explizit verbal zu äußern. Der Therapeut verhält sich also weitgehend neutral gegenüber der Selbstpräsentation der Patientin und ihrem Beziehungsangebot. Diese Form der Neutralität im Sinne des nicht Reagierens ist in psychoanalytischen Erstgesprächen durchaus erwartbar. Aber selbst wenn sich ein Analytiker während der gesamten Therapie weitgehend neutral verhält und keine wertenden Urteile abgibt, wird er irgendwann in vergleichbaren Situationen inhaltliche Antworten geben müssen, die über Hörersignale hinausgehen und die, wie versteckt auch immer, eine Stellungnahme enthalten. In diesem Erstgespräch kommt der Therapeut kurz vor Schluss in folgender Weise auf die geschilderte Beziehungsepisode zurück:

Beispiel 5/ Therapie 1

T: jetzt kam mir vorher die Idee ist es (-) wohl möglich? als Frage jetzt an Sie (-) (.hh) das
dort wo (-) Ihr *Freund* Sie (-) ins § Talland einlud (-) und seinen Kindern vorstellen wollte
(-) dass da *auch* eine Schwierigkeit noch (-) *zusätzliche* Schwierigkeit noch war (-) (.hh)
in eine *Art* (-) *Konkurrenz* einzutreten (-) nämlich zu seiner ehemaligen *Frau*? zu der
Mutter von diesen Kindern? kann man sagen eine Art *imaginäre* Konkurrenz
P: [auf die Idee bin ich noch] gar nie
gekommen das könnte natürlich schon eine Rolle gespielt haben. das könnte eine *große*
Rolle gespielt haben = vor allem da er noch nicht sehr lange geschieden war.

Hier greift der Therapeut die Initialerzählung der Patientin auf. Bei seinem Äußerungstyp handelt es sich um eine in Frageform vorgetragene Deutung, die psychoanalytisch die Funktion einer Probedeutung besitzt, weil sie unmittelbar vor dem Ende der Stunde stattfindet und der erste Äußerungstyp dieser Art ist. Der Therapeut nimmt damit Stellung zur Selbst- und Fremdpositionierung der Patientin in der erzählten Beziehungsepisode. Sie hatte sich in ihrer Erzählung als (schuldloses) Opfer positioniert und den Freund als vereinnahmenden und ihre Autonomie bedrohenden Täter. Gleichzeitig war damit die implizite Aufforderung an den Therapeuten verbunden: „solidarisiere Dich mit mir und verurteile den Täter". Der Therapeut formuliert in seiner Deutung nun eine andere hypothetische Beziehungskonstellation, in der die Patientin aus eigener Angst vor Konkurrenz mit der Exfrau des Freundes den Besuch absagen musste. Damit positioniert er sie auf der imaginären Bühne neu in ihrer Beziehung zum Exfreund. Er verschiebt den Fokus der Aufmerksamkeit von der Schuld des Freundes und ihrer Klage auf die möglichen Motive der Patientin. Dabei positioniert er sie nicht als ein hilfloses und unschuldiges Opfer des Freundes, sondern als Akteurin, die aufgrund ihrer eigenen (unbewussten) Ängste den Besuch absagte. Zugleich positioniert er auch den Exfreund neu. Er erscheint nun nicht mehr als Täter, der beschuldigt und angeklagt werden muss, sondern eher neutral bis positiv als Freund, der sie eingeladen hat und sie mit seiner Familie vertraut machen wollte.

Die Neupositionierung als Zumutung

Der Therapeut identifiziert sich offenbar nicht mit der Patientin in ihrer Selbstpräsentation als passives und hilfloses Opfer, sondern er trägt eine neue Sichtweise an sie heran, indem er ihr eine alternative Fremd- und Selbstpositionierung in der infrage stehenden Beziehungsepisode anbietet. Dadurch kann eine produktive Spannung zwischen ihrer alten und seiner neuen Sichtweise entstehen. Zwar bezieht sich der Therapeut hier auf eine vergangene Episode, dennoch ist seine Intervention auch auf die Zukunft gerichtet, indem sie der Patientin damit die Möglichkeit einer anderen Selbst- und Fremdwahrnehmung in Liebesbeziehungen anbietet.

Auffällig ist, wie vorsichtig der Therapeut seine Deutung formuliert. Sichtbar wird dies an der Verwendung der Frageform, die weniger nachdrücklich wirkt als eine Behauptungsaussage. Zudem kennzeichnet er seine Äußerung als eine *Idee* (Z. 1), die ihm einfach so kam, und als *Möglichkeit* (Z. 1). Inhaltlich betont er, dass er nicht an ihrer Darstellung zweifelt, sondern sie gelten lässt und lediglich etwas ergänzt (Z. 3: „eine zusätzliche Schwierigkeit noch"). In der Art, wie er seine Deutung formuliert, zeigt sich erstens sein Bewusstsein dafür, dass er mit seiner Äußerung die vorausgegangene Selbstpräsentation der Patientin infrage stellt, ihr eine neue, möglicherweise unangenehme Sichtweise zumutet und damit gerade nicht die ihm von ihr zugewiesene Rolle (Solidarisierung und gemeinsame Anklage des Freundes) übernimmt. Zweitens dient seine vorsichtige Ausdrucksweise auch dazu, die Differenz und damit die mögliche Spannung in ihrer gerade erst entstehenden Beziehung so gering wie möglich zu halten.

Therapeutisches Kreditierungshandeln – eine erste Annäherung

Wie der Therapeut in seiner Deutung Stellung zur Selbstpositionierung der Patientin in der Beziehungssituation mit dem Exfreund nimmt, wird als *eine* Form von Kreditierungshandeln konzipiert: Der Therapeut nimmt eine Neupositionierung der Patientin in der aktuell thematisierten Beziehungsepisode vor und positioniert sich damit zugleich in einer bestimmten Weise ihr gegenüber. Er richtet die Aufmerksamkeit im Gespräch auf die Aktivität der Patientin und mutet ihr zu, sich mit ihrer Rolle in der Beziehung zum Exfreund und mit ihrem eigenen Anteil am Zustandekommen der Besuchsabsage auseinanderzusetzen. Der Therapeut gibt ihr den Kredit, zu diesem Perspektivenwechsel und zur Selbstwahrnehmung als Akteurin fähig zu sein sei. Er erwartet von ihr, sich mit dieser neuen Sichtweise auseinanderzusetzen, anstatt sie zu schonen und sie in ihrer Selbstpräsentation als hilfloses Opfer des vereinnahmenden Freundes zu bestätigen.

In einer ersten Annäherung an eine Definition therapeutischen Kreditierungshandelns kann man an dieser Stelle festhalten: Es besteht in einer Herausforderung zu einer möglichen Bewegung eines Patienten im Sinne einer Neupositionierung in einer aktuellen oder aktualisierten (Beziehungs-)Situation, die der Patient selbst im Augenblick noch nicht für möglich hält und die ihm zu große Angst bereitet. Die neue Position wird dem Patienten zugemutet und das Potential zu diesem Entwicklungsschritt wird ihm unterstellt.

4.2.2 Die Anerkennung des eigenen Akteurstatus

Wie die Patientin in diesem Erstgespräch die Beziehungssituation mit dem Exfreund schildert und wie sie sich dabei als Opfer präsentiert, ist alles andere als ungewöhnlich. Im Gegenteil: Sehr viele Patienten können gerade zu Beginn einer Behandlung ihre eigene Aktivität beim Zustandekommen einer Beziehungssituation nicht wahrnehmen, sondern sehen die Ursachen allein im Verhalten ihrer Interaktionpartner. Sie sind nicht in der Lage, ihren Akteurstatus zu erkennen. Die Bezeichnung Akteurstatus meint die Fähigkeit und Bereitschaft, sich selbst als aktiven und motivierten (Mit-)Gestalter seiner sozialen Beziehungen zu sehen. Das hat zwei Gründe. Zum einen hängt es mit der üblichen Kausalerklärung psychischer Krankheiten durch ein einfaches Auslöser-Reaktionsmodell zusammen: Die Schuld am eigenen Leiden wird genetischen Faktoren, dem Ärger mit einem Mitarbeiter, dem Verlust einer Beziehung oder ähnlichem zugeschrieben. In solchen Erklärungsversuchen kommt der Patient selbst als handelndes Subjekt meistens nicht vor. Es ist eine Leistung der Psychoanalyse, darauf aufmerksam gemacht zu haben und zu betonen, dass der Mensch „nicht nur ein durch äußere Zwänge und Umstände Verführter und kausal Reagierender (ist, B. G.), sondern auch ein aktiv handelnder, ein intentionaler Akteur" (Mertens, 1993b, S. 96).

Psychotherapiepatienten erkennen sich aber nicht nur wegen ihrer subjektiven Krankheitstheorien oft nicht als intentionale Akteure. Diese Verkennung ist selbst Ausdruck ihres psychischen Leidens, jedenfalls wenn man von einem psychoanalytischen Konfliktmodell ausgeht. In dieser Sicht entsteht neurotisches Leiden, wenn das Kind eigene triebhafte Wünsche und Handlungsimpulse abwehren musste, weil die Vorstellung ihrer Realisierung die lebenswichtige Beziehung zu den primären Bezugspersonen in unerträglich beängstigender Weise gefährden würde. Die daraus resultierende Abwehr eigener Wünsche und Impulse hat aber zur Folge, „dass das Subjekt fortan nicht mehr wollen kann, was es einmal verdrängt hat" (Flader, 1995, S. 236). Um die Beziehung zu den Bezugspersonen jedenfalls in der Vorstellung zu retten, schränkt sich das Kind als wünschender und handelnder Akteur ein. Dies führt später dazu, dass die Selbstwahrnehmung von Patienten bezüglich ihrer Aktivität in gegenwärtigen und vergangenen Beziehungen oft in bestimmter Weise verzerrt ist: Sie sehen ihren eigenen Anteil an der Beziehungsgestaltung nicht, weil ihre Handlungsmotive abgewehrt und ihnen damit nicht zugänglich sind. Deshalb kommt es zu einer Selbstwahrnehmung als passives Opfer der Handlungen anderer, verbunden mit der Klage über deren Verhalten.

Eine psychoanalytische Therapie verfolgt darum auch das Ziel, dem Patienten die eigenen Wünsche und Ängste bewusst zu machen und ihm die Absichtlichkeit seines Handelns aufzuzeigen, damit er sich (wieder) als Akteur erkennen und seine Beziehungen selbstverantwortlich gestalten kann (Mertens, 1993b, S. 96; Eagle, 1984). Auch wenn umstritten ist, wie weit dies zu erreichen ist und beispielsweise Laplanche (1999) infrage stellt, ob ein Patient in der Analyse seine ursprünglichen Intentionen wieder entdecken kann, gilt es im Allgemeinen doch als ein Ziel der Analyse: Eine Bewegung weg von einer Selbstwahrnehmung als passives Opfer hin zur Erkenntnis der eigenen Intentionalität und der Anerkennung des eigenen Akteurstatus ist ein Zeichen eines erfolgreichen therapeutischen Prozesses (Lear, 1999; Mertens 1993b, S. 97).

Die Herausforderung der Patientin zur Anerkennung ihres Akteurstatus

In dem bisher betrachteten Erstgespräch präsentiert die Patientin sich nicht als Akteurin, die zum Entstehen der Situation der Besuchsabsage etwas beigetragen hat. Die Anerkennung des eigenen Akteurstatus kann für die Patientin hier daher zunächst heißen: sich mit eigenen Wünschen und Ängsten zu beschäftigen, die sie dazu bewegten, sich in dieser Beziehungssituation in der bestimmten Weise zu verhalten und den geplanten Besuch abzusagen. In diesem Falle könnte sie sich selbst als intentionales und Handlungen initiierendes Subjekt wahrnehmen und nicht mehr nur als passives Opfer des Freundes. Auf diese Art der Anerkennung ihrer eigenen Motive und Initiative zielt offensichtlich die Deutung des Therapeuten. Sie steht ganz in der Tradition der Psychoanalyse, denn das Bewusstmachen des Unbewussten oder das Rückgängigmachen der Verdrängung, von der Freud (1914a) als den Zielen der Psychoanalyse spricht, bedeuten ja genau das: die Wiederaneignung unerträglicher Wünsche, die Vermehrung von Selbsterkenntnis und damit eine Vergrößerung des eigenen Handlungs- und Phantasiespielraums. Die Patientin selbst sieht sich zunächst nicht als Akteurin in der Beziehung zum Exfreund, möglicherweise sind die Konkurrenzängste zu groß, ihr Eingeständnis zu schmerzhaft oder vor dem Therapeuten zu kränkend. Der Therapeut mutet der Patientin dennoch diese Deutung zu und drückt damit implizit zugleich die Anerkennung aus: „Ich traue Ihnen zu, diese schmerzhafte Besinnung auf die eigenen Motive zu ertragen."

In diesem Zusammenhang geht es nicht darum, ob die Deutung richtig ist oder nicht, das könnte sich erst im Verlauf der Therapie entscheiden (unmittelbar greift die Patientin sie zwar auf, was aber bekanntlich noch kein Kriterium sein muss). Es geht vielmehr um die Herausforderung der Patientin, sich dem eigenen Anteil an der Beziehung zu stellen. Die Intervention des Therapeuten basiert auf einer Unterstellung: Er rechnet mit dem Potential der Patientin, ihre bisherige Selbstpositionierung gegenüber dem Exfreund zu hinterfragen und die Beziehung neu zu sehen. Das kreditierende Element ist also die implizite Beziehungsbotschaft: Der Therapeut traut ihr dies zu und deshalb kann er sie mit dieser Deutung konfrontieren. Er zeigt in seiner Intervention den Kredit, den er der Patientin gibt, ohne ihn explizit zu formulieren. So eröffnet er der Patientin eine Art Möglichkeitsraum. Er sieht in ihr eine motivierte und aktive Person, die sich in der Beziehungsepisode mit dem Exfreund anders positionieren kann. Er mutet damit zugleich der Patientin und sich selber etwas zu, denn er nimmt das Rollenangebot der Patientin, sie zu bedauern und den Freund zu verurteilen, nicht an und riskiert damit Spannungen und Konflikte in der therapeutischen Beziehung.

> Therapeutisches Kreditierungshandeln beinhaltet eine Konfrontation des Patienten mit seinem Akteurstatus. Dies bedeutet immer eine Zumutung und eine Anerkennung.

4.2.3 Die explizite Zuschreibung von Entwicklungspotentialen

Aus der Anerkennung ihres Akteurstatus und der Bereitschaft, sich selbst als intentional Handelnde zu erkennen, resultiert aber noch etwas anderes: Die Patientin merkt nicht nur, wie sie am Zustandekommen dieser Beziehungskonstellation und der Absage des Besuchs beteiligt war, sondern auch, dass es an ihr liegt, sich zukünftig in vergleichbaren Beziehungen mit Männern anders zu verhalten (und nicht etwa nur an den anderen, die weniger vereinnahmend sein müssten). In diesem Fall kann die Patientin beginnen, sich auch als initiatives Handlungssubjekt zu begreifen, das seine Beziehungen selbst neu (mit-)gestalten kann. In dem Erstgespräch fordert der Therapeut die Patientin nicht explizit dazu auf. Diese Form von Kreditierungshandeln soll deshalb anhand eines weiteren Beispiels aus einer späteren Stunde der gleichen Therapie skizziert werden.

Beispiel 6/ Therapie 1

T: mit der Eifersucht, oder? wenn Sie gewissermaßen den den Anspruch nicht zurückweisen
sondern wie selber übernehmen? (3) ist es auch natürlich dann nicht möglich (2) einen
Partner zu finden? in Konkurrenz allenfalls zu treten zu anderen Frauen? (2) weil Sie dann
wie etwas von der Mutter (-) eben gewissermaßen die Stimme der Mutter dann (-)
übernehmen. von dort her dünkt es mich (-) ist die Wut *sehr sehr* berechtigt dass Sie sich
mal *abgrenzen* von dem? (4)
P: hmhm aber äh (-) mh ist ein harter Brocken
T: hmhm
P: also, th ich meine ich finde es gut dass ich ihr das jetzt so gesagt habe? (.hh) äh: dass das
nicht infrage kommt und äh (-) dass ich jetzt etwas organisiere das finde ich (-) das (.hh)
muss ich für *mich* machen.
T: hmhm
P: =auch: ich muss mich einfach auch anfang- (zu) schütz- anfangen (zu) schützen
gegen äh äh die (-), wie soll ich sagen? die: (1) vielleicht zum Teil auch indirekten
Beeinflussungen? und wenn ich es schon: vielleicht nicht nicht äh also im allerersten
Moment habe ich: *fast* sagte ich *fast* zu ihr was ihr dann überhaupt einfalle?
T: hmhm
P: so: mh so einen Gedanken zu haben? so da so einen Anspruch zu haben an mich (-) oder?
(.hh) aber äh (-) so weit bin ich natürlich noch lange noch nicht (lacht) da dass ich ihr das
schon *sagen* kann?
T: hmhm
P: so also
T: aber Sie wiesen äh den Anspruch zurück kommt es dara- auf das kommt es ja an
P: hmhm
T: hmhm
P: hmhm
T: [hmhm]
P: und jetzt muss ich einfach verhindern dass ich irgendwie noch: trotzdem noch etwas äh
zwischendurch läuft
T: =ob Sie der die Mutter (-) den Anspruch hat oder nicht? da können Sie
ja letztlich dann nichts machen? aber dass *Sie Ihre* Reaktion? das ist ja
P: hmhm
T: das ist ja das Wesentliche
P: ja
T: hmhm
P: ja also von dem her bin ich auch wirklich froh darum, oder?
T: [hmhm] [hm] (bejahend)

P: und äh (-) aber noch nicht ganz frei von schlechtem (lachend) Gewissen also (seufzt) weil
es ist irgendwo: einfach auch: zu neu für mich? um mich so zu verhalten? (heisere Stimme)

Der Therapeut und die Patientin sprechen in dieser Sequenz über die Beziehung der Patientin zu ihrer Mutter und eine mögliche Abgrenzung von ihr. Er fokussiert sie als Akteurin ihres Verhältnisses zur Mutter und spricht ihr zuerst die Berechtigung (Z. 5) und später die Fähigkeit zur Abgrenzung zu (Z. 23). Die Patientin greift diese Interventionen zwar auf, präsentiert sich selbst aber als zögerlich, unsicher und betont schließlich, dazu zurzeit noch nicht in der Lage zu sein (Z. 7, 18–22, 38–39).

In dieser Sequenz kann man beobachten, wie der Therapeut und die Patientin in ihren Äußerungen jeweils unterschiedliche Positionierungen der Patientin in der Beziehung zu ihrer Mutter vornehmen. Der Therapeut thematisiert die Möglichkeit und die Notwendigkeit zur Abgrenzung und positioniert die Patientin in seinen Äußerungen als fähige und legitimierte Akteurin, die die Beziehung aktiv verändern kann. Die Patientin hingegen positioniert sich wiederholt als (noch) machtlos und führt dem Therapeuten inhaltlich und auf prosodischer Ebene (Seufzen und heisere Stimme, Z. 38, 39) vor, dass sie sich dazu noch nicht in der Lage sieht. Der Therapeut hält trotzdem daran fest, die Patientin als eine potentiell machtvolle Akteurin anzusprechen, die sich anders und neu gegenüber der Mutter verhalten kann. Die Aufforderung zur Übernahme ihrer eigenen Verantwortung für eine Neupositionierung in der Beziehung zur Mutter geschieht hier explizit, ebenso die Zuschreibung des dazu nötigen Potentials (wenn der Therapeut der Patientin mitteilt, sie habe das zur Abgrenzung nötige Verhalten ja bereits gezeigt [Z. 23: „Sie wiesen den Anspruch zurück darauf kommt es ja an"]).

1. Die Herausforderung eines Patienten zur Anerkennung seines Akteurstatus kann sich auf das Bewusstmachen eigener Intentionen richten, die zur Entstehung einer bestimmten Beziehungskonstellation beitragen. Die Anerkennung des Akteurstatus kann aber auch die Übernahme der Verantwortung für eine Veränderung der Situation (Selbstwahrnehmung als initiatives Handlungssubjekt) beinhalten.
2. Die Unterstellung des dafür nötigen Entwicklungspotentials kann explizit (verbale Formulierung) und implizit (im Zutrauen der neuen Position) oder nur implizit geschehen.

4.2.4 Kreditierung oder Schonung

Es ist zu vermuten, dass das letzte Beispiel eine sehr typische therapeutische Gesprächssituation wiedergibt: ein Ringen um Aufbruch oder Verharren. Der Therapeut fokussiert die Möglichkeiten zur Veränderung, während die Patientin Einwände formuliert, wieso dies noch nicht möglich sein sollte und sie somit noch in der alten Position verharrt. Dennoch beharrt der Therapeut hier auf der Herausforderung der Patientin, sich neu zu positionieren und lässt sich auch durch ihre Zweifel nicht davon abbringen. Gegen ihre Selbstzweifel setzt er sein Zutrauen.

Zwischen der Fremdpositionierung der Patientin durch den Therapeuten und der Position, die sich die Patientin selber in ihrer Beziehung zur Mutter zuweist, besteht eine Spannung. Die Patientin setzt sich zwar zunächst mit der vom Therapeuten in Aussicht gestellten Neupositionierung auseinander, betont aber dann mehr und mehr, dass sie dazu noch nicht fähig ist.

Es stellt sich die Frage, ob und wie lange ein Therapeut eine kreditierende Haltung bewahren kann, wenn ein Patient sich in seiner Selbstpositionierung dauerhaft als überfordert und machtlos präsentiert und den ihm vom Therapeuten zugewiesenen Akteurstatus zurückweist. Es besteht die Gefahr, dass der Therapeut mit der Zeit an dem Potential des Patienten zu zweifeln beginnt und in eine verständnisvolle Schonhaltung verfällt.

Etwas Ähnliches geschieht in diesem Beispiel. Der nächste Ausschnitt zeigt die unmittelbare Fortsetzung des Gesprächs:

Beispiel 7/Therapie 1

40 T: hmhm (6) ich glaube das hat ja doch sehr viel mit der Eifersucht zu tun? (.hh)
41 wie wenn es nicht möglich wäre? dass da: etwas *Drittes* Platz hätte? konkret jetzt
42 ein anderer *Mann?* ein *Freund?* ein *Partner?*
43 P: hmhm
44 T: wie wenn das so etwas *sehr* äh (-) Exklusives also so so äh (-) *Vereinnahmendes*?
45 oder? Da wäre? das alles Dritte
46 P: [hmhm]
47 T: ausschließt
48 P: hmhm
49 T: [ich] denke so ein wenig an die (4) Sachen vom letzten Mal? als Sie
50 das Bild hatten? (-) der Vater ist da (P. hustet) und der würde dann gerade weg
51 (-) wie war das? Das waren glaube ich verschiedene Bild- *nein* das war das Bild
52 der Vater ist da
53 P: hmhm
54 T: und der wird dann gerade weg- äh gerufen? von der Mutter
55 P: [hmhm] (3)
56 T: dann der „Clinch" mit der Mutter? als Sie die Erinnerung haben, mit dem dass
57 Sie sie ausgeschlossen hatten und da mit dem * das wäre die
58 *Dritte* (-) oder?
59 P: hmhm
60 T: der wie sie muss *auseinander (-)* ziehen?
61 P: hmhm
62 T: weil das wie zu *eng* ist? oder?
63 P: [hmhm]
64 T: es ist sehr vereinnahmend dünkt es mich
65 P: *ist es*
66 T: ja ja
67 P: *ist es*
68 T: [ja]
69 P: also es ist
70 T: und da wäre es eben so *wichtig* gewesen (-) oder?= dass der Vater dass etwas
71 der Dritte ist der Vater natürlich in dem Moment? Hätte Drittes und
72 P: [hmhm]
73 T: sein sollen (-) hätte dem etwas entgegensetzen können. dass ist: dass hat auch
74 P: [der konnte das auch nicht]
75 T: °gefehlt°
76 P: °hmhm°

77 T: ja sie war dort wirklich sehr dominierend auch ihm gegenüber
78 P: °ja ja°
79 T: ja
80 P: °*absolut*°
81 T: ja
82 P: *absolut* (7)

Der Therapeut sucht, nachdem die Patientin so deutlich gemacht hatte, dass sie die Beziehung zu ihrer Mutter noch nicht ändern kann, nach Begründungen für ihre Situation. Dabei verschiebt er den Fokus mehr und mehr von der Patientin als Akteurin auf ihre Umwelt und beschreibt die Situation, in die sie durch die Eltern gebracht wurde. Zunächst urteilt der Therapeut allgemein über die Umstände (Z. 64) und schließlich über ihre Mutter (Z. 77). Interessant ist der jeweils unmittelbar nach den Urteilen stattfindende Dialog (fett gedruckt): Die Patientin bestätigt vehement die Aussagen des Therapeuten und es entsteht große Übereinstimmung zwischen ihnen, die mit wechselseitiger Bekräftigung einhergeht (Z. 64 – 69 und 77 – 82). Dabei zielt der Therapeut nun nicht mehr auf eine Neupositionierung der Patientin in Beziehung zu ihrer Mutter. Sie ist nicht länger als Akteurin einer möglichen Abgrenzung angesprochen. Stattdessen klagen sie gemeinsam über ihre damalige Situation und über ihre Eltern, wobei die Patientin aus einer eher passiven Haltung heraus die Urteile des Therapeuten bestätigen kann. Der zeigt Verständnis für die Patientin und reagiert empathisch, indem er ihr mitteilt, dass er versteht, warum die Beziehung zur Mutter für sie so schwierig ist und warum es nicht möglich war, sich deren Dominanz zu entziehen.

Hinsichtlich der Kreditierung der Patientin kann man feststellen: Die Herausforderung zur Veränderung und zur Übernahme ihres Akteurstatus bleibt in diesem Moment auf der Strecke. Damit soll nicht gesagt sein, dass es immer falsch ist, eine solche empathische Haltung einzunehmen und Verständnis für die Situation eines Patienten zu zeigen. Dies kann auch die Beziehung zwischen beiden stärken, was wiederum dem Prozess zugute kommen könnte. Außerdem kann auf diesem Weg das gemeinsame Verständnis für die früheren Objektbeziehungen eines Patienten erweitert werden. Problematisch wird diese Entwicklung der Gesprächssequenz aber dann, wenn es sich hierbei um ein andauerndes Muster handelt, das über den Verlauf der Therapie weitgehend dominant bleibt und in dem ein Patient als Akteur in seinen Beziehungen nicht mehr vorkommt.

An diesem Beispiel sieht man, dass therapeutische Kreditierung aus einem *Aushandlungsprozess* resultiert: Der Therapeut entscheidet nicht einfach willentlich, einem Patienten kreditierend oder diskreditierend zu begegnen, sondern sie verführen sich gegenseitig dazu, sich in einer bestimmten Weise zu einer Selbstpositionierung eines Patienten in einer thematisierten Situation zu verhalten. Sich gegenüber einem Patienten, der sich selbst anhaltend als überfordert und hilflos präsentiert, eine kreditierende Haltung zu bewahren, ist schwierig.

4.2.5 Kreditierung, Differenz und Spannung in der therapeutischen Beziehung

Beim Kreditierungshandeln blickt der Therapeut aus einer eigenen Perspektive auf die vom Patienten geschilderte Beziehungssituation und riskiert, wegen dieser eigenen und neuen Perspektive als unempathisch empfunden zu werden. Damit setzt er sich unter Umständen der Enttäuschung und Anklage des Patienten aus. Folgendes Beispiel aus einem fortgeschrittenen Stadium der gleichen Therapie soll dies illustrieren:

Beispiel 8/ Therapie 1

T: ich denke das sind, Erfahrungen die Ihnen jetzt da, als das mit U. in den Sinn gekommen
ist; () °sagen wie wichtig dass es wäre oder?°
P: °streiten zu können?° oder überhaupt
T: [oder einfach] gerade auch in Beziehungen die eben,
persönlicher sind denke ich. ich denke in anderen (-) ist es schon lange (-) eigentlich ein
Thema und dort denke ich es läuft gut oder?
P: () °klappt es meistens° (zögerlich lachend)
T: hmhm
P: oder?
T: hmhm
P: und wenn es nicht klappt dann war es meistens auch nicht so wichtig (-) dann hat man
nämlich: äh merke ich manchmal auch we- fehlt das Engagement? (-) oder? (6) kann schon
sein? ja, ist gut möglich (-) darum kann ich vielleicht mit Ihnen nicht so streiten?
(5)
T: jaja? (beide lachen) es sieht jetzt gar nicht so schlecht aus
P: [jetzt machen Sie sich aber *wunderbar*] größer
(P lacht, dann T.)
T: wieso ich?
P: wieso nicht *Sie*?
T: hmhm
P: wieso soll dann immer *ich*? (5)
T: was?
P: ja, () die Fragen noch stellen
T: [streiten (lacht)]
P: ja, zum Beispiel
T: ah ja?
P: hmhm
T: genau. ja das stimmt. (-) ich denke (1) das stimmt sogar *sehr* also dass (-) es auch darum
geht: also wenn ich das jetzt würde so auf (-) äh Ihren () Freund zurückmünzen dann
denke ich war er auch jemand °der *überhaupt* nicht auf das eingestiegen ist?°
P: *nein*
T: =also der hat sich ja dann nachher nicht mehr (-) um Sie; (-) Sie gefragt oder er ist auch
nicht wütend geworden oder äh hat gesagt verdammt nochmal jetzt habe ich doch alles
vorbereitet jetzt kommst du nicht jetzt komm aber und, da hätte man doch noch sich
auseinandersetzen können=was ist da los und so (-) *ja klar*
P: [sicher ja] = oder wenigstens nachher
nachfragen können, sag einmal wer hat dich auch; von allen
T: [jaja und Sie da nicht einfach so]
P: von allen Affen gebissen meine Kinder erwarten *dich*
T: ja oder *ich*? ja also
P: [also] wenn er schon nicht selber
T: ja also das wäre etwas schwach aber immerhin (lacht)

43 P: [also ja]
44 T: aber immerhin, ein Ansatzpunkt *jaja* nein das war schon das schwach

Der Therapeut versucht zu Beginn dieser Sequenz die Fähigkeit der Patientin, sich in persönlichen Beziehungen streiten zu können, als gemeinsamen Fokus zu etablieren (Z. 1–6). Die Patientin stellt daraufhin zunächst einen Bezug zur momentanen Situation in der Therapie her, weigert sich dann, ihren Akteurstatus (ihre Verantwortung für einen Streit) zu thematisieren, und weist ihn mit den Worten zurück: „Wieso soll denn immer ich?“ (Z. 21). Diese empörende Zurückweisung der Thematisierung ihrer eigenen Initiative, die hier zugleich ein Vorwurf an den Therapeuten ist, hat zur Folge, dass der Therapeut nicht noch einmal versucht, die Patientin als potentielle Akteurin in einem Streit anzusprechen. Stattdessen verschiebt er die Aufmerksamkeitsausrichtung auf den Exfreund der Patientin, der keinen Streit ermöglicht habe (ab Z. 28). Der Therapeut und die Patientin beziehen dann eine übereinstimmende Position und empören sich gemeinsam über ihren Exfreund. Eine zunächst noch kreditierende Haltung des Therapeuten, die sich in der Thematisierung ihres eigenen Streitpotentials zeigte, weicht zunehmend einer schonenden Haltung, die in eine Solidarisierung mit der Patientin als Opfer des *unfähigen* Exfreundes mündet.

Die gemeinsame Beschuldigung des Exfreundes führt zu großer Übereinstimmung zwischen dem Therapeuten und der Patientin und besitzt offenbar eine verbindende Wirkung. Im Vergleich dazu war die Interaktion zu Beginn der Sequenz, als der Therapeut die Verantwortung der Patientin für Auseinandersetzungen ansprach, deutlich gespannter und konfliktreicher. Man sieht hier, wie Kreditierungshandeln Dissens in der Beziehung zum Patienten auslösen kann, weil sie dessen Selbstpositionierung und Selbstpräsentation infrage stellt. Nur so kann aber eine produktive Spannung und Divergenz entstehen, die eine Veränderungsbewegung und Neupositionierung eines Patienten ermöglicht.

1. Therapeutisches Kreditierungshandeln setzt Konfliktfähigkeit und die Bereitschaft, sich als ein zutrauendes und erwartungsvolles Gegenüber zur Verfügung zu stellen, das etwas vom Patienten fordert und die eigene Perspektive vertritt, voraus.
2. Damit stellt sich der Therapeut auch der möglichen Enttäuschung des Patienten, in diesem Moment als unempathisch wahrgenommen zu werden.
3. Dies ist dann am schwersten, wenn die Enttäuschung und der Ärger über den Therapeuten direkt in der Beziehung ausgedrückt werden.

4.2.6 Kreditierung der Aktivität eines Patienten in der Psychotherapie: die Fähigkeit zur Selbstartikulation

Kreditierungshandeln ist als eine triadische Positionierungsaktivität des Therapeuten in einer aktuellen Gesprächssituation konzipiert. In den bisherigen Beispielen war das Dritte eine zuvor von der Patientin thematisierte Beziehungssituation außerhalb der Therapie. Das Dritte kann aber auch innerhalb des Therapiegesprächs liegen, beispielsweise die Aufgabe eines Patienten, ein Thema zu wählen und sich selbst zu artikulieren. Kreditierung betrifft dann nicht die Selbst- und Fremdpositionierung in einer vergangenen oder gegenwärtigen Situation außerhalb der Therapie, sondern die therapeutische Situation selbst. Das folgende Beispiel dazu stammt aus der Anfangsphase einer hochfrequenten psychoanalytischen Therapie im liegenden Setting und zeigt einen Stundenbeginn:

Beispiel 1/Therapie 2

T: (nach einer Schweigephase) es ist schwierig anzufangen.
P: ja, heute ist sehr schwierig. (lacht)
T: ja, ja=
P: heute ist es schwierig – ich bin (2) ich weiß auch nicht, so richtig (1) (lacht)
T: hmhm
P: ich hatte Schultag, und und; eh (lacht) –
T: hatten Sie gestern noch keine Schule.
P: nein= ich hab am Mittwoch ja frei=
T: hmhm
P: und da war ich da noch nicht drin in dem Sinn. – ich eh ich weiß (1) nicht wo ich anfangen soll.
T: hmhm
P: das ist also eh, tausend Dinge und und= überhaupt kein Endchen (2). (stöhnt) –
T: ja= dem keine; tausend Dinge= die Ihnen aber unwichtig, nicht wichtig genug sind oder wo Sie;
P: ja die sind alle so unter= unter so Glocke
T: hmhm
P: heute! ich weiß nicht (1), ich hab vorher eh ne Tablette genommen wegen atmen und dann bin ich (lacht) so noch ein bißchen eh: abgetreten, ich weiß! nicht.
T: wegen des Atmens? ich ich hab vergessen haben Sie eh Atemstörungen?
P: ja ich;
T: manchmal Schwierigkeiten?
P: ja, ja das hab ich beim Wetterumschlag behaupte ich!
T: ja= und und zwar wie welcher Art?
P: ich komm nicht durch, ich krieg eben keine Luft.
T: hmhm
P: bei Hochdruck und bei sehr schönem Wetter ist es so genau wie bei starkem Regenwetter, oder (3) ich behaupte, es kommt rein vom vom Wetter und; ich hatte mal als Kind eine Bronchitis und da meinte der Hausarzt es würde was zurückbleiben, aber das trat dann sehr! viel später auf diese Atemstörungen, und andere sagen natürlich, das sei reine Einbildung ich weiß auch nicht, und ich nehm dann manchmal was aber wenig und durchaus nicht immer. und das macht dann so ein bißchen müde und entspannt auch natürlich. (7) zu einem Thema von gestern möcht ich= irgendwie nimmer weitermachen das das ist so, ich weiß nicht ich; erstens ein permanentes Thema= und dann, das ist praktisch mein Vater, der hier verhandelt wird, das ist auch so ne Sache.
T: ja nun=
P: /
T: das ist aber ein Permanentes= also Wichtiges und eh= es hat wohl dann eher damit zu tun dass Sie meinen Sie möchten lieber darüber= eh da nicht dran fortsetzen weil das über Ihren Vater geht, oder?
P: auch!
T: hmhm
P: und ich bin es irgendwann auch mal so furchtbar leid! hm=

T: Sie haben das Gefühl dann es= Sie können daran nichts ändern oder wie?
P: ja des auf gar keinen Fall. also des Gefühl hab ich ganz stark
T: hmhm
P: und meine Mutter hat heut nen Brief geschrieben und= bei der Abfahrt wieder so ein Durcheinander war und; sie meint eben auch dass mein Vater wohl wisse dass er eben, mit der Anlage sich und natürlich auch uns Schwierigkeiten macht. es ist es ist irgendwie auch so so! unergiebig! ich mein, ich persönlich hätt natürlich gern= eine gewisse Distanz.
T: ja Sie würden doch gerne, freier werden nicht?
P: ja: wirklich in Distanz, (2) gewisse Wurschtigkeit, mich regt das immer so maßlos! auf wenn ich also drei Tage und dann ist es aber radikal aus, dann regt mich alles: auf was was er sagt oder was er nicht sagt und= ich kann einfach nicht gelassen! ihm gegenüber sein. überhaupt nicht. ich bin dann auch schnippisch! und so richtig; obwohl ich, obwohl er mir manchmal wirklich Leid tut. Und ich denke um Gotteswillen was kann er jetzt noch ändern

Der Ausschnitt zeigt den Beginn der Analysestunde. Nach einer längeren Schweigephase sagt der Therapeut: „Es ist schwierig anzufangen“ (Z. 1). Er reagiert darauf, dass die Patientin nicht anfängt, etwas zu sagen (wie in der Analyse von ihr erwartet wird). Damit verbalisiert er die psychische Situation, von der er annimmt, dass die Patientin sie erlebt. In der kurzen Sequenz zwischen Zeile 1 und Zeile 6 wird dann verhandelt, wer in die Sprecherposition gedrängt wird und etwas sagen muss und wer zuhören kann. Dem Therapeuten gelingt es, nach seiner Feststellung wieder in die Position des Zuhörers zu kommen. Auf diese Weise kann er Verständnis für die Situation der Patientin signalisieren, ohne ihr die Aufgabe abzunehmen, selbst ein Thema zu suchen. Dieses Verhalten des Therapeuten lässt sich als eine Form von Kreditierungshandeln verstehen: Er mutet der Patientin zu, selbst ein Thema zu wählen und traut ihr damit zu, die Anfangschwierigkeiten zu überwinden und sich selbst auszudrücken.

Die Patientin positioniert sich in der ersten Sequenz (Z. 1–6) als Person, die große Mühe hat, ein Thema zu finden und etwas zu sagen. Sie versucht zunächst, den Therapeuten dazu zu bringen, an ihrer Stelle etwas zu sagen. Der Therapeut lehnt dieses Beziehungsangebot ab und erhält die Erwartung an die Patientin aufrecht, selbst etwas zu sagen. Er mutet ihr zu, aktiv zu werden und ein Thema zu initiieren. Anders als im vorherigen Beispiel, als es um die Fremd- und Selbstpositionierung in der erzählten Beziehungsepisode ging, dreht es sich hier darum, die Verantwortung zu übernehmen, sich und dem Therapeuten überhaupt etwas über sich mitzuteilen und beispielsweise eine Beziehungssituation, die sie ändern will, anzusprechen.

Im weiteren Gesprächsverlauf initiiert die Patientin dann zwar Themen (Z. 6–33) wie die Schule und ihre Atemprobleme, weist dabei aber wiederholt daraufhin, wie schwer es ihr fällt, etwas zu sagen (Z. 10, 11, 13, 16). Die Themenwahl hat deutlich den Charakter von Ausweichmanövern, durch die der Therapeut in ein Gespräch verwickelt werden soll (etwa in Z. 6, wenn die Patientin, nachdem sie das Thema Schultag eingeleitet hat, abbricht und den Therapeuten so zum Nachfragen verleitet). Dafür spricht auch, dass die Patientin die Themen selbst schnell wieder beendet. Der Therapeut unterstützt die ersten thematischen Initiativen der Patientin durch seine Nachfragen, er nimmt ihr aber nicht die Aufgabe ab, ein Thema zu bestimmen (in Z. 33, nachdem die Patientin etwas zur Tablettenwirkung gesagt hat, entsteht eine sieben Sekunden dauernde Pause ohne dass der Therapeut das Wort ergreift).

Schließlich beginnt die Patientin ein anderes – aber offenbar schon bekanntes – Thema („von gestern“, Z. 34), teilt aber dem Therapeuten zugleich mit, dass sie darüber nicht sprechen will. Indem sie das Thema anspricht, beginnt sie damit, auf der imaginären Bühne vor sich und dem Therapeuten die Personen und situativen Kulissen aufzubauen, die offenbar schon in der letzten Stunde Thema waren. Sie lässt diese anwesend sein und wendet sich zugleich wieder davon ab. Die Mitteilung an den Therapeuten lautet: „Diese Beziehungssituation möchte ich nicht anschauen und besprechen.“[8] Allerdings bleibt die Erklärung, die sie dem Therapeuten dafür anbietet, etwas unbestimmt. Der wiederum hält sich nicht an die Aufforderung der Patientin, über dieses Thema nicht zu sprechen, sondern arbeitet aktiv daran, es zum Fokus werden zu lassen. Gegen ihre Ankündigung, das Thema gleich zu beenden und trotz ihrer Tendenz, sich vage und unbestimmt auszudrücken (Z. 36), fokussiert der Therapeut anschließend in seinen Äußerungen deutlich auf die Patientin als Akteurin: er spricht ihre Motive und Gefühle an, die sie dazu veranlassen könnten, das Thema wieder beenden zu wollen (Z. 39–41) und er bleibt bei dem Thema, auch wenn die Patientin beginnt, es zu wechseln (Z. 45). Schließlich formuliert er eine mögliche Neupositionierung der Patientin in der Beziehung zum Vater („ja sie würden doch gerne (-) freier werden, nicht“, Z. 53).

Der Therapeut holt die Personen (sie und den Vater), die die Patientin schon wieder von der imaginären Bühne verschwinden lassen wollte, zurück und fordert sie auf, sich mit ihrer Beziehung zum Vater auseinanderzusetzen. Er arbeitet damit an einer doppelten Neupositionierung der Patientin: zuerst daran, dass sie überhaupt beginnt, diese Beziehung zu betrachten, anstatt sich abzuwenden, und außerdem an einem möglichen neuen Verhältnis zum Vater. Eindrücklich ist, wie er dabei die Patientin stets betont als Subjekt von Gefühlen und Handlungen anspricht („sie meinen...“, „sie möchten lieber...“, „sie haben das Gefühl“, „sie möchten freier werden“). Der Therapeut fordert hier von der Patientin, sich mit einem Thema zu beschäftigen, über das sie jedenfalls vordergründig nicht sprechen möchte. Er unterstellt ihr erstens, dass es sich um ein bedeutungsvolles Thema handelt und zweitens, dass es ihr möglich sein wird, dies zu schaffen. Er erwartet von ihr, ein Thema zu finden und sich auszudrücken und er spiegelt ihr dabei zugleich ihre innere Befindlichkeit. Er wird zu einem Gegenüber, das sie gegen ihr Zögern herausfordert, sich mit ihrer Beziehung zum Vater auseinanderzusetzen und sich als Akteurin zu erkennen (die sich vom Thema abwendet und die die Beziehung anders gestalten will).

Die Äußerungen des Therapeuten in dieser Sequenz kann man je nach Perspektive gesprächsanalytisch als Reformulierungen oder psychoanalytisch als Spiegelungen bezeichnen. Gleichzeitig erfüllen sie aber hier auch eine kreditierende Funktion, denn ihre Beziehungsbotschaft lautet nicht nur „ich verstehe dich und zeige dir, dass ich dich verstehe“, sondern auch „ich erwarte, dass du erkennst, was dich veranlasst, nicht über dieses Thema sprechen zu wollen und ich glaube daran und erwarte, dass du dich dem Thema stellen und die Beziehung zum Vater verändern kannst.“

8 Selbst wenn man diese Situation psychoanalytisch als Verneinung interpretiert und deshalb annimmt, dass die Patientin sehr wohl darüber sprechen will, muss der Therapeut auf ihre explizite Ankündigung reagieren.

Das Beispiel des wartenden Therapeuten wurde vor allem deshalb gewählt, weil an ihm deutlich wird, dass Kreditierung nicht immer ein aktives Handeln bedeutet wie eine aktive verbale Herauforderung zu einer Veränderung oder eine Deutung. Das Warten auf die Aktivität des Patienten kann ebenfalls eine kreditierende Beziehungsbotschaft enthalten. Diese Form der Entwicklungsförderung durch Nichthandeln hält Bollas (1997, S. 248) für ein wichtiges Element des analytischen Prozesses. Er weist auf die Gefahr hin, dass ein Analytiker, der zu aktiv versucht, die inneren Erfahrungen seines Patienten in Worte zu fassen, „in kaum merklicher Weise das Erzeugen neuer Objekte" verhindert. Durch ein aufnahmebereites und geduldiges Erwarten hingegen kann der Therapeut den Patienten darin unterstützen, in sich selbst Empfindungen und Gedanken zu evozieren. Der Therapeut vertraut dabei auf die unbewusste Kreativität des Patienten (Bollas, 2000).

1. Der Therapeut kann den Patienten nicht nur in Bezug auf Situationen außerhalb der Therapie kreditieren, sondern auch in Bezug auf sein Verhalten in der Stunde und gegenüber dem Therapeuten.
2. Kreditierungshandeln kann auch im passiven Warten bestehen, das dem Patienten die Themenwahl und die Selbstartikulation zumutet.

4.2.7 Der Therapeut macht die Arbeit: Entlastung und Passivität des Patienten

Als Kontrast folgt nun ein Beispiel, in dem sich der Therapeut in einer vergleichbaren Situation anders verhält. Die Sequenz aus einer Sitzung der anderen bereits bekannten psychoanalytischen Therapie startet mit einer ähnlichen Ausgangssituation:

Beispiel 9/Therapie 1

P: (.hh) ja ja hmhm, ja ja eigentlich möchte ich von etwas ganz anderem reden
T: hmhm
P: von dem was wir da am Montag hatten
T: hmhm °wovon?°
P: mit dem der der (3) der Widerspruch (2)zwischen (3) ja °wie haben Sie jetzt das?
Sie bezeichneten es als Bombe° (.hh) das ist mir dann noch so geblieben äh (-) mit
der: (-) einerseits wie ich Männer betrachte und andererseits wie ich mit ihnen
umgehe (-) ich weiß nicht ob ich es auf die richtige in die richtige
T: hmhm
P: Kürzung (6) also der mit dem Anpassen auf eine Art und auf eine Art (seufzt) (6)
wie soll ich dem sagen?
T: hmhm
P: äh (7) außer Acht lassen (Rutschen) (-) ich weiß nicht mehr äh ob ob ich es
wirklich so auf auf richtig auf den Nenner bringe (-) können Sie sich vielleicht
besser erinnern? (8)
T: hmhm (.hh) wir sind ja ja ja ich kann mich erinnern dass wir wie auf einen
Widerspruch äh stießen am Schluss dass da so etwas
P: [hmhm]
T: sich wie entgegen steht in Ihrer (1) Reaktion = Handlungsweise gegenüber

20 Männern (8) ist ist Ihnen denn da noch etwas in den Sinn gekommen oder was was
21 hat Sie denn da
22 P: [nein nein es hatte] einfach wie einen Widerhaken drin
23 T: einen Widerhaken?
24 P: hmhm also es war einfach (.hh) äh: (2) also der mir ist eigentlich vor allem die
25 Inkonsequenz steckengeblieben glaube ich (2)
26 T: hmhm
27 P: die drin liegt (-) oder die Unlogik oder °wie man dem sagen will° (6)
28 T: (.hh) hmhm (hustet) also dass einerseits die Männer wie nicht so existent sind?
29 P: hmhm
30 T: wir kamen ja drauf von der (4) wie sind wir von dort hergekommen? ich glaube
31 wegen dem der fehlende Chef? war das das? oder? (7)
32 P: °ich weiß es nicht mehr°
33 T: =ja (17) also die die man nicht so ernst nimmt die die
34 vielleicht gar nicht so richtig vorhanden sind auf der einen Seite vielleicht sogar
35 verachtet (2) wegen ihrer
36 P: [hm]
37 T: Schwäche kann man das so sagen = und auf der anderen Seite sich auf eine Art
38 sehr anpasst (3) und sich dazu gerade der Schwäche anpasst (5) ich glaube etwas
39 Wichtiges war ja Sie
40 P: [(seufzt)]
41 T: sagten wie im Grunde genommen hat ja (-) mussten Sie wie die Schwäche des
42 Vaters ausgleichen ganz konkret die Hörschwäche des Vaters mussten
43 P: hmhm
44 T: Sie ausgleichen durchs Schauen
45 P: hmhm
46 T: und durchs Berühren und durch so so reden und so deutlich deutlich reden und so
47 weiter (-)und ich glaube man kann es durchaus auch äh verallgemeinern (-) es ging
48 nicht nur ums Hören er hatte auch sonst schwache Seiten oder? und Sie
49 versuchten das wie auszugleichen das heißt ihm auch der=und dazu auf auf eine
50 Art dass er es gar nicht merkte womöglich oder?
51 P: hmhm
52 P: hmhm (bestätigend)
54 (22)
55 T: ist es nicht so ich glaube Sie wollten am die letzte Stunde nichts davon wissen
56 (lacht leicht) aber es kommt mir jetzt
57 P: [wovon]
58 T: aber aber es kommt mir jetzt wieder in den Sinn (lacht)
59 P: gut
60 T: dass da eine große Enttäuschung ist äh (-) über über den Mann der so schwach ist
61 und der sich so wenig zeigt oder deutlich macht (-) der so schwach ist (12) also ich
62 denke eine Enttäuschung die dann auf eine Art erklären würde warum dass Sie
63 dann auch irgendwie (1) ja ich sage mal das Negative das nicht nicht nicht
64 beachten oder nicht (-) oder vielleicht sogar verachten nicht richtig ernst nehmen
65 (1) weil Sie irgendwo dann das Gefühl haben das ist doch eigentlich eine schwache
66 Nummer (3) was der da bietet und gleichzeitig treibt Sie etwas in Ihnen dem, Be-
67 treffenden selbst das nicht so deutlich zu zeigen sondern das eher ein bisschen zu
68 verdecken (-) dem das Gefühl zu geben der sei gar nicht so schwach (19) habe ich
69 da das Richtige getroffen oder was denken Sie? geht es Ihnen um das?
71 [(P. seufzt)]
72 (5)
73 P: (.hh) ich weiß es noch nicht
74 T: hmhm
75 P: ich weiß es noch nicht

Die Patientin eröffnet dem Therapeuten am Anfang, dass sie über ein anderes Thema sprechen will. Sie hat dann aber offenkundig Mühe, dieses zu präzisieren. Zunächst verweist sie darauf, dass sie über das Thema bereits gesprochen haben. Indem sie dem Therapeuten eine Zeitangabe mitteilt (Z. 3, „am Montag"), ermöglicht sie ihm eine erste Orientierung. Sie spricht anschließend nicht unmittelbar weiter, wodurch sie den Therapeuten veranlasst, nachzufragen. Ihre folgende Ausführung ist stockend und von vielen Pausen unterbrochen. Sie überlegt laut, was der Therapeut das letzte Mal gesagt hatte und teilt ihm mit, dass sie unsicher ist, ob sie das ausdrückt, was sie sagen will (Z. 8, „die richtige in die richtige"). Ihre Mühe wird auch in den Pausen, in der an sich selbst gerichteten Frage „wie soll ich dem sagen?"(Z. 11) und einem begleitenden Seufzen deutlich. In Zeile 15 schließlich endet ihr Stammeln in der Frage an den Therapeuten, ob er sich besser erinnern kann.

Nach einer Pause teilt der Therapeut kurz seine Erinnerung mit. Dann fragt er sie, ob ihr dazu noch etwas in den Sinn gekommen ist (Z. 16–20). Damit gibt er die Aufforderung an sie zurück, zu formulieren, worüber sie sprechen will. Die Patientin hat weiterhin Mühe, sich klar auszudrücken. Ihre erste Erwiderung („einen Widerhaken drin", Z. 22) ist offensichtlich für den Therapeuten unverständlich, denn er reformuliert den von ihr verwendeten Begriff in Form einer Verständnisfrage. Auch danach kann sie sich nicht klar und eindeutig ausdrücken. Sie setzt zunächst zweimal an („also es war einfach (.hh) äh: (2) also der mir ist", Z. 24), verbalisiert dann ihre Unsicherheit („glaube ich") und nach einer Pause wiederholt sich eine ähnliche Form der unsicheren und unbestimmten Rede, die mit den leisen Worten „°wie man dem sagen will°" (Z. 27) endet.

Rekapituliert man den bisherigen Verlauf der Sequenz, dann fällt auf, dass die Patientin das Thema Beziehung zu Männern zwar eröffnet, auch vage darauf hinweist, dass sie schon darüber gesprochen haben und sie nochmals darauf zurückkommen will, sich gleichzeitig aber als unfähig präsentiert, zu sagen, worüber sie sprechen will und den Therapeuten um Hilfe bittet.

Ihr Verhalten verfehlt seine Wirkung nicht. Jetzt beginnt er für die Patientin zu arbeiten und versucht zu rekapitulieren, worüber sie gesprochen hatten. Er formuliert seine Äußerungen als Fragen und ermöglicht ihr so, dem Gesagten zuzustimmen oder es abzulehnen (Z. 30–31). Dieser erste Versuch des Therapeuten scheitert: Nach einer Pause sagt die Patientin nur leise, dass sie sich nicht mehr erinnert (Z. 32). Sie befindet sich jetzt in der Position, die Vorschläge des Therapeuten annehmen oder ablehnen zu können. Folgerichtig fährt der Therapeut nach ihrer unentschiedenen Äußerung fort, zu formulieren, worüber sie gesprochen haben. Die Patientin bleibt dabei passiv und gibt auf Fragen oder Aussagen des Therapeuten jeweils nur Hörersignale von sich. Sie gibt ihm nicht zu verstehen, ob er mit seinen Äußerungen erfasst hat, was sie sagen wollte. Die lange Pause in Zeile 54 zeigt, dass der Therapeut seinen Redezug nun als abgeschlossen ansieht und darauf wartet, dass die Patientin einen Kommentar dazu abgibt, der aber ausbleibt. Die Pause fasst der Therapeut offenbar so auf, als habe er nicht das getroffen, was die Patientin meint, denn er bemüht sich weiter und unternimmt einen dritten Versuch, zu vergegenwärtigen, worüber sie in der letzten Stunde gesprochen haben (Z. 55). Zunächst teilt er ihr mit, er wisse, dass er das, was er nun thematisieren wird, bereits in der letzten Stunde eingebracht hat, es aber nicht von ihr aufgenommen wurde (Z. 55–58). Begleitet wird seine Äußerung von einem Lachen, das darauf hindeutet, dass sich der Therapeut im Klaren darüber ist, auf einem Thema zu insistieren, das die Patientin nicht aufgegriffen hat und dass dies potentiell konflikthaft sein kann. Das Lachen kann dazu dienen, die Situation zu entschärfen. Inhaltlich artikuliert der Therapeut beim Versuch der Rekapitulation stellvertretend für die Patientin ihre Gefühle („das da eine große Enttäuschung ist“, Z. 60; „weil sie irgendwo dann das Gefühl haben“, Z. 65) und behält im Grunde den Fokus seines letzten Rekapitulationsversuchs bei, nämlich die Schwäche der Männer und wie die Patientin darauf reagiert. Zum Abschluss fragt er sie, ob er richtig erfasst habe, worum es ihr geht (Z. 68–69). Diese direkte und explizite Frage lässt der Patientin nun nicht mehr die Möglichkeit, schweigend abzuwarten und in der Position der Zuhörerin zu verharren. Zunächst ist als Antwort ein Seufzen zu hören (Z. 71) und erst nach einer Pause sagt sie, dass sie es noch nicht wisse (Z. 73, Z. 75). Sie wiederholt ihre Äußerung und fügt nichts hinzu.

Dieses Beispiel beginnt damit, dass die Patientin ein neues Thema ankündigt. Es bereitet ihr dann offensichtlich Mühe, dies genauer zu bestimmen. Ihr Beziehungsangebot an den Therapeuten, das sich nach und nach herausbildet, kann man so formulieren: „Komm mir zur Hilfe und suche für mich nach dem richtigen Thema.“ Die Patientin überträgt damit die Verantwortung für die Themenfindung auf den Therapeuten. Der versucht zwar anfangs noch zaghaft, diese Aufgabe an sie zurückzugeben, nimmt aber dann mehr und mehr die ihm von ihr zugewiesene Rolle an und macht die Arbeit, während die Patientin in einer passiven Position bleiben und die Vorschläge des Therapeuten anhören und zurückweisen kann. Der Therapeut kommt damit der Patientin zur Hilfe, reagiert verständnisvoll und schont sie, indem er ihr erspart, mühevoll um Worte und Themen zu ringen. Diese Entlastung ist vielleicht im Moment durchaus hilfreich und wohlwollend, aber es handelt sich nicht um eine kreditierende Beziehungsgestaltung. Der Therapeut spricht damit der Patientin das Potential ab, selbst die richtigen Worte zu finden und eine dabei möglicherweise aufkommende Irritation und Verunsicherung auszuhalten. Anders ausgedrückt: Er behandelt sie nicht als sprachkompetente und erinnerungsfähige Person und mutet ihr nicht zu, sich und dem Therapeuten ein Thema anzubieten. Er erwartet nicht, dass sie auf der *imaginären* Bühne etwas darstellt, das sie gemeinsam betrachten könnten, sondern übernimmt diese Arbeit für sie.

Mit seiner Entlastung schont er zugleich auch sich selbst, denn der Druck, den die Patientin erzeugt, ihr zu helfen, ist groß und wäre wahrscheinlich weiter angewachsen, wenn er ihr die Arbeit überlassen hätte. Indem er ihr zu Hilfe kommt, entlastet er auch sich selber.

4.2.8 Kreditierung in Bezug auf das Setting

Die bisherigen Beispiele therapeutischen Kreditierungshandelns bezogen sich zuerst auf die Selbst- und Fremdpositionierung von Patienten in Beziehungssituationen, die außerhalb der Therapie stattfanden. Dann zeigte sich, dass es sich genauso auf die therapeutische Gesprächssituation selbst und die Beziehung zum Therapeuten richten kann. Der Therapeut gibt einem Patienten aber auch bei der Gestaltung des Settings mehr oder weniger viel Kredit. In der Gestaltung des Settings zeigt sich schon etwas über sein Zutrauen in die Fähigkeiten des Patienten: Behandelt er ihn als reife Person, die sich eigenverantwortlich für eine Therapie entscheiden und sich dann auch verpflichten kann, die Vereinbarungen einzuhalten, oder nicht. Wie man noch sehen wird, spielt diese Frage besonders bei Borderline-Patienten eine wichtige Rolle.

Unter Kreditierungsgesichtspunkten erhalten beispielsweise die kontroversen Diskussionen über eine strenge oder liberale Ferienregelung oder die Verpflichtung, versäumte Stunden bezahlen zu müssen, noch eine zusätzliche Dimension: Ein Entgegenkommen des Therapeuten kann zwar als befreiend empfunden werden und dem Patienten ein Gefühl der Flexibilität geben. Andererseits kann es auch als Schonung aufgenommen und so verstanden werden, dass der Therapeut ihn nicht ernst nimmt und ihm nicht zutraut, für ein Versäumnis einzustehen. Dazu ein Beispiel aus dem Alltag einer psychiatrischen Tagesklinik: Eine Patientin, die sich in psychotherapeutischer Behandlung befindet, sagt am Morgen die vereinbarte Einzelstunde bei ihrem Therapeuten ab mit der Begründung, es gehe ihr zu schlecht. Daraufhin vereinbart der Therapeut, der an diesem Tag in großer Zeitnot ist, mit einem anderen Patienten in der Zeit der ausgefallenen Stunde einen Termin. Im Laufe des Tages überlegt es sich die Patientin anders und möchte nun doch in die Therapie kommen. Der Therapeut beschließt aber, die Neuvereinbarung mit dem anderen Patienten nicht rückgängig zu machen, so dass die Stunde der Patientin ausfallen muss.

Der Therapeut unterstellt der Patientin hier, verantwortungsvoll entscheiden zu können, ob sie zur Stunde kommt oder nicht und die Konsequenzen ertragen zu können, wenn sie eine Stunde absagt. Er behandelt sie in dieser Weise. Das heißt nicht, dass die Patientin das Handeln des Therapeuten hier als Zutrauen auffasst. Vielleicht fühlt sie sich zunächst von ihm im Stich gelassen und ist traurig oder wütend. Mit der Zeit könnte sie aber merken, dass der Therapeut sie in ihren Entscheidungen ernst nimmt und selber nicht wankelmütig ist. Es kann sein, dass sie dies implizit erfährt und erkennt, es kann aber auch sein, dass dies in einer folgenden Stunde explizit thematisiert wird.

Am Umgang des Therapeuten mit dem Setting lässt sich für einen Patienten besonders einfach und deutlich beobachten, was er von ihm erwartet und ihm zutraut. Es eignet sich deshalb auch besonders, um zu testen, wie viel Kredit der Therapeut ihm gibt. Einige Patienten rütteln fast ständig am Setting, indem sie beispielsweise immer wieder ankündigen, die Stundenfrequenz reduzieren zu wollen. Dies kann auch die Bedeutung eines solchen Tests haben: Denkt der Therapeut, das bringe sowieso nichts, traut er mir nicht zu, so intensiv zu arbeiten und ist froh, wenn ich nicht mehr so oft komme? Oder erwartet er, dass ich weiterhin erscheine und zeigt mir dadurch, dass er daran glaubt, dass ich die psychoanalytische Arbeit fortsetzen kann? Solche Tests sind besonders bei den Patienten zu erwarten, die zutiefst am Zutrauen des Therapeuten zweifeln, weil ihnen als Kind ein kreditierendes Gegenüber gefehlt hat. Die Logik hinter solchen Tests besteht darin, dass der Patient sich als überfordert präsentiert. Er teilt mit, dass die weitere Zusammenarbeit mit ihm keinen Sinn mache, in der vielleicht unbewussten Hoffnung, der Therapeut gehe gerade nicht darauf ein, sondern versichere ihm, dass er an ihn und an ihre Zusammenarbeit glaubt. Diese Idee eines Kredit-Tests des Therapeuten lehnt sich an das Psychotherapieprozessmodell von Weiss und Sampson (1986) an. Ihre Grundannahme, durch die sie sich vor allem von der Triebtheorie abgrenzen, besagt, dass Patienten in Beziehung zum Therapeuten nicht primär versuchen, unbewusste Wünsche zu befriedigen, sondern frühere traumatische Erfahrungen zu bewältigen. Sie prüfen in Form von Übertragungs- und Rollenumkehrtests, ob sie mit dem Therapeuten neue und positive Erfahrungen machen können, die sich von ihren früheren traumatisierenden Erlebnissen unterscheiden und die ihre pathologischen Überzeugungen entkräften. Dabei fordern sie den Therapeuten heraus, sich so zu verhalten wie die früheren Objekte, allerdings immer in der Hoffnung, dass dies gerade nicht eintritt (Weiss, 1994, 1993).

1. In der Gestaltung des Settings kann sich bereits therapeutische Kreditierung oder Diskreditierung zeigen.
2. Patienten testen, ob der Therapeut ihnen Kredit gibt.

4.2.9 Kreditierung und Überforderung

Gerade im Zusammenhang mit dem Setting kann man sich natürlich auch vorstellen, dass ein Therapeut einem Patienten einen völlig übertriebenen und unangemessenen Kredit gibt und etwa mit einem akut psychotischen Patienten eine vierstündige Analyse im liegenden Setting beginnt. Wirksames und sinnvolles Kreditierungshandeln setzt eine sorgfältige Einschätzung der Fähigkeit des Patienten voraus und der von ihm in nächster Zukunft zu erwartenden Entwicklungen. Eine ähnliche Meinung vertritt Loewald (1960/2000a). Ihm zur Folge zeichnet sich eine wachstumsfördernde analytische Haltung dadurch aus, dass der Therapeut den aktuellen Entwicklungsstand des Patienten und dessen momentanes Potential recht genau einschätzt und auf diesem Niveau mit dem Patienten in Beziehung tritt. Aus der Studie von Rudolf (1991) zum Arbeitsbündnis geht hervor, dass sich die Therapeuten in gut verlaufenden Therapien am Anfang oft vorstellen, wie ein bestimmter Patient leben kann, sobald er sein psychisches Leiden bearbeitet hat. Diese Einschätzung führt dann zu Erwartungen, was einem Patienten bereits jetzt möglich ist und was nicht. Wie auch in den Beispielen zu sehen war, ist diese Einschätzung natürlich abhängig davon, wie sich ein Patient dem Therapeuten präsentiert.

In der Pädagogik wird vom proximalen Entwicklungsbereich gesprochen, um den Zuwachs an Kompetenzen zu bezeichnen, den ein Kind bald wird erreichen können, und der ihm in einer entwicklungsfördernden Kommunikation schon vorab unterstellt wird, um die Ausbildung dieser Kompetenzen zu unterstützen. Die Erziehungswissenschaftler betonen, wie wichtig es ist, dass der Abstand zwischen dem aktuellen Kompetenzniveau und dem unterstellten nicht zu groß ist, um Frustration und Überforderung zu vermeiden. In der therapeutischen Beziehung ist es oft schwierig, einzuschätzen, worin der proximale Entwicklungsbereich für einen Patienten in einem bestimmten Moment liegt. Abgesehen vom Bereich des Settings und der Indikationsstellung ist die Gefahr einer Überforderung durch die Fokussierung des Akteurstatus eines Patienten in den beschriebenen Formen relativ gering (jedenfalls bei neurotischen Patienten). Kreditierungshandeln ist ja jeweils auf eine ganz bestimmte, zurzeit aktuelle oder aktualisierte Beziehungssituation des Patienten außerhalb oder innerhalb der Therapie bezogen. Sie richtet sich auf eine momentane und begrenzte Neupositionierung, auf einen Mikroveränderungsschritt, der dem Patienten zugetraut und der von ihm erwartet wird. Wie gesehen verhandeln Therapeuten und Patienten über die Möglichkeit und Angemessenheit einer solchen vom Therapeuten anvisierten Neupositionierung in einer bestimmten Situation. Empfindet ein Patient sie als zu überfordernd, so kann er sie, wie in den Beispielen gesehen, zurückweisen. Der Therapeut wiederum modifiziert in diesem Fall seine anvisierte Neupositionierung des Patienten mit der Zeit wohl ebenfalls. Dieser Aushandlungsprozess kann im Verlauf der Therapie immer wieder stattfinden und jeweils entweder zu einer kreditierenden oder zu einer schonenden Beziehungsgestaltung führen.

1. Kreditierungshandeln basiert auf einer adäquaten Einschätzung des momentanen Entwicklungsniveaus und des Potentials des Patienten.
2. Kreditierungshandeln als ein situatives Phänomen zielt auf Mikroveränderungsschritte in gegenwärtig aktuellen (Beziehungs-)Situationen, wodurch die Gefahr einer Überforderung des Patienten begrenzt ist.

4.2.10 Kreditierung und Größenphantasien

Therapeutische Kreditierung beinhaltet die Unterstellung eines Entwicklungspotentials und damit die Zuschreibung von Potenz. Dem Patienten wird eine machtvolle Position zugewiesen und er wird nicht als ein schonungsbedürftiges Opfer behandelt. Damit ist aber keinesfalls die Förderung von Omnipotenzphantasien gemeint. Therapeutische Kreditierung kann sich im Gegenteil auch auf die Anerkennung eigener Grenzen und die Beschränktheit eigener Möglichkeiten richten. Bei sehr narzisstischen Patienten beispielsweise kann gerade die Fähigkeit zur Desillusionierung und zur Auseinandersetzung mit den eigenen Grenzen ein zuzumutendes Entwicklungsziel darstellen.

Besonders in der Zusammenarbeit mit Patienten, die ihre momentane Situation massiv verleugnen, bedeutet Kreditierung, sie mit der begrenzten Realität zu konfrontieren. Hierzu ein weiteres kurzes Beispiel aus einer psychiatrischen Tagesklinik: Eine Patientin sagte dem Therapeuten im Erstgespräch, er solle ihr eine Wohnung, einen Job und einen Freund verschaffen. Erst mit der Zeit war sie in der Lage zu realisieren, wie weit sie von diesen Zielen entfernt war und konnte nach und nach ihre Einsamkeit erkennen und ertragen lernen. Der Fokus therapeutischen Kreditierungshandelns wären in diesem Beispiel nicht die unrealistischen Zukunftserwartungen der Patientin, sondern ihre Fähigkeit, diese aufzugeben oder einzuschränken und diese Enttäuschung zu ertragen.

Beim Kreditierungshandeln geht es ebenso wenig immer um die Betonung und Förderung von *Stärke*. Auch dazu ein Beispiel: Eine Frau mittleren Alters, auf den ersten Blick groß und stabil wirkend, sucht eine Ambulanz auf, nachdem sie mehrere Jahre in psychiatrischer Behandlung war. Die Psychiaterin hatte ihr vermittelt, wie stark sie sei und wie toll es sei, dass sie es schaffe, trotz ihrer sehr belastenden Kindheitserfahrungen (eine psychisch kranke Mutter, die sie erst zur Adoption freigab und sich anschließend in einer Klinik suizidierte) im Leben zu bestehen. Das Problem an der stützenden Zuwendung der Psychiaterin war, dass sie sich damit nur auf die Seite der Abwehr stellte (also der Kompensation des früh erfahrenen Mangels) und diese stärkte. Die Patientin wurde damit zunehmend unzufrieden und beendete schliesslich die Behandlung. Sie war sehr erleichtert, als ihr der Psychotherapeut in der anschließend aufgesuchten Ambulanz im Erstgespräch den Vorschlag einer intensiven stationären Psychotherapie machte. Die Aussicht, nicht immer nur *stark* sein zu müssen und die Erfahrung, dass der Therapeut trotz ihrer stabilen Fassade ihre unerfüllten Bedürfnisse und Verletzungen erkannt hatte, führte zu einer momentanen Entspannung. Man könnte sagen, die Patientin macht hier einen Kredit-Test mit umgekehrten Vorzeichen: Sie präsentiert sich als stark und gefestigt, hegt dabei aber die Hoffnung, der Therapeut werde dies durchschauen und ihr signalisieren, dass sie auch schwach und bedürftig sein darf und dass dies auszuhalten und zu bewältigen ist.

> Kreditierung beinhaltet zwar die Unterstellung von Potenz, ist aber nicht mit der Bestätigung und Förderung von Größenphantasien oder einem *Stark-Sein* zu verwechseln.

Zusammenfassung

Therapeutische Beziehungen weisen strukturelle Merkmale auf, die rechtfertigen, sie als Kreditierungsbeziehungen zu betrachten. Es gibt verschiedene Varianten, wie sich therapeutisches Kreditierungshandeln in der Begegnung mit dem Patienten zeigen kann. Die wichtigsten Ergebnisse des 4. Kapitels lassen sich folgendermassen zusammenfassen:

1. Patienten sind in einer Psychotherapie auf der Suche nach einer kreditierenden Bezugsperson, die ihnen Zutrauen und Anerkennung entgegenbringt und die ihnen ein Veränderungspotential unterstellt, an dem sie selbst zweifeln.
2. Therapeuten machen sich von Beginn an ein Bild vom Patienten, sie schätzen dessen *Kreditwürdigkeit* ein und bilden Erwartungen darüber, was mit diesem Patienten in einer Therapie zu erreichen ist.
3. Kreditierung erschöpft sich nicht in verbalem Zuspruch, sondern zeigt sich als Kreditierungshandeln in einer bestimmten Beziehungsgestaltung.
4. Kreditierungshandeln ist aus gesprächsanalytischer Perspektive als Positionierungsaktivität des Therapeuten in einem triadischen Raum konzipiert. Diese besteht in der Herausforderung des Patienten, sich seines Akteurstatus in einer bestimmten Situation bewusst zu werden und anzuerkennen, inwiefern er aktiv an der Gestaltung der Situation beteiligt war oder dass es an ihm liegt, die Situation zu verändern.
5. Kreditierungshandeln besteht in einer hypothetischen Neupositionierung, die sich von der Selbstpositionierung und Selbstpräsentation des Patienten unterscheidet. Sie ist deshalb eine Zumutung und kann zu Spannungen und Konflikten in der therapeutischen Beziehung führen.
6. Kreditierungshandeln in der Therapie ist ein situatives Ereignis und vollzieht sich als solches zu einem bestimmten Zeitpunkt der Therapie in Bezug auf ein gerade fokussiertes Thema.

7. Ob es zu einer länger andauernden kreditierenden Beziehungsgestaltung in der Therapie kommt, ist das Resultat eines Aushandlungsprozesses zwischen Therapeut und Patient und abhängig davon, ob der Patient die Neupositionierungen des Therapeuten annimmt oder zurückweist und ob der Therapeut ihn dann in seiner alten Position bestätigt oder nicht.
8. Kreditierungshandeln ist keine spezifische Interventionsform, sondern eine Beziehungsbotschaft mit Aufforderungscharakter, die sich teilweise auch parallel zu einer bestimmten inhaltlichen Intervention (etwa einer Deutung) ereignen kann.
9. Kreditierungshandeln beinhaltet immer die implizite oder explizite Zuschreibung eines Entwicklungspotentials und die implizite oder explizite Anerkennung des Patienten als entwicklungs- und veränderungsfähigen Akteur.
10. Gegenstand therapeutischer Kreditierung können Beziehungssituationen ausserhalb der Therapie, die aktuelle Gesprächssituation und die Beziehung zum Therapeuten oder die Gestaltung des Settings sein.
11. Kreditierung vollzieht sich nicht immer als aktive therapeutische Handlung in Form von Deutungen oder einer expliziten verbalen Herausforderung zur Veränderung. Sie ist situationsspezifisch und kann auch in einem passiven und geduldigen Warten bestehen.

5 Das Kreditierungskonzept im psychoanalytischen Kontext und im Verhältnis zu anderen Beziehungskonzepten

Einleitung

Nachdem die verschiedenen Facetten therapeutischer Kreditierung im letzten Kapitel beschrieben wurden, wird das Kreditierungskonzept nun in Bezug zu anderen psychoanalytischen Konzepten und zu den Beziehungskonzepten gesetzt, die in der empirischen Psychotherapieforschung aktuell und im Kapitel 1.2 beschrieben sind. Auf diese Weise kann das Kreditierungskonzept einerseits besser innerhalb der psychoanalytischen Theorie verortet werden. Andererseits werden seine Besonderheit und seine Bedeutung in Abgrenzung zu den existierenden Beziehungskonzepten noch klarer.

5.1 Kreditierung und die Beziehungskonzepte der empirischen Psychotherapieforschung

5.1.1 Kreditierung und Empathie

Der Begriff der Empathie wird, das wurde oben ausgeführt, von Psychoanalytikern unterschiedlich gebraucht: entweder im Sinne eines einfühlenden Verstehens fremdpsychischen Erlebens oder als Bezeichnung für eine therapeutische Haltung, die Verständnis für den Patienten und sein Leiden ausdrückt und ihm dieses Verständnis mitteilt. Ist Empathie im Sinne der Einfühlung in fremdseelisches Erleben gemeint, dann beschreibt es eine Erkenntnishaltung des Therapeuten: Er versucht, sich so gut wie möglich in den Patienten hineinzuversetzen und dessen momentanes psychisches Erleben zu verstehen. Dabei nimmt er den gleichen Standpunkt wie der Patient ein, um sich möglichst gleich zu fühlen.

Zwar betrachten viele Psychoanalytiker eine so verstandene Empathie des Therapeuten als Voraussetzung für einen gelingenden therapeutischen Prozess, es gibt aber auch Kritik an diesem Konzept. Laut Kernberg (1994) etwa wird damit die therapeutische Erkenntnishaltung nur unvollständig erfasst, weil Empathie allein als das Einfühlen in das *momentane subjektive* Erleben des Patienten verstanden wird. Für den Psychoanalytiker ist es aber genauso wichtig, „sich nicht nur in das augenblickliche Selbsterleben des Patienten einzufühlen, sondern auch in das, was der Patient projiziert, dissoziiert oder verdrängt“ (Kernberg, 1994,

S. 310). Damit sich der Patient verändern kann, muss der Analytiker nicht nur nachfühlen können, wie sich dieser im Moment selbst erlebt, sondern auch, was aus seinem Selbsterleben ausgeschlossen und ihm noch nicht oder nicht mehr zugänglich ist.

Um einen Patienten kreditieren zu können, braucht es eine empathische Haltung in der von Kernberg erweiterten Weise. Wenn der Therapeut dem Patienten etwas zutraut und ihn zu einer Neupositionierung in einer bestimmten Situation herausfordert, verlangt das nicht nur ein Nachempfinden, wie sich der Patient momentan fühlt, sondern auch, wie er sich in der anvisierten neuen Position fühlen könnte und wie groß die Angst vor dieser Veränderung ist. Dies lässt sich an dem folgenden schon bekannten Beispiel aus einem psychoanalytischen Erstgespräch deutlich machen:

Beispiel 5/Therapie 1

T: jetzt kam mir vorher die Idee ist es (-) wohl möglich? als Frage jetzt an Sie (-) (.hh) das
dort wo (-) Ihr *Freund* Sie (-) ins § Talland einlud (-) und seinen Kindern vorstellen wollte
(-) dass da *auch* eine Schwierigkeit noch (-) *zusätzliche* Schwierigkeit noch war (-) (.hh)
in eine *Art* (-) *Konkurrenz* einzutreten (-) nämlich zu seiner ehemaligen *Frau*? zu der
Mutter von diesen Kindern? kann man sagen eine Art *imaginäre* Konkurrenz
P: [auf die Idee bin ich noch] gar nie
gekommen das könnte natürlich schon eine Rolle gespielt haben. das könnte eine *große*
Rolle gespielt haben = vor allem da er noch nicht sehr lange geschieden war.

Diese Sequenz gibt noch einmal die Deutung des Therapeuten wieder, mit der er auf die Initialerzählung der Patientin über die Besuchsabsage reagiert. Um der Patientin hier eine neue Perspektive für ihre Absage anbieten zu können und, was als implizite Kreditierungsbotschaft beschrieben wurde, sie herauszufordern, sich mit ihren eigenen Motiven für die Absage auseinanderzusetzen, anstatt die Schuld nur beim Freund zu suchen, muss der Therapeut nicht nur empathisch nachfühlen, wie die Patientin die Situation bewusst erlebt hat. Zusätzlich muss er eine Vorstellung davon entwickeln, wie sie sich unbewusst gefühlt haben könnte, welche Ängste dies ausgelöst haben und was es für sie bedeuten könnte, sich ihrer bewusst zu werden. Wenn der Therapeut die Schilderung der Beziehungssituation hört, wird er darüber hinaus nicht nur nachempfinden, wie sich die Patientin fühlte, sondern auch, wie er sich selbst gefühlt hätte. Er versetzt sich also nicht nur in das geschilderte, subjektive Erleben der Patientin, sondern auch in ihre Position in dieser Situation (bevorstehender Einbezug in seine Familie und den Kindern vorgestellt werden) und vergleicht dies mit der Perspektive der Patientin. Auf diese Weise kann er eine Vorstellung von dem entwickeln, was sie abwehren und aus ihrem Selbsterleben ausschließen musste.

Der Therapeut formuliert seine Deutung an dieser Stelle sehr vorsichtig. Er ist sich im Klaren darüber, dass er jetzt die Sichtweise der Patientin auf diese Episode infrage stellt. Kreditierungshandeln, das zeigte sich auch an anderen Beispielen, basiert immer auf dem Erzeugen einer solchen Differenz und kann deshalb zu Spannungen und Konflikten in der Beziehung führen. Damit ist aber auch klar, dass Kreditierungshandeln nicht gleichzeitig ein *Empathisch-Sein* im Sinne einer verständnisvollen Haltung, die sich im Mitteilen des Verständnisses und im Spiegeln zeigt, gestattet. Zu einem anderen Zeitpunkt der Therapie kann er natürlich durchaus verständnisvoll reagieren, aber eben nicht dann, wenn er einen Patienten kreditiert: Da Kreditierungshandeln immer eine Herausforderung zur Neupositionierung in einer bestimmten Situation beinhaltet, kann es nicht gleichzeitig ein verständnisvolles Bestätigen des subjektiven Erlebens des Patienten in dieser Situation sein. Die Differenz zwischen beiden Beziehungshandlungen sieht man besonders deutlich in dem folgenden Ausschnitt aus **Beispiel 7/Therapie 1**, in dem sich der Therapeut besonders *verständnisvoll* verhält. Das Gespräch drehte sich zuvor um die Frage, wie die Patientin in der Beziehung zur Mutter freier werden kann, bevor der Therapeut den Fokus auf die Eltern der Patientin verschiebt:

Ausschnitt aus Beispiel 7/Therapie 1

T: dann der „Clinch" mit der Mutter? als Sie die Erinnerung haben, mit dem dass
Sie sie ausgeschlossen hatten und da mit dem * das wäre die
Dritte (-) oder?
P: hmhm
T: der wie sie muss *auseinander (-)* ziehen?
P: hmhm
T: weil das wie zu *eng* ist? oder?
P: [hmhm]
T: es ist sehr vereinnahmend dünkt es mich
P: *ist es*
T: ja ja
P: *ist es*
T: [ja]
P: also es ist
T: und da wäre es eben so *wichtig* gewesen (-) oder?= dass der Vater dass etwas
Drittes und der Dritte ist der Vater natürlich in dem Moment? hätte
P: [hmhm]
T: sein sollen (-) hätte dem etwas entgegensetzen können. dass ist: dass hat auch
P: [der konnte das auch nicht]
T: °gefehlt°
P: °hmhm°
T: ja Sie war dort wirklich sehr dominierend auch ihm gegenüber
P: °ja ja°
T: ja
P: °*absolut*°
T: ja
P: *absolut* (7)

Der Therapeut formuliert hier anstelle der Patientin, wie ihre frühere Familiensituation war und was sie gebraucht hätte, damit es ihr besser gegangen wäre. Der Therapeut scheint damit genau das zu treffen, was die Patientin fühlte, denn sie bestätigt ihn und sie befinden sich schließlich in absolutem Einklang. Wenn man sich noch einmal in Erinnerung ruft, dass der Ausgangspunkt dieser Sequenz die Frage war, wie die Patientin die Beziehung zu ihrer Mutter verändern könnte, dann ist diese Perspektive der Veränderung, zu der der Therapeut die Patientin zuvor ermutigte, hier aus dem Blick geraten. Solch ein Wechsel zwischen der Herausforderung zur Veränderung und dem Signalisieren von Verständnis für die schwierige und Leid erzeugende Situation ist typisch für therapeutische Prozesse. Das zeitweilige Nicht-Verstehen und Nicht-Mitfühlen mit dem momentanen subjektiven Erleben eines Patienten ist dabei sehr wichtig, um nicht in der gemeinsamen Klage über ihre Situation stecken zu bleiben. Kreditierungshandeln ist deshalb ein notwendiger Kontrapunkt zum empathischen Verständnis, weil sich der Therapeut dabei nicht optimal an das momentane subjektive Erleben des Patienten anpasst. Eine ähnliche Position vertritt Wellendorf (1999, S. 15), wenn er schreibt, dass „eine zu vollkommene und zu lange Einfühlung des Analytikers in die innere Welt des Patienten zu einer Störung von dessen Entwicklung führen kann. (...) Erst die unvollkommene Empathie macht ihn zu einem realen, d. h. geliebten und gehassten Objekt.“ Er bezieht sich auf Winnicotts (1974, S. 189) Konzept der „hinreichend guten Mutter“, die sich dadurch auszeichnet, dass sie sich nicht dauerhaft und vollständig den momentanen Bedürfnissen des Kindes anpasst. Anderenfalls werden eigene Entwicklungsschritte des Kindes eher behindert als gefördert.

Der Analytiker muss in der Beziehung zum Patienten also immer auch der reale andere bleiben, der eine eigenständige Perspektive hat und etwas Neues an den Patienten heranträgt. Es ist der Wechsel von Verständnis und Bestätigung (Gleichklang von Therapeut und Patient) einerseits und der Differenz der Positionen (Disharmonie) andererseits, der Entwicklungsprozesse begünstigt.

1. Eine kreditierende Haltung ist keine empathische Haltung, weil der Therapeut sich dabei gerade nicht mit dem momentanen subjektiven (bewussten) Gefühlszustand des Patienten identifiziert.
2. Kreditierungshandeln ist als eine die Empathie ergänzende Beziehungshandlung konzipiert.

5.1.2 Kreditierung und Vertrauen

Eine empathische Haltung des Therapeuten trägt maßgeblich zum Entstehen einer vertrauensvollen Beziehung bei. Und Vertrauensbildung gilt als eine der zentralen therapeutischen Aufgaben. In welchem Zusammenhang steht das Konzept der Kreditierung zu dem des Vertrauens? Als Diskussionsgrundlage folgt hier noch einmal die in Kapitel 1.2.2 erläuterte Definition von Vertrauen in der psychotherapeutischen Beziehung von Schwaab (1997, S. 166):

> „Vertrauen des Klienten in seinen Therapeuten ist die subjektive Gewissheit des Klienten, sich in der Zuversicht auf Hilfe einem fachlich kompetenten, wohlwollenden und ihm uneigennützig zugewandten Menschen gegenüber öffnen zu können ohne Furcht vor Zurückweisung und vor missbräuchlicher Verwendung des Mitgeteilten.“

Grundsätzlich kann man die Differenz der Konzepte vereinfacht so beschreiben: Der Unterschied zwischen Kreditierung und Vertrauen ist der zwischen Zutrauen und Vertrauen. Im Zutrauen glaubt der Therapeut an die Fähigkeit des Patienten, ein bestimmtes Therapieziel erreichen, einen Konflikt lösen oder eine Situation verändern zu können. Das Vertrauen richtet sich nicht an ein bestimmtes zukünftig zu entwickelndes Potential, sondern an die Person als solche, der vertraut wird oder nicht. Das Zutrauen umschließt in eindeutiger Weise eine Perspektive der Zukunft. Etwas, das noch nicht ist, wird für möglich gehalten. Das Vertrauen ist zwar auch eine riskante Vorleistung, es richtet sich aber auf die Gegenwart: Im Hier und Jetzt vertraut der Patient dem Therapeuten und offenbart sich ihm.

Kreditierung und damit das Zutrauen und das Zumuten sind in dieser Arbeit als Haltung und Handlung des Therapeuten konzipiert, Vertrauen wird aber fast immer nur vom Patienten verlangt. Sein Vertrauen muss gewonnen werden und er soll sich vertrauensvoll an den Therapeuten wenden. Das Zutrauen des Therapeuten zeigt sich in dem, was er dem Patienten zumutet. Das Vertrauen des Patienten zeigt sich in dem Wagnis der Selbstöffnung gegenüber dem Therapeuten.

Während Freud (1917) noch davon ausging, der Patient müsse die Bereitschaft zum Vertrauen bereits mit in die Therapie bringen, haben sich vor allem Bindungstheoretiker (Bowlby, 1988; Wartner, 1995) dazu geäußert, wie der Therapeut eine vertrauensvolle Beziehung herstellen kann (siehe Kapitel 1.2.2). Er soll sich dem Patienten gegenüber verhalten wie eine feinfühlige Mutter zu ihrem Kind: empathisch, verlässlich, aufmerksam und mit echter Sympathie für ihn. Dadurch bietet er sich als Bindungsobjekt an. Die optimale Bemutterung soll eine Atmosphäre schaffen, in der der Patient sich sicher fühlen und dem Therapeuten vertrauen kann. Von den Bindungstheoretikern wird sie als hinreichende Voraussetzung für die folgenden Veränderungsprozesse angesehen. Sie übertragen den Zusammenhang zwischen Vertrauen und Sicherheit einerseits und neugieriger Exploration andererseits aus den ersten Lebensjahren auf die therapeutische Beziehung: Der Patient, der dem Therapeuten vertraut, wird damit beginnen, seine früheren und gegenwärtigen, seine verinnerlichten und realen Beziehungserfahrungen zu explorieren.

Hier stellt sich aber die Frage, ob sich die Situation des einjährigen Kindes nicht zumindest in einer wesentlichen Hinsicht von der eines Patienten in einer psychoanalytischen Therapie unterscheidet. Wenn das Kind mit der Exploration seiner Umwelt beginnt, ist es ambivalent eingestellt und schwankt zwischen Faszination und Angst. Es muss erst Erfahrungen sammeln, was es sich zutrauen kann und was nicht. Ihm reicht die sichere Basis der Mutter, um genügend Selbstvertrauen aufzubauen und sich zuversichtlich auf Entdeckungsreise zu begeben. Der Patient in der Therapie hingegen ist davon überzeugt, nicht stark genug für seine *Entdeckungsreise* zu sein, und zweifelt an seinen Fähigkeiten. Er braucht deshalb eine nachdrücklichere Herausforderung zur Exploration und eine äußere Bezugsperson, zu der er nicht nur Vertrauen hat und bei der er sich sicher fühlen kann, sondern die ihm auch zumutet, sich mit dem auseinanderzusetzen, von dem er nichts wissen will. Neben einem verlässlichen und vertrauensvollen Partner braucht er auch ein herausforderndes und zumutendes Gegenüber.

Auch von Klitzing (2003) kritisiert, dass die Bindungstheoretiker die „mütterliche Feinfühligkeit“ einseitig zu der richtigen therapeutischen Haltung erklären. Damit aber wird die Beziehung von Therapeut und Patient nur als Dyade betrachtet, in der der Therapeut versuchen soll, möglichst optimal feinfühlig auf die Bedürfnisse des Patienten zu reagieren. Von Klitzing (2003, S. 14) macht sich dagegen für ein triadisches Therapiekonzept stark: Der Therapeut soll nicht nur mütterlich-feinfühlige, sondern auch väterliche Funktionen übernehmen, um die Beziehung zum Patienten zu „triadifizieren“. Was er damit meint, verdeutlicht er an einem Fallbeispiel aus einer psychoanalytischen Eltern-Kind-Therapie. Der Anlass für die Therapie war, dass beide Kinder (ein Sohn und eine Tochter) schlecht schliefen. Zusätzlich ließ die Tochter Nadine sich nicht abstillen und war nicht bereit, feste Nahrung zu sich zu nehmen. Von Klitzing (2003, S. 14) berichtet aus einer Sitzung:

> „Die Mutter sprach über das Abstillen. Sie konnte es nicht ertragen, dass Nadine so wütend wurde, wenn sie ihr die Brust vorenthielt. Ich (Therapeut) sagte: „Sie möchten ihr nicht zumuten, dass etwas fehlt." Der Vater gab zu verstehen, dass auch er befürworte, mit dem Abstillen lieber noch etwas zu warten. Er habe Angst, dass Nadine überhaupt nichts mehr essen und so viel Gewicht abnehmen werde, dass es gefährlich werden könne."

Beide Eltern versuchten, besonders feinfühlig zu sein und der Tochter eine ihrem Entwicklungsstand entsprechende und anstehende Frustration zu ersparen. Der Therapeut konfrontierte die Eltern damit und sagte dann später noch: „Und Nadine traue ich auch zu, dass sie das Abstillen erträgt. – Es mag darum gehen, was fehlt. Aber aus dem Fehlen kann man auch etwas machen, man kann beispielsweise kreativ werden" (von Klitzing, 2003, S. 13). Da beide Eltern meinten, den Kindern nur Liebe schenken und sie schonen zu können, brauchte es einen Therapeuten, der die „Funktion eines bedeutungsvollen Dritten" übernimmt. Es fehlte jemand, der den Kindern auch „Frustrationen zumutete und ihnen aber zugleich in Aussicht stellte, ihnen bei der Regulierung der aufkommenden Affekte behilflich zu sein" (von Klitzing, 2003, S. 15).

Der Therapeut positioniert sich in diesem Beispiel als triangulierender *Vater*, der in Ergänzung zur mütterlichen Feinfühligkeit die Realität vertritt und damit auch für die Notwendigkeit von Versagung und Entbehrung eintritt. Damit mutet er dem Kind und den Eltern etwas zu (dem Kind die Frustration, abgestillt zu werden und den Eltern das Ertragen seiner Wut und mögliche Schuldgefühle), aber er traut ihnen, besonders dem Kind, auch etwas zu: die Enttäuschung zu ertragen und sich weiterzuentwickeln. Gerade diese Auseinandersetzung mit dem Ausbleiben der Bedürfnisbefriedigung gilt als ein Motor der Entwicklung (von Klitzing, 2003; Boothe & Grimmer, 2005; Borens, 1993; Bürgin, 1998a).

Inzwischen betonen verschiedene Autoren die Notwendigkeit einer solchen triangulierenden Haltung des Therapeuten im analytischen Prozess als Ergänzung zu einer empathischen Haltung (Boothe & Grimmer, 2005; Griesser, 2003). So unterscheidet beispielsweise Borens (2000) zwischen verstehenden Interventionen, die regressive Bedürfnisse des Analytikers und des Analysanden befriedigen und beide näher zusammenbringen, und Interventionen, die Differenz und Missverständnisse erzeugen und dadurch Bewegung in die Beziehung bringen.

Kreditierungshandeln lässt sich einer solchen triangulierenden Position zuordnen. Es dient nicht der Vertrauensbildung durch eine besonders verständnisvolle, mütterliche Sensitivität, sondern stellt ein notwendiges Gegengewicht dazu da. Wie für das Verhältnis zur Empathie gilt auch hier: Kreditierungshandeln ist eine Ergänzung zur Vertrauensbildung. Es besitzt immer den Charakter einer Zumutung und Konfrontation. Deshalb braucht es ein Mindestmaß an Beziehungsstabilität, damit der Patient sie erträgt.

Kreditierungshandeln und die Stabilität der Beziehung

Wenn das so ist, wie ist es dann möglich, dass sich bereits in Erstgesprächen Kreditierungssequenzen finden lassen, wie in **Beispiel 5/Therapie 1**. Die Deutung, mit der der Therapeut die Selbstdarstellung der Patientin in der Beziehungsepisode mit dem Exfreund infrage stellt und sie mit einer neuen Perspektive konfrontiert, findet erst kurz vor dem Ende der Stunde statt. Sie ist die erste *Provokation*. Vorher verhält sich der Therapeut neutral und gibt keine expliziten Urteile ab. Durch Hörersignale, deren Lautstärke an die der Patientin angepasst sind, durch Reformulierungen und Wiederholungen und indem er Sätze für sie beendet, zeigte er ihr zuvor, dass er ihr zuhört und sie versteht. Die folgende Sequenz gibt ein Beispiel davon, wie der Therapeut über weite Strecken des Erstgesprächs sein Verständnis ausdrückt und Gemeinsamkeit herzustellen versucht (die Verständnis signalisierenden Äußerungen des Therapeuten sind hervorgehoben):

Beispiel 8/Therapie 1

P: und habe schon beim ersten Gespräch eigentlich einen sehr positiven Eindruck bei kommen und habe mir gedacht jetzt mach ich das mal
T: beim Gespräch?
P: mit Frau § Geber
T: jawohl ja
P: einfach die Art und Weise wie sie sich äußerte
T: hmhm
P: da habe ich gedacht doch auf diese Art
T: möchten Sie es mal +versuchen.
P: möcht ich das mal+ versuchen
T: +ja
P: ja+
T: hmhm
P: das ist so das, was ich eigentlich ich versuch dem einfach auch: auf den Grund zu gehen
T: jawohl hmhm (p: 00:00:03)
P: ich bin jetzt in diesem Sommer vierzig geworden. das war äh, mit ein wenig, Geburtswehen verbunden (lacht leise) ich kann es nicht anders sagen also zuerst hat mir der Geburtstag zwar gar nichts ausgemacht aber plötzlich hatte ich so den Eindruck ich werde alt!
T: hmhm
P: und ich bin so auf sehr! grundsätzliche Überlegungen zurückgekommen was will ich eigentlich? was habe ich bis jetzt gemacht mit meinem Leben?
T: ja
P: und was mach ich mit diesen, statistisch noch einmal fast vierzig Jahren?
T: hmhm
P: die da auf mich warten? wie verbring ich die?
T: hmhm
P: und also
T: Sie zogen so etwas wie Bilanz
P: ja! +es ist es ist
T: und
P: es war ein Bilanz +ziehen
T: nach hinten +und Vorschau nach
P: ja+
T: nach vorne ja
P: und dann wusste ich einfach so wie jetzt will ich nicht mehr

Praktisch die ganze Stunde über bereitet der Therapeut durch solche Reformulierungen und Wiederholungen der Äußerungen der Patientin den Boden, um sie am Ende der Stunde kreditierend mit einer alternativen Sichtweise auf die Besuchabsage zu konfrontieren. Er formuliert erstmals ganz am Schluss des Gesprächs eine kontrastierende Perspektive jenseits des empathischen Verständnisses, das er zuvor ausgiebig gezeigt hat: Seine konfrontierende und kreditierende Intervention kommt erst, nachdem er sich zuvor als verständnisvoller Zuhörer etabliert hat.

1. Kreditierung ist als das Zutrauen und das Zumuten des Therapeuten konzipiert. Damit eine hilfreiche Beziehung entsteht, muss der Patient dem Therapeuten vertrauen und der Therapeut dem Patienten etwas zutrauen.
2. Eine kreditierende Haltung ist entwicklungspsychologisch einer triangulierenden, väterlichen Position zuzuordnen, als Gegengewicht zur mütterlichen Feinfühligkeit, wie sie die Bindungsforscher postulieren.
3. Kreditierungshandeln setzt eine gewisse Beziehungsstabilität voraus.

5.1.3 Kreditierung, Erwartung und Zuversicht

Die Erwartungen des Therapeuten und des Patienten über die Zusammenarbeit und den möglichen Erfolg einer Therapie wirken sich auf die Entwicklung eines Arbeitsbündnisses und den Therapieprozess aus. Eine besondere therapeutische Aufgabe soll daher darin bestehen, dem Patienten Zuversicht zu vermitteln. Auch in psychoanalytischen Lehrbüchern liest man inzwischen öfter, der Therapeut soll dem Patienten die Hoffnung machen, dass die Therapie erfolgreich sein wird (Luborsky, 1995; Wöller & Kruse, 2002). Wie im Kapitel 1.2.4 beschrieben, kann man bezüglich der Erwartungseffekte zur Zeit zwei zentrale Positionen unterscheiden. Die einen meinen, dass es auf die *Vermittlung* positiver Erwartungen ankommt (Grawe, 1998; Luborsky, 1995; Wöller & Kruse, 2002), die anderen halten eher die echte innere *Einstellung* des Therapeuten, die sich in seiner *Haltung* zum Patienten auswirkt, für wesentlich (Rudolf, 1991; Strupp, 1996, 2000): Die Einstellung des Therapeuten fließt mehr oder weniger unbewusst in die Interaktion mit dem Patienten ein und wirkt sich darauf aus, wie der Therapeut ihn behandelt.

Die erste Position vertritt unter anderen Grawe (1998). In seiner Theorie der „Induktion positiver Erwartungen" wird die Vermittlung von Zuversicht zu einem technisch handhabbaren Instrument des Therapeuten. In ähnlicher Weise sprechen aber auch Wöller und Kruse (2002, S. 107) in ihrem Lehrbuch „Tiefenpsychologisch fundierte Psychotherapie" davon, positive Erwartungen sollen „induziert" werden: Die Vermittlung von Zuversicht ist in dieser Sichtweise machbar, sie kann vom Therapeuten willentlich eingesetzt werden.

Die Zuversicht des Therapeuten und die Erwartungsbildung spielen auch im Kreditierungskonzept eine wichtige Rolle. Es ist aber eher der zweiten Position zuzuordnen: Hier ist die Rede von einer kreditierenden Haltung, die sich in der konkreten Interaktion in Form von Kreditierungshandeln zeigt. Allerdings ist auch die Bezeichnung kreditierende Haltung eventuell missverständlich, weil sie eine Stabilität, Dauerhaftigkeit und Willkürlichkeit suggerieren könnte, die so im Kreditierungskonzept nicht angelegt ist. Kreditierungshandeln ist das Resultat eines Aushandlungsprozesses in einem bestimmten Moment einer Therapie. Natürlich kann ein Therapeut versuchen, Kreditierung zu einer Maxime seines therapeutischen Handelns zu machen, aber ob es wirklich zu einer länger andauernden derartigen Beziehungsgestaltung kommt, ist letztlich von beiden Beteiligten abhängig. Wie präsentiert sich ein Patient? Wie reagiert er auf therapeutische Kreditierungen? Vermittelt er dem Therapeuten immer wieder, dass der ihn schonen soll? All das fließt ebenso in das Beziehungshandeln des Therapeuten ein wie seine Einstellung, seine theoretische Orientierung und seine bewussten und unbewussten Wünsche für den Patienten. Kreditierung ist deshalb ein Beziehungskonzept, und genau diese Einbettung in das komplexe interaktionelle Geschehen wechselseitiger Beeinflussung fehlt in der Theorie der „Induktion positiver Erwartungen“: Die einseitige *Machbarkeit* von Zuversicht durch den Therapeuten wird überschätzt.[9]

Wie eine kreditierende Haltung auf den Patienten wirkt, wie dieser darauf reagiert und wie das wiederum das Kreditierungshandeln des Therapeuten beeinflusst, zeigt sich erst mit der Zeit und ist letztlich nicht vorhersehbar, was allerdings für jede Intervention gilt (Hinz, 2004; Puget, 2004). Das schliesst aber nicht aus, dass eine anfänglich kreditierende oder diskreditierende Haltung über Rückkopplungsprozesse eine Eigendynamik einleitet und die Beziehung in der einen oder anderen Form dauerhaft prägen kann. Aber auch in diesem Fall ist Kreditierungshandeln immer ein momentanes Ereignis, das in einer bestimmten Gesprächssituation hergestellt werden und sich bewähren muss.

Zuversicht durch Zuspruch?

Noch in einem weiteren Punkt unterscheidet sich das Kreditierungskonzept von der Theorie der Induktion positiver Erwartungen: Passend zu der Annahme, positive Erwartungen können bewusst und willentlich vom Therapeuten vermittelt und jederzeit als Instrument eingesetzt werden, soll dies vor allem durch expliziten verbalen Zuspruch geschehen. Dazu ein Beispiel aus dem Lehrbuch von Wöller und Kruse (2002, S. 107):

> „T: Ich kann verstehen, dass Sie mutlos geworden sind, nachdem so viele Versuche, Ihre Beschwerden zu behandeln, fehlgeschlagen sind. Ich möchte Ihnen dennoch Mut machen und bin sicher, dass ich Ihnen helfen kann. Ich kann Ihnen versichern, dass zahlreiche Patienten mit der gleichen Problematik erfolgreich behandelt worden sind. Warum also sollte das bei Ihnen nicht auch so gehen?“

Hier wird dem Patienten Mut gemacht. Die Autoren (S. 107) bezeichnen dies als eine „suggestive Maßnahme“, mit der Hoffnung und Zuversicht geweckt und der Glaube des Patienten an die Therapiemethode gestärkt wird. Eine direkte und glaubwürdige verbale Vermittlung von Zuversicht kann ohne Frage eine positive Wirkung haben. Therapeutische Kreditierung ist aber etwas anderes. Sie zeigt sich in der Art und Weise, wie der Therapeut den Patienten zu einer Neupositionierung in einer bestimmten Situation herausfordert, ihn mit seinem Akteurstatus konfrontiert und ihm damit eine Position der Potenz zuschreibt und zumutet. Die Zuver-

9 Siehe auch die ausführliche Kritik zur Theorie der Induktion positiver Erwartungen bei Pohlen und Bautz-Holzherr (2001).

sicht und das Zutrauen können dabei auch begleitend explizit verbal formuliert werden, aber entscheidend ist die Zumutung, die in der Beziehungsgestaltung des Therapeuten zum Ausdruck kommt. Dem Patienten wird nicht nur Mut gemacht, er wird auch von ihm erwartet und gefordert.

Das Problem des expliziten Zuspruchs ist ja, dass er als beliebig einsetzbare therapeutische Floskel empfunden werden kann, sofern sich die Zuversicht und das Zutrauen darüber hinaus nicht auch in der konkreten Interaktion zeigen. Der Patient muss anhand der Reaktionen des Therapeuten in der täglichen Zusammenarbeit erfahren, dass er ihm etwas zutraut und zuversichtlich ist.

1. Kreditierung ist nicht mit verbalem Zuspruch zu verwechseln.
2. Beim Kreditierungshandeln macht der Therapeut dem Patienten Mut, indem er ihm etwas zumutet.

5.2 Das Kreditierungskonzept im psychoanalytischen Kontext

5.2.1 Kreditierung und Suggestion

Wie schon kurz erwähnt, stand die klassische Psychoanalyse der expliziten Ermunterung und dem verbalen Zuspruch ablehnend gegenüber. Wöller und Kruse (2002, S. 107) bezeichnen sie nun als notwendige und wünschenswerte Suggestionen, „die wir bei keiner Psychotherapie missen möchten". Die damit angesprochene Problematik der Suggestion begleitet die Psychoanalyse seit ihren Anfängen (Schöpf, 2000; Grünbaum, 1988). Zwar hatte Freud das auf Suggestion beruhende Verfahren der Hypnose kritisiert, weil die Wirkung des Einredens nicht von Dauer war, andererseits aber im Zusammenhang mit seinem Konzept der milden positiven Übertragung die Suggestibilität des Patienten zur Voraussetzung des Behandlungserfolges erklärt:

> „Soweit seine Übertragung von positiven Vorzeichen ist, bekleidet sie den Arzt mit Autorität, setzt sich in Glauben an seine Mitteilungen und Auffassungen um. Ohne solche Übertragungen oder wenn sie negativ ist, würde er den Arzt und dessen Argumente nicht zu Gehör kommen lassen. Der Glaube wiederholt dabei seine eigene Entstehungsgeschichte; er ist ein Abkömmling der Liebe und hat zuerst der Argumente nicht bedurft" (Freud, 1917, S. 463).

Nur weil der Patient den Analytiker mit Autorität bekleidet und dadurch suggestibel wird, hört er überhaupt auf das, was dieser sagt und setzt sich mit dem Inhalt seiner Deutungen auseinander. Diesen Suggestionsanteil an der Behandlung erkennen Psychoanalytiker gemeinhin an. Gleichzeitig aber versuchen sie, den Vorwurf der Suggestion zu entkräften, weil die Übertragung selbst ebenfalls analysiert und weitgehend aufgelöst wird. Das gilt als der entscheidende Unterschied zu anderen Therapieformen (Schöpf, 2000, S. 689).

Pohlen und Bautz-Holzherr (2001, S. 46) brechen mit dieser Tradition und behaupten, die gesamte Wirkung der Psychoanalyse basiert auf der von Freud (1917) angesprochenen notwendigen Form der Suggestion. Allein die aus der Übertragung entspringende Bereitschaft des Patienten, auf den geliebten und idealisierten Therapeuten zu hören (Übertragung des Ich-Ideals) und so sein zu wollen wie er (Identifizierung mit Analytiker), setzt ihrer Meinung nach Veränderungsprozesse in Gang. Diese Suggestionsbereitschaft des Patienten schafft die Voraussetzung für eine „Glaubensgemeinschaft auf Zeit", in der der Therapeut sich in seiner Funktion als kompetente Autorität immer wieder bewähren muss, damit der Patient ihm Glauben schenkt.

Wie lässt sich das Kreditierungskonzept in der Suggestionsdebatte verorten? Da es sich beim Kreditierungshandeln nicht um ein *gut Zureden* oder ein Einreden von Zuversicht handelt, scheint Suggestion im Sinne von Wöller und Kruse (2002) keine Rolle zu spielen. Andererseits basiert Kreditierungshandeln darauf, dass der Patient überhaupt auf der Suche nach einem zutrauenden und herausfordernden Therapeuten ist, der ihm das zumutet, was er sich allein nicht wagt. Dafür muss der Therapeut zu einem bedeutungsvollen anderen werden, dessen Zutrauen ersehnt wird und dessen Urteil zählt. Dieses Bedürfnis lässt sich als eine Suggestionsbereitschaft im Sinne von Pohlen und Bautz-Holzherr (2001) verstehen, die sich beispielsweise in Idealisierungen zeigt und in dem Bedürfnis, zu erfahren, was der Therapeut von ihm hält. Kreditierungshandeln stützt sich zwar auf eine solche Suggestionsbereitschaft des Patienten, es kann selbst aber nicht als suggestive Intervention bezeichnet werden. Die Herausforderung zur Neupositionierung und zur Anerkennung und Übernahme des Akteurstatus in einer bestimmten Situation ist keine Suggestion, sofern man die psychoanalytische Definition von Schöpf (2000, S. 688) zugrunde legt:

> „Suggestion ist eine Einflussnahme des Therapeuten auf das Seelenleben des Patienten, welche nicht auf Einsicht und freie Zustimmung abzielt, sondern unter der Schwelle der Wahrnehmungen und willentlicher Steuerung eine Veränderung erzielen will."

Kreditierungshandeln ist erstens offensichtlich und liegt nicht unterhalb der Wahrnehmungsschwelle. Zweitens ist die an den Patienten herangetragene Neupositionierung Verhandlungssache. Patienten können sie zurückweisen und tun es auch, wie gesehen. Die im Kreditierungshandeln oft implizit kommunizierte Beziehungsbotschaft, dass der Therapeut an das Potential eines Patienten für einen anstehenden Veränderungsschritt glaubt, besitzt allerdings durchaus suggestiven Charakter.

> Kreditierungshandeln stützt sich auf die Suggestionsbereitschaft des Patienten, ist selbst aber keine suggestive Maßnahme.

5.2.2 Kreditierungshandeln zwischen Übertragung und Gegenübertragung

Die Suggestionsbereitschaft des Patienten entsteht aus der positiven Übertragung auf den Analytiker. Die Arbeit mit und an der Übertragung gilt noch immer als die Besonderheit einer psychoanalytischen Therapie, die sie von anderen Therapieverfahren unterscheidet. Was Übertragung ist, wie sie entsteht und wie man mit ihr in der Therapie verfahren soll, wird seit den Anfängen der Psychoanalyse intensiv diskutiert. Zunächst wurde Übertragung als reine Wiederholung des Patienten konzipiert, inzwischen sieht man sie mehr als Co-Konstruktion von Patient und Analytiker unter den Bedingungen der analytischen Situation. Die klassische Auffassung besagte, der Analytiker soll dem Patienten den Als-ob-Charakter der Übertragung deuten und sie so auflösen. Heute halten viele Autoren für wichtiger, die Übertragung zu explorieren und dann dem Patienten die Erfahrung zu ermöglichen, dass der Analytiker gerade nicht so reagiert, wie der Patient es befürchtet. Dadurch kann es zu einer Entkräftung der Übertragungserwartungen kommen.

Hier geht es nicht darum, die behandlungstechnische Diskussion zum Umgang mit der Übertragung nachzuzeichnen (siehe dazu Mertens, 1993b; Streeck & Weidenhammer, 1987). Vielmehr stellt sich die Frage, in welchem Verhältnis Kreditierung zu den psychoanalytischen Konzepten Übertragung und Gegenübertragung steht. Einiges wurde schon angesprochen: Damit der Therapeut überhaupt als kreditierende Bezugsperson wichtig wird, spielen Übertragungen des Patienten eine Rolle. Die Idealisierungen, zum Teil auch Omnipotenzzuschreibungen, sind keinesfalls immer nur Projektionen, sondern auch Abkömmlinge der Übertragung kindlicher Erfahrungen oder Wünsche. Der Patient entwickelt allerdings keinesfalls immer eine positive Übertragung und bringt dem Therapeuten Vertrauen entgegen. Ob dies der Fall ist, hängt sehr von seinen früheren Beziehungserfahrungen ab. Vor allem bei Patienten mit strukturellen Störungen besteht die therapeutische Arbeit lange Zeit darin, übertragene negative Erwartungen (Vertrauensbruch, anhaltende Ignoranz, erwarteter Missbrauch) zu entkräften, bevor der Patient überhaupt an die Möglichkeit positiver Objektbeziehungserfahrungen glauben kann. Patienten bringen deshalb nicht nur ein unterschiedliches Maß an Vertrauensfähigkeit mit, sondern auch eine unterschiedlich ausgeprägte Sensibilität für eine kreditierende oder diskreditierende Zuwendung des Therapeuten. Ein eindrückliches Fallbeispiel dazu findet sich bei Bettighofer (1998, S. 87). Er berichtet von einer Patientin, deren Therapeutin ihr im Verlauf des Erstgesprächs gesagt hat: „Ich kann Ihnen keine Garantie geben, aber lassen Sie uns sehen, wie wir miteinander zurechtkommen." Die anschließende fast zweijährige Behandlung habe keine positive Entwicklung gebracht und die Patientin sei schließlich zu einem anderen Therapeuten gewechselt. Rückblickend resümierte die Patientin die erste Therapie so: „Schon beim Vorgespräch hat sie etwas gesagt, was bei mir etwas Negatives bewirkt hat. Sie wüsste nicht, ob sie mit mir arbeiten könnte, ob sie mein Misstrauen aushalten könne. *Wenn ein Therapeut schon so skeptisch mir gegenüber ist, was soll ich da machen?* (Hervorhebung, B. G.) Sie hat auch mein Selbstvertrauen nicht gehoben. Ich habe das oft so empfunden, dass sie mich schlechter sieht, als ich mich selber." Die Patientin interpretierte die Reaktion der Therapeutin offenbar als Skepsis und Diskreditierung. Genauso gut könnte ein anderer Patient sie als ehrliche Betonung der Offenheit der bevorstehenden

Zusammenarbeit auffassen. Offenbar erwartete diese Patientin von anderen Diskreditierung und fand ihre Übertragungserwartung im Verhalten der Therapeutin bestätigt. Weil ihr ein zutrauender und ermutigender innerer Gefährte (im Sinne Sterns) fehlte, war sie in besonderer Weise auf eine äußere kreditierende Bezugsperson angewiesen. Wobei man richtiger sagen müsste: Weil sie diskreditierende Objektbeziehungserfahrungen verinnerlicht hatte, erwartete sie zunächst auch von der Therapeutin keinen Kredit. Um sie zu erreichen, müsste sich ein Therapeut wahrscheinlich zunächst wiederholt als kreditierendes Objekt bewähren.

Das ist je nach Patient unterschiedlich schwierig. Besonders bei Borderline-Patienten bleibt es nicht bei der Übertragungserwartung, sondern sie versuchen darüber hinaus, diese Erwartung im Therapeuten bestätigt zu sehen. Sie drängen ihn dazu, sich dementsprechend diskreditierend zu verhalten. Diese Patienten induzieren bei ihren Therapeuten immer wieder das Gefühl, sie seien hilflos, labil und bedürften besonderer Rücksichtnahme. Paradoxerweise stabilisieren sie sich aber oft gerade dann, wenn höhere Ansprüche und Erwartungen an sie gestellt werden (etwa im Rahmen eines Therapievertrages, auf den sie sich verpflichten müssen). Die für viele Borderline-Patienten typischen Therapeutenwechsel- und Beziehungsabbrüche hängen nach Clarkin, Yeomans und Kernberg (2002, S. 140) besonders damit zusammen, dass sie selten auf einen Therapeuten treffen, der ihnen etwas zutraut:

> „Unserer Erfahrung nach sind Borderline-Patienten, bei denen sich häufig eine Vorgeschichte zahlreicher gescheiterter Therapien findet, im Allgemeinen fähig, eine ihnen zugewiesene Verantwortung auch dann zu übernehmen, wenn sie selbst und ihre früheren Therapeuten dachten, sie seien dazu nicht imstande. In vielen Fällen ist ihnen noch nie ein Therapeut mit der Überzeugung begegnet, sie seien fähig, eine gewisse Verantwortung und Kontrolle für ihr Verhalten auszuüben."

Indem sie frühere Objektbeziehungserfahrungen auf die therapeutische Beziehung übertragen, lösen diese Patienten im Therapeuten bestimmte Gegenübertragungsreaktionen aus, die ihn dann dazu veranlassen können, sich entsprechend der Übertragungserwartung des Patienten zu verhalten. Daher kommt der Gegenübertragungsanalyse in der Therapie von Borderlinestörungen nach Kernberg (2000, S. 455) eine besondere Bedeutung zu: Um nicht in die Übertragungsfalle zu tappen und dauerhaft die vom Patienten initiierte Rollenverteilung zu etablieren, ist es wichtig, sich immer wieder darüber klar zu werden, wozu er den Therapeuten drängt.

Eine kreditierende Haltung erfordert, dass sich der Therapeut nicht dauerhaft konkordant mit dem Patienten identifiziert und ihm nur das gibt, was er momentan subjektiv zu brauchen scheint (Trost, Schonung, Mitgefühl). Dafür muss der Therapeut das Übertragungsangebot des Patienten erkennen und seine Gegenübertragungsreaktion darauf verstehen, um sich schließlich als neues Objekt positionieren und entsprechend kreditierend handeln zu können. Das, was bisher in dieser Arbeit als Aushandlungsprozess bezeichnet wurde, lässt sich also auch als Verführung und Zurückweisung im Übertragungs- und Gegenübertragungsprozess beschreiben.

Der Kredit, den der Therapeut einem Patienten gibt und was er an ihm für kreditierungswürdig hält, hängt aber nicht nur von seiner Gegenübertragung als

Reaktion auf die Übertragung des Patienten ab, sondern ebenso von seiner Gegenübertragung im Sinne eigener Übertragungen. Man sieht dies eindrücklich an den Studien zum *matching* (dem Zusammenpassen von Therapeut und Patient), die in Kapitel 1.2.1 angesprochen wurden: Wenn sich ein Analytiker und ein Patient in ihren persönlichen Vorlieben sehr gleichen, erleichtert dies zwar zu Beginn einer Therapie die Beziehungsaufnahme und die Bündnisbildung. Im späteren Verlauf aber kann es die Therapie zum Stocken bringen. Kantrowitz (1998) erklärt dies an folgendem Beispiel: Wenn ein kreativer, aber intellektualisierender und narzisstisch gestörter Patient von einem Analytiker behandelt wurde, der genau diese Eigenschaften hoch bewertete, blieben Bereiche des Narzissmus unanalysiert und es entstanden blinde Flecken in der Übertragungs-Gegenübertragungsbeziehung. Der Therapeut kreditierte in diesem Fall offenbar Fähigkeiten, die er aufgrund eigener Übertragungen für wichtige Potentiale hielt.

Die Gefahr einer übertragungsverzerrten Kreditierung von Entwicklungspotentialen besteht ohne Frage und es wäre illusorisch zu glauben, ein Therapeut könne rational und objektiv die momentanen Entwicklungsmöglichkeiten eines Patienten und die in einer bestimmten Beziehungssituation anstehende Neupositionierung einschätzen. Aber dies gilt letztlich für jede Interventionsform in einer Therapie. Es bleibt immer ein subjektiver Faktor im Spiel: Was hört der Analytiker, wie versteht er den Patienten und was meint er deuten zu müssen? Diese Subjektivität und Heterogenität lässt sich empirisch nachweisen. Streeck (1996) legte vier verschiedenen, erfahrenen Psychoanalytikern ein Stundenprotokoll vor und ließ sie beurteilen, wie der Therapeut in dieser Sitzung gehandelt hat und wie sie selber handeln würden. Auf diese Weise fanden sich vier sehr verschiedene Lesarten des Stundenprotokolls, die alle gemeinsam hatten, dass das Verhalten des Analytikers kritisiert wurde und eine wieder jeweils sehr unterschiedliche *richtige* therapeutische Handlungsanweisung gegeben wurde.

Letztlich kann aus diesem subjektiven Faktor nur folgen, was auch aus dem Beispiel von Kantrowitz zum *matching* hervorgeht: ein Plädoyer für eine gründliche eigene Analyse des Analytikers, um seine Übertragungstendenzen möglichst gut kennen zu lernen und die Eigenübertragungen von denen, die als Gegenübertragungen auf den Patienten entstehen, unterscheiden zu können.

Wiederholung oder Neubeginn?

Für Freud (1917) war die Bindung an den Analytiker und das Vertrauen auf dessen Kompetenz eine „milde positive Form von Übertragung". Dass Übertragungserwartungen beeinflussen, wie sehr ein Patient auf einen kreditierenden Therapeuten hofft, ist nun klar. Aber handelt es sich bei dem Bedürfnis nach Kreditierung ausschließlich um eine Wiederholung kindlicher Erfahrungen? Oder hängt es nicht auch mit dem Wunsch zusammen, sich über den Umweg der Suche nach einem neuen Objekt, das sich gerade von den Objekten der Kindheit unterscheidet, zu verändern und zu entwickeln? Die Entwicklungsforscher sehen jedenfalls in der sozialen Bezugnahme und in der Orientierung an anderen eine basale und in Unsicherheitssituationen lebenslang immer wieder aktivierte Suche nach einer das eigene Selbst sowohl stabilisierenden wie stimulierenden Bezugsperson. Bollas (1997) nennt es einen das eigene Selbst „metaphorisierenden Anderen". So gesehen kann man sich fragen, ob die Suche nach einem kreditierenden Objekt weniger eine Wiederholung früherer Erfahrungen darstellt, sondern mehr der Hoffnung auf

Veränderung und auf neue Erfahrungen entspringt. Diese Motivation zur Veränderung und der Wunsch nach Besserung gehören ja nach Greenson (2000, S. 202) zum Arbeitsbündnis und gelten als „relativ unneurotisch".

Auch wenn das Bedürfnis nach Kreditierung also nicht nur Übertragungscharakter hat, so ist die Wirkungsweise therapeutischen Kreditierungshandelns doch durch Übertragungen beeinflusst. Wenn der Analytiker durch die Übertragung zu einem idealisierten und machtvollen Objekt der Kindheit wird, steigert dies die Suggestionsbereitschaft und die Bedeutung, die der Analytiker für ihn hat. Diese Übertragung wird beim Kreditierungshandeln in Kauf genommen, ohne analysiert zu werden. Kritisch könnte man dagegen einwenden, dass es sich bei Kreditierungshandeln dann um eine Form der Übertragungsheilung handelt. Dazu lässt sich sagen: Erstens sind die Effekte von so genannten Übertragungsheilungen gar nicht so schlecht wie ihr Ruf.[10] Und zweitens empfahl bereits Freud, die milde positive Übertragung nicht zu deuten, sondern sie als notwendigen Träger der Behandlung bestehen zu lassen. Therapeutisches Kreditierungshandeln macht sich also eine positive Übertragung, soweit sie sich einstellt, zunutze, weil der Patient auf ihrer Basis die Zumutungen und das Zutrauen des Therapeuten besonders ernst nimmt.

1. Ob ein Patient hofft, im Therapeuten ein kreditierendes Objekt zu finden, hängt von seinen Übertragungserwartungen ab.
2. Eine positive Übertragung erhöht die Empfänglichkeit des Patienten für die Kreditierung durch den Therapeuten.
3. Um eine kreditierende Haltung einnehmen und sich bewahren zu können, muss der Analytiker seine Gegenübertragung reflektieren und vermeiden, sich mit dem Patienten in einer Opferposition zu identifizieren.

5.2.3 Kreditierung und der Kampf um Anerkennung

Einleitung

Eine der Bedeutungsvarianten der englischen Redewendung *to give credit to somebody* lautet „jemanden anerkennen" (siehe Kapitel 3.1). Die Vermittlung von Anerkennung durch den Therapeuten spielt im Kreditierungskonzept eine zentrale Rolle. Warum dies so ist und welchen Stellenwert Anerkennungserfahrungen bisher in psychoanalytischen Behandlungstheorien haben, wird deshalb nun ausführlich diskutiert.

10 Beispielsweise attestiert die Bostoner Psychotherapiestudie Therapien, in denen der Therapeut für eine lange Zeit sehr idealisiert wird, bemerkenswert stabile Erfolge (Kantrowitz, 1998).

Zur Rezeption der Philosophie der Anerkennung in der Psychoanalyse

Der Begriff der Anerkennung taucht in der Psychoanalyse explizit erst in den letzten Jahren häufiger auf (Benjamin, 1998; Altmeyer, 2000). Früher spielten Anerkennungserfahrungen, verstanden als wichtige Neuerfahrungen in der Beziehung zum Therapeuten, lediglich implizit in den Behandlungstheorien der Objektbeziehungstheoretiker eine Rolle.[11] Dies allerdings eher sinngemäß und ohne die Terminologie der Anerkennung zu verwenden. Im deutschsprachigen Raum steht der Einbezug der Anerkennungsterminologie in die Psychoanalyse vor allem im Zusammenhang mit der Rezeption der sozialphilosophischen Theorie der Anerkennung von Honneth (1994). Deren Grundthese besteht in der Annahme, dass in sozialen Beziehungen ein „Kampf um Anerkennung" stattfindet. Demnach suchen Menschen in sozialen Kontakten danach, von anderen als eine bestimmte, einmalige Person anerkannt und geachtet zu werden. Um diese Anerkennung wird gekämpft, weil sie notwendig ist, um sich selbst gewiss zu werden:

> „Der Zusammenhang, der zwischen der Erfahrung von Anerkennung und dem Sichzusichverhalten besteht, ergibt sich aus der intersubjektiven Struktur der persönlichen Identität: Die Individuen werden als Personen allein dadurch konstituiert, dass sie sich aus der Perspektive zustimmender oder ermutigender Anderer auf sich selbst als Wesen zu beziehen lernen, denen bestimmte Eigenschaften und Fähigkeiten positiv zukommen"
> (Honneth, 1994, S. 277).

Eine Anerkennungserfahrung ist das Gefühl, von einer anderen Person ganz persönlich für sein *Selbst-Sein* wertgeschätzt zu werden. Die ersten und wichtigsten Anerkennungserfahrungen macht das Kind mit seiner Mutter (Honneth, 1994). In einer gesunden, liebevollen Beziehung zwischen Mutter und Kind findet ein wechselseitiger Austausch statt, der auch über *Kämpfe* schließlich dazu führt, dass das Kind die Mutter als eigenständiges und getrenntes Wesen anerkennt und sich von ihr als solches anerkannt fühlt.

Die Suche nach Anerkennung gestaltet sich laut Honneth (1994, S. 50) als Kampf, weil das Individuum „sich ein Gefühl der Sicherheit darüber, ob es von seinem Interaktionspartner anerkannt wird, nur durch die Erfahrung der praktischen Reaktion verschaffen (kann, B. G.), mit der jener auf eine gezielte, ja provokatorische Herausforderung antwortet." Das bedeutet aber auch: Anerkennung wird weniger über direkte verbale Mitteilungen ausgedrückt, sondern vielmehr durch die Art, wie einer den anderen in der Interaktion behandelt. Wenn vom Kampf um Anerkennung die Rede ist, dann heißt das auch: beide Interaktionspartner wollen vom jeweils anderen Anerkennung und im für beide befriedigenden Fall entsteht ein wechselseitiger Anerkennungsprozess.

Die psychoanalytische Rezeption von Honneths Theorie der Anerkennung hat im letzten Jahr zu einer intensiven theoretischen Kontroverse geführt (Whitebook, 2003; Busch, 2003; Warsitz, 2003), vor allem über die zugrunde liegende Annahme einer primären Intersubjektivität, aus der sich, vermittelt über Anerkennungspro-

11 Dies gilt etwa für Balints (1970) Theorie der Behandlung der Grundstörung.

zesse, erst ein Subjekt bildet. Kritiker sehen darin eine Vernachlässigung der Triebtheorie (Warsitz, 2003, S. 343).

Was aber bedeutet eine Rezeption der Anerkennungstheorie für die psychoanalytische Behandlungstheorie jenseits des Streits über die metapsychologischen Implikationen des Konzepts? Bisher wird die Anerkennungsthematik direkt fast nur mit der Behandlung narzisstischer Störungen in Verbindung gebracht. Zwar meint Dornes (1998, S. 349), dass „viele, wenn nicht die meisten neurotischen Probleme, die es heute gibt, nicht von frustrierten Triebbedürfnissen, sondern von frustrierten Anerkennungsbedürfnissen (herrühren, B. G.)". Gemeint ist damit aber lediglich eine Zunahme narzisstischer Störungen in den letzten Jahrzehnten. In der Therapie mit narzisstischen Patienten geht es um Anerkennung, wenn sie beim Therapeuten nach Beachtung suchen, von ihm Aufmerksamkeit verlangen oder Bewunderung einfordern (Altmeyer, 2000, S. 165). So ist inzwischen im Zusammenhang mit narzisstischen Patienten zwar die Rede vom Bedürfnis nach Anerkennung, aber von einer wirklichen Integration der Anerkennungstheorie in die Behandlungstechnik kann man noch nicht sprechen. Bisher hat lediglich Daser (2003) an konkreten Fallbeispielen untersucht, welche Rolle Anerkennungsprozesse in therapeutischen Beziehungen spielen und dabei bestimmte Interaktionssequenzen dezidiert als einen „Kampf um Anerkennung" beschrieben. Eines seiner Fallbeispiele, das hier wiedergegeben wird, stammt aus einem Text von Trimborn (1995; hier wörtlich zitiert nach Daser, 2003, S. 298):

> „Als die Patientin zum wiederholten Mal ein „Scheinmanöver" vorführt, mit dem sie eine Vermeidung kaschieren will, steigt in ihrem Analytiker „Unmut hoch". Er glaubt, diesmal „fest zupacken" zu müssen und konfrontiert sie energisch mit der Scheinhaftigkeit ihres Tuns ihm gegenüber. Daraufhin zieht sich die Patientin auf für sie „typische Art" in eine „kindlich-naive Unschuldshaltung zurück", was den Therapeuten noch mehr „reizt", so dass es zu einem „Gerangel" kommt. Obwohl die Patientin nach dieser Stunde an Abbruch denkt, kommt sie zur nächsten Sitzung und fragt ihren Therapeuten (erstmals!) direkt, ob er sich geärgert habe. Dieser gibt dies zu, hält aber an seinem sachlichen Standpunkt fest. Daraufhin meint die Patientin, er habe wohl Recht. Sie bringt Material (....) und sagt: Früher habe ich immer gedacht, dass ich für Sie nur eine Akte bin, die man wegpacken kann, wenn ich gehe. Jetzt merke ich, dass das auch eine Beziehung ist."
> (Hervorhebungen im Text von Daser. Sie kennzeichnen wörtliche Zitate aus dem Text von Trimborn.)

Laut Daser (2003, S. 300) kämpft in dieser Sequenz zunächst der Therapeut um die Anerkennung der Patientin. Dessen energische Konfrontation versteht er als eine Äußerung seines Bedürfnisses, dass die Patientin ihm gegenüber wahrhaft sein und ihn als Person ernst nehmen soll. Dem Therapeuten geht es dabei aber nicht nur um Anerkennung für sich (oder wie man auch sagen könnte, um eine narzisstische Reparatur in Form einer agierten Gegenübertragung), sondern auch um die gemeinsame therapeutische Arbeit, weil er gegen die Abwehr der Patientin kämpft und ihr wahres Selbst (Daser, 2003) sucht. Indem er seine professionelle und abstinente Haltung aufgibt und sich auf ein sehr persönliches „Gerangel" mit der Patientin einlässt, gibt er ihr zu verstehen, dass er sie ernst nimmt und ihm etwas an ihrer Entwicklung liegt. Die Patientin erträgt diese Konfrontation zuerst nur schwer, erfährt aber aus der ärgerlichen Reaktion des Therapeuten dann auch, dass er sie wertschätzt und sehr persönlich auf sie bezogen ist. Durch das „Gerangel" hindurch spürt sie so die Achtung des Analytikers (Daser, 2003) und kann sich als eine vom Therapeuten als wertvoll anerkannte Person erleben.

Daser (2003, S. 312) hält ein solches Heraustreten aus der therapeutischen Berufsrolle für notwendig, denn nur so kann die Patientin die persönliche Wertschätzung spüren, die die Basis von Anerkennungserfahrungen bildet: Der Therapeut muss als individuell fühlende und wertende Person erfahrbar werden, denn solange er nur eine therapeutische Rolle ausfüllt, kann sich die Patientin seiner persönlichen Anerkennung nie sicher sein.[12]

Das *feste Zupacken* des Therapeuten kann von der Patientin aber nur als Anerkennung ihrer Person verstanden werden, weil ihr klar ist, dass es dem Therapeuten um die gemeinsame therapeutische Arbeit und um ihre Entwicklung geht. In seiner heftigen Reaktion zeigt sich ihr sein Engagement für ihre Zukunft. Wenn diese gemeinsame Bezogenheit auf das therapeutische Projekt fehlt oder von der Patientin nicht erkannt wird, wird sie das Ungehaltensein des Therapeuten lediglich als Vorwurf und Kritik an ihrer Person auffassen. Nur weil der Therapeut und die Patientin schon eine tragfähige Beziehung haben und nur, weil die Patientin sicher ist, dass der Therapeut normalerweise eben nicht so reagiert, empfindet sie seine Reaktion nicht nur als beliebigen Übergriff.

Daser (2003) interpretiert diese Sequenz als eine Episode wechselseitiger Anerkennung: Der Therapeut kämpft zunächst um die Anerkennung durch die Patientin. Sie soll ihn und die gemeinsame Arbeit ernst nehmen, ihm nicht „scheinheilig" (also wider besseren Wissens) ausweichen und etwas vormachen. Indem er nachdrücklich die Anerkennung der Patientin einfordert, erkennt er sie aber zugleich auch als reife und eigenverantwortliche Person an und aufgrund seiner heftigen und ungewöhnlichen Reaktion erfährt sie seine persönliche Involviertheit (man könnte sich sogar fragen, ob nicht eigentlich die Patientin den Anerkennungsprozess initiiert hat, indem sie ihn zu dieser Reaktion herausforderte).

Anerkennung durch Kreditierung

Diese Sequenz lässt sich auch als eine Kreditierungsepisode lesen und man kann an ihr zeigen, um welche Art Anerkennung es sich im Fall therapeutischer Kreditierung handelt. Die Konfrontation der Patientin macht ja nur Sinn, wenn der Therapeut davon überzeugt ist, dass sie auch anders könnte. Seine Bewertung ihres Verhaltens als „Scheinhaftigkeit" zeigt dies deutlich. Er unterstellt ihr die Fähigkeit, sich selbst und ihm gegenüber aufrichtig sein und ihre Vermeidungstendenzen anerkennen zu können, um sie gemeinsam zu bearbeiten. Das „Gerangel" ist somit

12 In diesem Zusammenhang sind die Ergebnisse einer Katamnesestudie von Senf und Schneider-Gramann (1990) interessant. Ihre Patienten antworteten auf die Frage, was ihnen in ihrer Therapie besonders geholfen habe, es sei die Erfahrung gewesen, dass ihr Therapeut von Zeit zu Zeit seine professionelle und gewohnte Haltung aufgegeben habe und als *Mensch* spürbar geworden sei. Überhaupt ist in der behandlungstheoretischen Diskussion mit der Etablierung der intersubjektiven Therapiekonzepte die Frage, wie authentisch und spontan ein Therapeut handeln soll, viel bedeutsamer geworden (Bohleber, 2004).

eine sehr deutliche Herausforderung der Patientin, dies zu sehen und zu verändern. Man sieht deutlich die für Kreditierungsprozesse typische triadische Struktur: Der Therapeut drückt nicht nur, nicht einmal in erster Linie, seine persönliche Wertschätzung für die Patientin aus (etwa in der Art: „ich mag sie“ oder „sie bedeuten mir etwas“), sondern er zeigt sein Zutrauen in ihr Anders-Sein-Können in Bezug auf das Vermeidungsverhalten. Die Patientin erfährt nicht nur, dass ihm etwas an ihr liegt („so wie sie ist“), sondern dass ihm vor allem etwas an der gemeinsamen Arbeit und an ihrer Veränderung liegt („so wie sie sein könnte“).

In der Theorie von Honneth (1994) ist der Kampf um Anerkennung als ein dyadisches Beziehungskonzept angelegt: Zwei Personen kämpfen darum, vom anderen anerkannt und als unverwechselbares Individuum persönlich wertgeschätzt oder geliebt zu werden. Der Prototyp für diesen Beziehungstyp ist die Liebe zwischen Mutter und Kind. Im Kreditierungshandeln hingegen wird eine spezielle Form der Anerkennung vermittelt. Es geht nicht um die persönliche Wertschätzung als solche, sondern um die momentane, spezifische und persönliche Anerkennung als eine entwicklungsfähige und kompetente Person im Hinblick auf ein bestimmtes Therapieziel. Die Anerkennungserfahrung lautet: „Ich bin einer, dem dieser andere diesen Entwicklungsschritt zutraut und deshalb erwartet er ihn von mir.“

Gemeinsam ist beiden Varianten von Anerkennung ihre implizite Vermittlung. Der Therapeut sagt der Patientin nicht, dass er sie schätzt und ernst nimmt, sondern er zeigt es in seiner Bereitschaft, mit ihr zu *rangeln*. Genauso implizit zeigt er ihr, dass er ihr zutraut, ihr Vermeidungsverhalten zu erkennen, anstatt es ihr einfach zu sagen: nur über diese praktische Erfahrung kann sie sich der Anerkennung sicher sein.

Das Wort *Kampf* um Anerkennung sagt es bereits, und im Beispiel ist es deutlich zu sehen: Anerkennung wird zum Teil massiv eingefordert. Der andere wird provoziert, um eine echte persönliche Reaktion zu erhalten. Dies ist in einem professionalisierten und institutionalisierten Beziehungstyp wie Psychotherapie besonders schwierig, weil das Verhalten des Therapeuten immer unter dem Verdacht steht, nur Ausdruck einer beruflichen Haltung zu sein, die er einnehmen muss, weil er dafür bezahlt wird und die jedem Patienten in der gleichen unpersönlichen Weise zuteil wird. Deshalb müssen Patienten einen Weg finden, den Therapeuten aus seiner Rolle heraus- und persönliche Äußerungen hervorzulocken, wenn sie nach Anerkennung suchen. Den Therapeuten zu reizen und einen Streit zu provozieren, ist eines der Mittel, die ihnen dafür zur Verfügung stehen. Ebenso kann der Therapeut nur dann erwarten, vom Patienten als Person ernst genommen und anerkannt zu werden, wenn er auch als Persönlichkeit jenseits einer professionellen Rolle auftritt.

Im Moment der wechselseitigen Anerkennung behandeln sich beide als unterschiedliche und eigenständige Individuen. Wechselseitige Anerkennung bedeutet keineswegs eine harmonische Beziehung in großer Übereinstimmung, sondern kann wie im Beispiel durchaus als „Gerangel“ stattfinden. Die Achtung und persönliche Wertschätzung zeigt sich in der Differenz: Der andere wird als anderer anerkannt, gerade weil er anders und einzigartig ist. Das heißt, der Kampf um Anerkennung führt unweigerlich zu Konflikten und bedroht auch die bestehende Beziehung. In ähnlicher Weise ist auch therapeutisches Kreditierungshandeln eine Zumutung und ein Test für die Tragfähigkeit der Beziehung, weil es die momentane Selbstpositionierung eines Patienten infrage stellt und der Therapeut als unempathisch oder überfordernd empfunden werden kann.

Anerkennung und das Problem der Abstinenz

Wenn Anerkennung aber nur als persönliche Wertschätzung erfahrbar ist und damit immer ein punktuelles Aufgeben der analytischen Haltung voraussetzt, dann ist klar, dass die Vermittlung von Anerkennung und die traditionelle psychoanalytische Forderung nach Abstinenz nicht in Einklang zu bringen sind. Die Abstinenzregel hatte ja ursprünglich einen doppelten Zweck: Einerseits sollte sie verhindern, dass der Patient seine Triebwünsche in der Beziehung zum Analytiker unbewusst befriedigt und zweitens sollte sie auch den Analytiker davor schützen, seine eigenen Wünsche in der Beziehung zum Patienten zu befriedigen (Cremerius, 1984). Das Verhalten des Therapeuten im Beispiel von Daser/Trimborn kann unschwer als Verletzung zumindest des zweiten Aspekts der Abstinenzregel interpretiert werden. Allerdings gilt die Abstinenzregel in ihrer klassischen Form, die den Analytiker auf die andauernde Rolle eines emotionslosen und spiegelnden Chirurgen festlegte, heute nicht mehr als Ideal einer angemessenen psychoanalytischen Haltung.

Anerkennungskämpfe kommen in verschiedenen Therapien unterschiedlich häufig vor. Ihre besondere Wirkung erhalten sie aber, weil sie seltene Phänomene sind. Es ist, wie die ehemaligen Patienten in der Katamnesestudie von Senf und Schneider-Gramann (1990) sagen, das unerwartete Herausfallen aus der professionellen Haltung und damit der Kontrast, der diese Erfahrung zu einer ganz besonderen macht. Es handelt sich um seltene, situativ notwendige Verletzungen des Abstinenzgebots (denen man sich als Therapeut wahrscheinlich, selbst wenn man es will, kaum völlig widersetzen kann, weil sie so heftig eingefordert werden).

Im Beispiel von Daser/Trimborn verhält sich der Therapeut nicht nur nicht abstinent, sondern er bleibt auch nicht neutral, wenn er das Verhalten der Patientin als scheinheilig bewertet und sie damit konfrontiert. Der Kampf um Anerkennung wird hier zugleich auch als moralischer Diskurs geführt: Die Patientin soll aufrichtig sein und sich nicht auf eine kindlich naive Haltung zurückziehen. Indem der Therapeut ganz persönlich antwortet, bezieht er zwangsläufig auch wertend Stellung. Er will so nicht behandelt werden und betrachtet die Maskerade der Patientin für sich und für ihn als unwürdig. Wenn Anerkennung in Form persönlicher und individueller Wertschätzung gewährt wird, kann dies nicht gleichzeitig neutral und ohne persönliche Stellungnahme geschehen.

Gilt dies auch für die spezielle Form der Anerkennung, wie sie im therapeutischen Kreditierungshandeln zum Ausdruck kommt? Liest man das Beispiel von Daser/Trimborn als Kreditierungsepisode, so muss man feststellen: Der Therapeut ist nicht mehr neutral, wenn er davon ausgeht, dass die Patientin sich auch anders verhalten kann und die scheinheiligen Manöver nicht nötig hat. Sobald er sie im „Gerangel" direkt dazu herausfordert, ist er eindeutig parteilich. Er verbündet sich mit einer der Patientin als Möglichkeit zugeschriebenen, spezifischen Neupositionierung, die darin besteht, sich zu ihrem Vermeidungsverhalten zu bekennen. Damit zeigt er ihr nicht nur, dass er ihr diese Position zutraut, sondern auch, dass er diese in dem Moment für die bessere hält (die Therapie voranbringende, reifere). Ein explizit oder implizit wertendes Urteil und eine Parteilichkeit dieser Art sind mit jeder Form von Kreditierung verbunden. Sie können ganz deutlich zum Ausdruck kommen, etwa wenn der Therapeut einen Patienten explizit zur Veränderung herausfordert und sie legitimiert (wie im **Beispiel 6 /Therapie 1**, in dem der Therapeut die Patientin mit folgenden Worten motiviert, sich von der

Mutter abzugrenzen: „von dort her dünkt es mich (-) ist die Wut *sehr sehr* berechtigt dass Sie sich mal *abgrenzen* von dem?").

Aber auch wenn es sich um implizite Kreditierungen handelt, enthält die damit anvisierte Neupositionierung immer eine ebenso implizite persönliche Stellungnahme des Therapeuten, über das, was er dem Patienten in diesem Moment der Therapie zutraut und was er für die richtige Position hält (wie im **Beispiel 1/ Therapie 2**, in dem der Therapeut darauf beharrt, dass die Patientin die Stunde selbstständig beginnen und ein Thema wählen kann und soll). So gesehen kann es kein Kreditierungshandeln von einem völlig neutralen Standpunkt aus geben. Die Bereitschaft des Therapeuten, zu den Beziehungsangeboten eines Patienten und zu dessen Selbstpositionierung in einer bestimmten gegenwärtigen oder vergangenen Situation, wie subtil auch immer, Stellung zu nehmen, ist eine Voraussetzung therapeutischer Kreditierung. Genau diese persönliche Stellungnahme ist es, die dem Patienten das Gefühl gibt, dass der Therapeut an ihn und an die ihm mögliche Entwicklung glaubt und die ihm ermöglicht, echte Anerkennung zu erfahren. Wobei, wie man an den verschiedenen Kreditierungsbeispielen sehen konnte, die wertende Stellungnahme des Therapeuten unterschiedlich intensiv zum Ausdruck kommen kann. Das vom Patienten herausgehörte, persönliche Engagement des Therapeuten für seine Entwicklung ist es also, das ihn besonders zu motivieren vermag.

1. Die Kreditierung des Patienten beinhaltet immer seine Anerkennung als eine entwicklungsfähige Person, der das Potential attestiert wird, sich in bestimmter Hinsicht verändern zu können.
2. Kreditierungshandeln wird als Anerkennung erfahrbar, weil darin eine persönliche Stellungnahme des Therapeuten zu dem, was er dem Patienten zutraut, zum Ausdruck kommt.
3. Kreditierungshandeln ist daher nicht aus einer völlig abstinenten und neutralen Position heraus möglich.

Zusammenfassung

Das Kreditierungskonzept wurde in Beziehung zu anderen psychoanalytischen Konzepten und zu den im ersten Teil der Arbeit dargestellten Beziehungsmerkmalen gesetzt. Das Beziehungskonzept der Kreditierung ist als Ergänzung und Kontrapunkt zur Empathie und zum Vertrauen zu verstehen. Während eine empathische Haltung über das Konzept der optimalen Sensitivität mit einer *mütterlichen* Position in Verbindung gebracht wird, lässt sich eine kreditierende Haltung eher einer *väterlichen*, triangulierenden Position zuordnen, die durch Herausforderung, Zutrauen, Erwartung und Verpflichtung gekennzeichnet ist.

Therapeutische Kreditierung beinhaltet die Anerkennung des Patienten als eine in bestimmten Bereichen entwicklungsfähige Person. Die Anerkennung wird erfahrbar, weil mit Kreditierungshandeln immer eine mehr oder weniger offensichtliche, persönliche Stellungnahme des Therapeuten verbunden ist, die dem Patienten zeigt, dass er an ihn und seine Veränderungschancen glaubt. Dadurch bedeutet Kreditierung im strengen Sinne eine Verletzung der Abstinenzregel.

Kreditierungshandeln ist nicht mit verbalem Zuspruch zu verwechseln. Es stützt sich zwar auf eine Suggestibilität des Patienten, ist aber kein rein suggestives Handeln. Ob der Patient hofft, im Therapeuten ein kreditierendes Objekt zu finden und ob der Therapeut dem Patienten Kredit gibt, hängt entscheidend von der sich zwischen ihnen entwickelten Übertragungs- und Gegenübertragungsdynamik ab.

6 Die Wirkung therapeutischer Kreditierung

6.1 Die Identifikation mit einem kreditierenden Objekt

Betrachtet man noch einmal, wie Eltern ihre Kinder kreditieren, so kann man dort zwei Wirkungsweisen von Kreditierung unterscheiden. Eine kurzfristige, situativ begrenzte und eine andauernde. Die erste besteht darin, das Kind in einer bestimmten Situation zu einem neuen Verhalten zu motivieren und ihm dabei Zutrauen in seine Fähigkeiten entgegenzubringen. (Im Beispiel von Stern et al. im Kapitel 2.2.3 führt dies dazu, dass das Kind die Rutsche hochklettert und die selbstbestätigende Erfahrung macht, dazu in der Lage zu sein.) Die dauerhafte Wirkung derartiger Interaktionen, sofern sie sich wiederholen, liegt in der Bildung von Repräsentanzen von Beziehungserfahrungen mit einem zutrauenden und entwicklungsstimulierenden Objekt, die als innere *Entwicklungsschrittmacher* das Kind in neuen und schwierigen Situationen mit Selbstvertrauen versorgen.

Wie kann man sich demgegenüber die Wirkung therapeutischer Kreditierung vorstellen? Therapeutisches Kreditierungshandeln ist ein spezifisches Ereignis in einer bestimmten Gesprächssituation. Zu einem Zeitpunkt der Therapie fordert der Therapeut den Patienten zu einem Veränderungsschritt heraus, wobei letzterer die Erwartung und das Zutrauen des Therapeuten erfährt. Der Therapeut stellt sich somit als äußere Regulierungsinstanz zur Verfügung, die den Patienten indirekt mit Selbstvertrauen versorgt und ihn dazu anhält, eine Neupositionierung auszuprobieren. Auch das Potential der therapeutischen Kreditierung entfaltet sich vor allem mit der Zeit, wenn der Patient weitere ähnliche Erfahrungen mit dem Therapeuten macht.

Neue Beziehungserfahrungen mit dem Analytiker, sich mit ihnen zu identifizieren und sie zu verinnerlichen, gilt allgemein als zentraler Wirkfaktor psychoanalytischer Therapien (Mertens, 1993b, S. 222). Die Wirkungsweise der Verinnerlichung stellt man sich allgemein so vor: Im Laufe einer gelingenden Therapie identifiziert sich der Patient mit dem Analytiker bzw. mit dessen analytischen Funktionen und entwickelt mehr und mehr einen *inneren Analytiker*, der sich beispielsweise in der zunehmenden Fähigkeit zur Selbstreflexion zeigt. Irgendwann kann der Patient dann auf den äußeren Analytiker verzichten, weil er dessen analytische Funktionen partiell übernommen hat. Allerdings ist es etwas ungenau zu sagen, der Patient identifiziert sich mit dem Analytiker. Reife (oder sekundäre) Identifikation ist immer eine partielle Identifikation, die sich dadurch auszeichnet, dass „das Subjekt nur einen einzelnen Zug von der Objektperson entlehnt“ (Freud, 1921, S. 117). Sie hat auch nicht den Charakter einer „simplen Imitation, sondern (ist, B. G.) Aneignung aufgrund des gleichen ätiologischen Anspruches; sie drückt ein gleichwie aus (...)."

Mit welchen Funktionen des Therapeuten kann sich ein Patient identifizieren, der wiederholt eine kreditierende Zuwendung erfährt? Vermutlich ist es nicht ausschließlich die zuversichtliche und zumutende Haltung ihm gegenüber, die sich via Verinnerlichung als Selbstvertrauen bemerkbar macht. Der Patient erfährt ja im Moment einer therapeutischen Kreditierungshandlung nicht nur etwas darüber, wie der Therapeut zu ihm steht und was er ihm zutraut, sondern er erlebt auch, was der Therapeut selbst in so einer Situation für möglich hält. In dem **Beispiel 6/Therapie 1** fordert der Therapeut die Patientin auf, sich in der Beziehung zur Mutter neu zu positionieren. Er eröffnet ihr damit einen Möglichkeitsraum alternativer Beziehungsgestaltung: Man kann sich auch abgrenzen und in der Beziehung zur Mutter freier fühlen. Dieses Verhalten korrespondiert auf inhaltlicher Ebene mit der in Kapitel 4.1.3 beschriebenen Studie zum Zusammenhang zwischen mimischen Affektausdruck und Therapieverlauf (Krause, 1997), in der in erfolgreicheren Therapien eine grössere Differenz im Affektausdruck zwischen Therapeut und Patient zu beobachten war. Offenbar sehen Patienten im (Affekt-)Verhalten des Therapeuten ein Modell für eine alternative Verhaltenweise in einer bestimmten Beziehungssituation, die ihm als neue Möglichkeit vor Augen geführt wird. Diese können sie sich dann identifikatorisch aneignen, sofern sie den Wunsch haben, auch „gleich wie" der Therapeut sein zu können. Voraussetzung für eine echte Identifikation dieser Art ist eine intensive Gefühlsbindung an den Therapeuten. Nur wenn der Patient den Therapeuten wirklich achtet und ihn mag, wird er in ihm ein Modell sehen. Das bedeutet auch: Die Glaubwürdigkeit des Therapeuten und sein echtes Engagement müssen im Kreditierungshandeln für den Patienten erlebbar sein. Der Patient muss spüren, dass der Therapeut für ihn in der infrage stehenden Beziehungssituation eine andere Position wirklich für möglich hält.

Diese Orientierung am Modell des Therapeuten erinnert an die soziale Lerntheorie von Bandura (1969). Die Parallelen zwischen dieser sozialpsychologischen Theorie und den psychoanalytischen Konzepten der Identifikation und der Verinnerlichung haben Thomä und Kächele (1996a, S. 397) herausgearbeitet. Sie halten das Lernen am Modell des Analytikers für einen wichtigen Wirkfaktor. Aus einer psychoanalytischen Perspektive jedoch, und darin besteht ein großer Unterschied zur sozialen Lerntheorie, ist die Beziehung des Patienten zum Therapeuten in spezifischer Weise durch Projektionen und durch Idealisierung aufgeladen. Die Bedeutung der Idealisierung des Therapeuten, die sich oft gerade zu Beginn einer Therapie einstellt, wurde bereits thematisiert. Der Therapeut ist aber nicht nur ein idealisiertes Objekt für den Patienten, sondern auch Adressat projizierter Selbstanteile. Patienten projizieren solche Fähigkeiten, die ihnen selber im Augenblick zu fehlen scheinen, wie Allein-Sein-Können, Potenz oder Autonomie (Hinz, 2004, S. 876). Die Selbstanteile werden dem Therapeuten zugeschrieben, um sie zu schützen. Weil sie eigentlich gewünschte und mögliche Selbstanteile sind, die aber im Moment nicht gelebt werden dürfen, da sie in der Vorstellung mit zu gefährlichen Folgen verbunden sind, werden sie ausgelagert und einem anderen zugewiesen. Der Patient kann dann relativ gefahrlos beobachten, ob und wie der Therapeut mit diesen Fähigkeiten *lebt* und wie er für sie eintritt. Allerdings hat er dann gleichzeitig das Gefühl, dass sie ihm selber fehlen. In der Therapie kommt es deshalb auch darauf an, diese Fähigkeiten an den Patienten *zurückzugeben*. Loch (2001, S. 78) nennt diese Aufgabe dem Patienten „Potenz zuzusprechen" und sie ihm „zuzuerkennen". Dies kann ihm zur Folge mittels eines bestimmten Interventionstyps gelingen, dessen „primäres Ziel es ist, dem Analysanden einen Neubeginn nicht zu verbauen, sondern ihm die Freiheit dazu einzuräumen." Diesen Interventionstyp erläutert Loch (2001) an folgendem Beispiel: Der Analytiker hat eine Stunde abgesagt, in der nächsten Sitzung fühlt er dann „z. B. eine heftige Wut in sich aufsteigen (...), wohingegen der Analysand bedrückt und niedergeschlagen wirkt". Er sagt ihm dann: „Könnte es sein, dass Sie durch meine Absage der letzten Sitzung ärgerlich geworden waren und sich dann allein gelassen fühlten und ganz traurig wurden? *Aber könnte es nicht auch sein, dass Sie meinen, Sie brauchen die Stunde, weil ich „etwas" habe, was sie glauben nicht zu haben?*" (Loch, 2001, S. 77–78)

Für Loch (2001) ist es der kursiv gedruckte zweite Satz, der auf die Autonomie des Patienten zielt und ihm „Potenz zuerkennt": Durch die Formulierung im Konjunktiv teilt er ihm mit, dass er nur glaubt, der Therapeut habe etwas, was ihm fehlt und er deshalb die Stunde so dringend benötigte. Damit wird seine Abhängigkeit vom Therapeuten infrage gestellt.

Mit dem Ziel, dem Patienten „Potenz zuzuerkennen", hat Loch (2001) offenbar etwas ganz Ähnliches im Sinn wie das Zuweisen eines potenten Akteurstatus, um den es sich beim Kreditierungshandeln dreht. Im dem Beispiel von Loch wird Potenz zuerkannt, indem die Abspaltung und Projektion auf den Analytiker gedeutet wird: Der Patient soll einsehen, dass er dem Analytiker eigene Selbstanteile zuschreibt und hofft, ihr Fehlen durch sein Zusammensein mit ihm ausgleichen zu können.

Kreditierungshandeln kann, wie gesehen, auch in Form einer Deutung vor sich gehen. Teilweise geschieht die Zuweisung eines Akteurstatus aber auch auf eine andere Weise: Der Analytiker fordert den Patienten zur Neupositionierung und zur eigenen Entdeckung seiner Fähigkeiten auf. Er behandelt ihn als einen potenten Akteur und erwartet, dass er sich dementsprechend verhalten wird. Dabei geht es dann auch nicht darum, dem Patienten die Projektionen eigener Fähigkeiten zu deuten. Vielmehr kann der Patient zunächst beobachten, welche Positionierungen der von ihm mit diesen Fähigkeiten ausgestattete Analytiker in den jeweils thematisierten Beziehungssituationen für möglich hält. Durch die implizite oder explizite Herausforderung, sich selbst entsprechend neu zu positionieren, verlangt er dann vom Patienten, sich wieder mit diesen Selbstanteilen zu identifizieren, die ihm zuvor unerträglich zu sein schienen und die er vielleicht noch niemals wirklich entfalten konnte.

6.2 Kreditierung und das Konzept der Ich-Stützung: analysieren oder stützen?

Emde (1991) nennt die Funktion, die die Mutter in den im zweiten Teil beschriebenen Versuchen zur sozialen Bezugnahme kleiner Kinder übernimmt, ein Hilfs-Ich. In der psychoanalytischen Behandlungstechnik spricht man auch vom Therapeut als Hilfs-Ich: Das Ich des Patienten ist anfangs zu schwach und muss erst in der Therapie gestärkt werden. So lange bleibt es auf eine äußere Stützung angewiesen. Die Identifikation mit dem Analytiker soll zu einer solchen Stärkung führen und bewirken, dass das reale Objekt als Hilfs-Ich überflüssig wird. Bei Kernberg (1988, S. 208) heißt es kurz und knapp: „Anpassungsfördernde Ich-Identifizierungen mit dem Therapeuten erhöhen die Ichstärke unmittelbar." Mit dem Ich-psychologischen Begriff der Ich-Stärke bezeichnet man in der Psychoanalyse bestimmte Eigenschaften eines gesunden Ichs. Dazu gehören beispielsweise Affekttoleranz, die Fähigkeit zur Regression im Dienste des Ichs, Frustrationstoleranz, intakte Realitätsprüfung, Selbstreflexions- und Verbalisierungsfähigkeit (Blanck, 1966).

Freud (1941, S. 36) sprach von dem Behandlungsziel, mit Hilfe der Psychoanalyse das „geschwächte Ich zu stärken". Die Stärkung besteht in einer Erweiterung der Selbsterkenntnis, durch die das Ich wieder an „Macht und Einfluss" gewinnt. Seither gilt Ich-Stärkung zwar durchaus als anerkanntes Ziel einer psychoanalytischen Therapie, das Konzept wird aber auch kritisiert. Ich-Stärkung wird heute oft gerade nicht mit einer Erweiterung der Selbsterkenntnis, sondern mit einer stützenden Behandlungstechnik in Verbindung gebracht und gerät dann leicht in den Verdacht, kein wirklich analytisches Vorgehen zu sein. So stellt Kernberg (1988, S. 224) in seiner Theorie der psychoanalytischen Psychotherapie der spezifischen Wirkung der Deutung eine unspezifische Wirkung der „auxiliären Ichfunktionen, die der Therapeut ausübt", gegenüber. Diese zeigen sich beispielsweise in der Fähigkeit, die Affekte, die der Patient nicht erträgt und in ihn auslagert, auszuhalten, was der Patient wiederum beobachtet und womit er sich identifizieren kann. Kernberg (1988) legt großen Wert darauf, dass dies zwar eine stützende Wirkung hat, es sich dabei aber nicht um eine bewusst eingesetzte stützende Technik handelt: Es soll offenbar der Eindruck entstehen, dass es sich bei der von ihm beschriebenen Therapieform nicht um eine Behandlungstechnik handelt, die auf eine Stützung des Ichs zielt, sondern um eine genuin analytische.

Das Konzept der Ich-Stützung von Blanck und Blanck

Blanck und Blanck (1981, S. 417), die sich sehr für das Konzept der Ich-Stützung stark gemacht haben, halten es für eines der am „meisten missverstandenen Werkzeuge". Häufig versteht man darunter ein „auf die Schulter klopfen" und Komplimente machen („das haben Sie gut gemacht"; „Sie sehen heute gut aus"; „Sie sind ein netter Mensch"). Das reicht aber ihrer Meinung nach bei weitem nicht aus. Solche Versicherungen können bei einem fehlenden Selbstvertrauen nichts bewirken. Einer attraktiven Frau beispielsweise, die sich selber nicht schön findet, können die andauernden Komplimente auch nicht helfen, sich attraktiver zu finden und mit sich zufriedener zu werden. Eine wirksame Ich-Stützung hingegen beginnt damit, die Situationen und Bereiche zu identifizieren, in denen ein Patient sich am weitesten entwickelt hat. Blanck und Blanck (1981, S. 418) geben folgendes Beispiel: „Sehr viele Borderline-Patienten haben es wenigstens einmal in ihrer Kindheit gewagt, in Worten oder Taten Widerstand zu leisten. Das muss aufgespürt und unterstützt werden, indem man sagt: *„Jedenfalls hatten Sie Ihren eigenen Kopf"*".

Diese Form der Ich-Stützung (der kursiv gedruckter Satz) soll eine „Hebelwirkung erzeugen" (Blanck & Blanck, 1981, S. 418). Sie hilft dem Patienten, seine Entwicklungsmöglichkeiten einzuschätzen und seine eigenen Stärken kennen zu lernen. Durch die Ermutigung des Therapeuten kann er die Entwicklung wieder dort aufnehmen, wo er in der Kindheit entmutigt wurde und scheiterte. Dabei muss der Therapeut an eine bestimmte Erfahrung anknüpfen und den Patienten genau in diesem Zusammenhang ermutigen. Eine „Blanko-Stützung" („Sie sind ein mutiger Mensch") hat dagegen kaum einen Wert (Blanck & Blanck, 1981, S. 418).

Das Kreditierungskonzept hat mit diesem Verständnis von Ich-Stützung deutliche Berührungspunkte. Das Beispiel von Blanck und Blanck erinnert an das **Beispiel 6/Therapie 1**, in der der Therapeut der Patientin über ihre Beziehung zur Mutter sagt: „Aber Sie wiesen äh den Anspruch zurück, darauf kommt es ja an". In beiden Fällen wird den Patienten im Rückblick eine Fähigkeit attestiert und damit zugleich eine Entwicklungsperspektive aufgezeigt. Die Patienten werden jeweils herausgefordert und ermutigt, die bereits einmal begonnene Veränderung fortzusetzen. Eine weitere Parallelität besteht darin, die Ermutigung an konkreten Situationen oder Erfahrungen festzumachen. Auch das Kreditierungshandeln besteht ja in der Herausforderung zur Neupositionierung in einer bestimmten momentan thematisierten (Beziehungs-)Situation und nicht in einem globalen Kreditgeben („sie werden das schon schaffen"). Und schließlich, was Blanck und Blanck für eine richtig verstandene Ich-Stützung behaupten, gilt auch für die Kreditierung: Sie hat nichts mit Beschwichtigung zu tun.

Blanck und Blanck (1981) scheinen aber nur diese eine Form von Ich-Stützung einer Ermutigung durch rückblickende Anerkennung früherer Fähigkeiten im Blick zu haben. Ihr zweites Beispiel, aus dem hier nur ein kurzer Ausschnitt wiedergegeben wird, zeigt dies deutlich:

> „Herr Baker, der auf der Suche nach seiner Mutter in das Geschäft ging, hatte die normale Initiative eines Kleinkindes entfaltet, das seine Trennungsangst zu lindern suchte, indem es das Objekt fand. Man musste ihm das sagen. Viele Patienten berichten, oft schuldbewusst, von sexuellen Explorationen in der frühen Kindheit. Sie müssen etwas zu hören bekommen wie: *‚Es ist doch gut, dass sie Neugier und heterosexuelles Interesse empfanden!'*"
> (Blanck & Blanck, 1981, S. 418)

Das Beispiel wirkt etwas unvermittelt, entscheidend ist hier der letzte in direkter Rede wiedergegebene Satz, der die gleiche Form von zurückblickender Bestätigung und Ermutigung darstellt wie im ersten Beispiel („jedenfalls hatten sie ihren eigenen Kopf"). Im Unterschied zu dem Konzept von Blanck und Blanck erschöpft sich Kreditierungshandeln nicht in der direkten Ermutigung, verbunden mit der Betonung bestimmter früherer Fähigkeiten eines Patienten. Das Zutrauen und die Ermutigung können im Falle der Kreditierung ja gerade darin bestehen, den Patienten direkt zur Neupositionierung und Veränderung herauszufordern und ihn so zu behandeln, als sei er schon dazu in der Lage. Das Ermutigende daran besteht in der damit verbundenen Beziehungsbotschaft („der Therapeut traut mir das zu"), die nicht explizit verbalisiert werden muss.

Eine weitere Differenz zwischen Kreditierung und dem Konzept der Ich-Stützung besteht darin, dass Blanck und Blanck (1981, S. 417) von einem „Werkzeug" des Analytikers sprechen. Ich-Stützung ist für sie ein vom Therapeuten beliebig einsetzbares Instrument, sofern er genügend Übung darin hat, zu ermitteln, in welchen früheren Situationen ein Patient sein höchstes Entwicklungsniveau erreichte und wie die Ermutigung angemessen zu formulieren ist. Hier zeigt sich das gleiche Problem, das schon im Zusammenhang mit Grawes (1998) Theorie der „Induktion positiver Erwartungen" diskutiert wurde. Hinter diesem Denken steht im Grunde noch eine Einpersonenpsychologie: Der Therapeut als weitgehend unabhängiger Beobachter des Patienten erkennt dessen Fähigkeiten und fördert sie durch die Anwendung bestimmter Techniken. Demgegenüber ist Kreditierung ein Beziehungskonzept und in einem interaktionellen Denken verwurzelt: Der Therapeut entscheidet nicht einfach, einem Patienten Kredit zu geben und ihm kreditierend zu begegnen, sondern beide verhandeln darüber und am Ende eines solchen Aushandlungsprozesses kann eine momentane kreditierende Beziehungskonfiguration entstehen oder nicht. Natürlich können sich Therapeuten eine kreditierende Haltung zum Ziel setzen und viele tun es wohl auch, ohne direkt darüber nachzudenken oder es so zu nennen, aber ob und in welcher Weise sie sie in der Interaktion mit einem spezifischen Patienten realisieren, hängt von beiden ab.

6.3 Kreditierung und Deutung

Wenn Kreditierungshandeln nur bedingt als eine Form der Ich-Stützung bezeichnet werden kann, ist es dann doch ein *echtes* analytisches Handeln? Analysieren heißt in der klassischen Psychoanalyse: Deuten oder wie Freud (1919) es meistens formulierte, Unbewusstes bewusst machen und, um dies zu erreichen, die Widerstände des Patienten aufzudecken. Die Deutungsarbeit sollte vor allem im Zusammenhang mit der Übertragung stattfinden und Stracheys (1935) Konzept der mutativen Übertragungsdeutung galt vielen Psychoanalytikern sehr lange als die richtige Behandlungstechnik. Heute gelten Deutungen immer noch als „Kernstück der aktiven Bemühungen des Psychoanalytikers" (Berns, 2000, S. 131). Nach einer allgemeinen Definition sind Deutungen

> „Mitteilungen des Psychoanalytikers an seine Patienten, die der Aussage des Patienten eine Bedeutung zumessen, die über das bisherige bewusste Selbstverständnis des Patienten hinausgeht, so dass er zu der unbewussten Bedeutung seiner Verhaltensweisen und Worte Zugang bekommen kann"
> (Berns, 2000, S. 131).

Im schon wiederholt diskutierten **Beispiel 5/Therapie 1** kreditiert der Therapeut die Patientin in Form einer Deutung. Er deutet ihre möglichen Motive, den bevorstehenden Besuch bei ihrem Exfreund abzusagen. Seine Deutung geht klar über ihr bisher mitgeteiltes Selbstverständnis der Situation hinaus. Als Deutung zielt diese Intervention auf eine Wissenserweiterung: Die Patientin soll ihre eigenen Motive erkennen und verstehen. Die Deutung enthält aber auch einen Kreditierungsaspekt, denn wenn er so deutet, traut er der Patientin zu, sich mit ihrer eigenen Rolle als Akteurin in der Besuchssituation auseinanderzusetzen und nicht nur über den Exfreund zu klagen. Diese Herausforderung zur Anerkennung des eigenen Akteurstatus vollzieht sich als Zumutung. Die Mikroanalyse seiner Formulierung zeigte, dass der Therapeut sich des Zumutungscharakters seiner Äußerung durchaus bewusst war.

Da jede Deutung immer über das aktuell präsentierte Selbstverständnis eines Patienten hinausgeht, um hinter seine momentane Kompromissbildung zu schauen, hat sie den Charakter einer Zumutung. Ein Therapeut, der einem Patienten eine solche Deutung zumutet, gibt ihm daher immer ein Mindestmaß an Kredit. Daran, ob und was ein Therapeut in der Arbeit mit einem bestimmten Patienten zu deuten wagt, sieht man bereits, ob er ihm überhaupt Kredit gibt.

Deutungen transportieren also immer eine Kreditierungsbotschaft, die allerdings unausgesprochen bleibt. Umgekehrt vollzieht sich nicht alles Kreditierungshandeln als Deutung, wie an den anderen Beispielen zu sehen war. Es lässt sich nicht einfach einem bestimmten psychoanalytischen Interventionstyp zuordnen, sondern ist eine Form der Beziehungsgestaltung und der Behandlung eines Patienten in einem bestimmten Moment der Therapie. So beinhaltet beispielsweise die Konfrontation, wie sie Kernberg (1988, S. 22) als einen Interventionstyp bei der Behandlung von strukturell gestörten Patienten definiert, durchaus etwas, was auch Kreditierungshandeln ausmacht. Konfrontieren heißt bei ihm, dem Patienten seine Widersprüche direkt verbal aufzuzeigen, damit er diese als seine Produktionen anerkennt. Und trotzdem ist Kreditierungshandeln nicht immer eine Konfrontation in dieser Weise. Nimmt man das **Beispiel 1/Therapie 2**, in dem der Analytiker von der Patientin erwartet, dass sie die Stunde selbstständig eröffnet und ein Thema wählt, dann ist dies keine verbale Konfrontation, sondern ein passives Warten. (Das allerdings konfrontierend wirkt, weil die Patientin dem Schweigen des Analytikers ausgesetzt wird.)

Verhindert Kreditierungshandeln regressive Prozesse?

Traditionell unterscheidet man in der Psychoanalyse zwischen verschiedenen Deutungstypen, wie Übertragungsdeutungen, Widerstandsdeutungen oder genetischen Deutungen. Mertens (1993a, S. 106) nennt noch weitere Varianten, darunter auch die „prospektiven Deutungen". Diese betonen den „finalprospektiven Aspekt auch im Sinn der Utopie Hoffnung. Das Aufzeigen dessen, was der Patient trotz seiner neurotischen Beeinträchtigung schon alles leistet und erlebt, kann als Mut machend (...) vom Patienten erlebt werden." Mertens (1993a) empfiehlt, diesen Deutungstyp nur selten zu gebrauchen, weil er die Regression des Patienten bremsen kann und die Therapie dann eher an der Oberfläche und stützend bleibt. Zudem besteht die Gefahr, dass der Analytiker sich dadurch zu stark als reale Person in den analytischen Prozess einführt. Prospektive Deutungen sind seiner Meinung nach lediglich bei depressiven Patienten wohl dosiert indiziert.

Beim Kreditierungshandeln geht es ja nicht primär um Mut machen, sondern um ein Zumuten. Es gibt jedoch auch Situationen, in denen Kreditierung einer prospektiven Deutung recht nahe kommt. Beispielsweise dort, wo der Therapeut die Patientin herausfordert, sich in der Beziehung zu ihrer Mutter neu zu positionieren (**Beispiel 6/Therapie 1**) und ihr sagt, dass sie es in einer früheren Situation bereits geschafft hatte, den Anspruch der Mutter zurückzuweisen. Und doch unterscheidet sich dieses Beispiel von der Definition einer prospektiven Deutung in zweierlei Hinsicht: Erstens ist diese Äußerung nicht für sich genommen als Kreditierung zu sehen, sondern sie ist *ein* Element des Kreditierungshandelns, durch das der Therapeut hier versucht, die Patientin zur Neupositionierung in der Beziehung zu ihrer Mutter herauszufordern. Es geht zweitens auch nicht darum, der Patientin allgemein zu versichern, welche Stärken und Fähigkeiten sie trotz ihres Leidens hat, um ihr Hoffnung zu machen, sondern darum, ihr zu zeigen, dass sie im Hinblick auf eine ganz bestimmte, momentan anstehende Veränderung das nötige Potential besitzt.

Wie verhält es sich mit dem von Mertens (1993a) angesprochenen Problem der Störung regressiver Prozesse durch prospektive Deutungen? Gilt das auch für Kreditierungshandeln? Zwar zielt Kreditierung auf Wachstum und Entwicklung und darauf, ein Potential zur Entfaltung zu bringen, aber deshalb muss sie noch nicht zwangsläufig regressive Prozesse verhindern. Sie darf eben nicht mit einer ausschließlich stützenden Vorgehensweise verwechselt werden. Im Gegenteil: Die zumutende Konfrontation mit dem eigenen Akteurstatus kann durchaus zunächst destabilisierend wirken und regressive Prozesse auslösen. Indem der Therapeut beim Kreditierungshandeln vom Patienten erwartet, sich genau den Ängsten zu stellen, von denen dieser selber unbewusst überzeugt ist, sie nicht bewältigen zu können, treibt er ihn erneut in die unbewusste Konfliktsituation hinein, um nach neuen Lösungsmöglichkeiten zu suchen. Deshalb kann das Handeln des Therapeuten, das den Patienten herausfordert, im Hier und Jetzt eine Neupositionierung vorzunehmen, gleichzeitig auch Erinnerungen an das Dort und Damals auslösen. Dazu ein Beispiel aus einer psychoanalytischen Therapie:

Ein junger Mann, der eine Ausbildung in einer Computerfirma macht, befindet sich schon seit einiger Zeit in einer psychoanalytischen Therapie. Bei einem bestimmten Lehrer in der Berufsschule, den er zudem noch sehr gerne hat, überkommt ihn immer wieder die neurotische, angstvolle Vorstellung, er könnte diesen erstechen. Irgendwann fragt der Therapeut ihn, ob er nicht einmal die Mordphantasien aufgeben könnte und was denn passiere, wenn er den Lehrer in Ruhe lasse. In der Nacht darauf träumt der Patient sehr schmerzvoll davon, wie ihn eine geliebte Frau verlässt. Er bringt den Traum in der folgenden Stunde in Verbindung zu der Äußerung des Therapeuten. Anschließend folgt in den nächsten Monaten ein intensives Durcharbeiten ödipaler Ängste vor dem drohenden Verlust des mütterlichen Objekts, auf den der Patient in seinen Mordphantasien mit Wut reagiert hatte.

Indem der Therapeut den Patienten auffordert, die gegenwärtigen Mordgedanken zu hinterfragen und sogar aufzugeben, löst er offenbar zunächst unbewusste psychische Prozesse aus, die dazu führen, dass die alten Verlassenheitsängste, die durch den imaginierten Mord am väterlichen Rivalen in Schach gehalten wurden, zuerst im Traum wieder aufbrechen. Die Aufforderung, sich vorzustellen, was im Falle einer Veränderung passiere, aktiviert offenbar auch die damit verbundenen früheren Ängste. Über ähnliche Erfahrungen berichtet Mitchell (1993). Er beschreibt einen bestimmten Interventionstyp, der darin besteht, einen Patienten imaginieren zu lassen, was passiert, wenn er sich in einer bestimmten Situation anders verhält. Mitchell (1993, S. 223) nennt es ein „imaginative reshaping (that, B. G.) opens up new possibilities fort the patient, both in thought and in action". Er verdeutlich dies an folgendem Beispiel: Ein Mann, der schon seit einigen Jahren in Analyse war, klagte immer wieder darüber, dass es nicht zu einem intimen Zusammensein mit seiner Frau kam. Er wartete abends oft, dass sie nach Haus kam, und hoffte, dass sie irgendwann zärtlich werden und Sex haben würden. Seine Frau war aber meistens müde und erschöpft und musste noch ein paar Dinge erledigen. Wenn sie dann Zeit zum Relaxen hatte, hatte er aber keine Lust mehr und hatte sich längst zurückgezogen. Nachdem sie in der Analyse immer wieder über die Situation gesprochen hatten, hat Mitchell den Patienten einmal gefragt, was passiert, wenn er, anstatt zu warten und sich vernachlässigt zu fühlen, aktiv auf sie eingeht, sie fragt wie es ihr geht und ihr signalisiert, dass er gerne Zeit mit ihr verbringen möchte. Das Ziel seiner Frage war Mitchell (1993) zur Folge nicht primär, dem Patienten ein anderes Verhalten zu suggerieren, sondern sich vorzustellen, wie es sei, sich so zu verhalten – so ein anderer zu sein – um dann herausfinden zu können, warum ihm dies bisher nicht möglich war. Diese Intervention hat dazu geführt, dass der Patient zunächst konsterniert war, weil ein solches Verhalten für ihn völlig unvorstellbar war. Anschließend wurde es dann möglich, gemeinsam seine frühen Beziehungen zu explorieren und das durchzuarbeiten, was ihm ein solches Verhalten unmöglich gemacht hatte. Entscheidend am Erfolg dieser Intervention war laut Mitchell (1993, S. 225) das Zusammenkommen der „underused ressources" des Patienten und der Fähigkeit des Therapeuten, sich eine andere Art des Verhaltens und des Zusammenseins mit einer Frau vorzustellen.

In dem Beispiel führte das Imaginieren eines zukünftigen Anders-Seins dazu, dass die Hindernisse, die dem im Weg standen, sichtbar und bearbeitbar wurden. Die Herausforderung zur Neupositionierung in einer bestimmten aktuellen Beziehungssituation muss also nicht unweigerlich zu einer oberflächlichen Beschränkung des analytischen Prozesses auf die Gegenwart führen. Vielmehr kann sie den Patienten dazu veranlassen, sich mit dem zu beschäftigen, was ihm eine Veränderung bisher verbaute und so auch einen Weg in das Durcharbeiten früherer Beziehungserfahrungen ermöglichen.

6.4 Kreditierung und Mentalisierung

Auch in der mentalisierungsbasierten Psychotherapie der Borderlinepersönlichkeitsstörung von Bateman und Fonagy (Bateman & Fonagy, 2004; Fonagy & Target, 2001) finden sich verschiedene Kreditierungselemente. Im Kern basiert die von ihnen empfohlene Behandlungstechnik auf der Annahme, dass bei Borderline-Patienten die Entwicklung der Mentalisierungsfähigkeit in den ersten Lebensjahren blockiert wurde. Deshalb haben sie große Schwierigkeiten, sich selbst und andere Menschen als Wesen mit je eigenem, ihr Handeln bestimmendem psychischen Innenleben und mit unterschiedlichen Perspektiven auf die Welt wahrzunehmen. Für dieses Entwicklungsdefizit wird die ausgebliebene oder massiv verzerrte Spiegelung affektiver Selbstzustände durch die Bezugspersonen in den ersten Lebensjahren verantwortlich gemacht, besonders im Zusammenhang mit schweren Missbrauchserfahrungen. Letztere lassen das Kind damit aufhören, das mentale Leben seiner Bezugspersonen zu explorieren, weil es zu erschreckend und bedrohlich ist, deren Intention zu erkennen, und weil es sich und seine eigenen Selbstzustände nicht in der Reaktion des Anderen wieder findet (Bateman & Fonagy, 2004, S. 143). Es kann sich der Bezugspersonen nicht mehr bedienen, um sich selbst zu verstehen, sondern sieht in der Beschäftigung mit mentalen Prozessen nur eine existentielle Bedrohung. Die daraus resultierende Blockierung der Mentalisierungsentwicklung führt zu einer Perpetuierung der Wahrnehmung mentaler Prozesse in Form des *Äquivalenzmodus* und des *Als-Ob Modus* (siehe dazu auch Kapitel 2.2.2). Entweder werden die eigenen Gedanken und Gefühle so verstanden, als seien sie die einzige Perspektive auf die Welt und als habe ein Gedanke sofort eine reale Wirkung, oder die Patienten verlieren sich in einer psychischen Als-ob-Realität und reden über Empfindungen, ohne dass dies irgendeine Wirkung hat, weil sie sich nicht vorstellen können, wie ihre Gedanken mit den realen Erfahrungen zusammenhängen. Klassische, einsichtsorientierte Deutungen haben in diesem Fall oft keine Wirkung, denn die mentalen Zustände repräsentieren keine realen Erfahrungen.

In der Therapie soll die unterbrochene Entwicklung der Mentalisierungsfähigkeit wieder in Gang gesetzt werden (Bateman & Fonagy, 2004, S. 202). Dafür muss sich der Therapeut ein Bild vom jeweiligen *Mentalisierungsgrad* des Patienten machen. Bei seinen Mitteilungen soll er die unterschiedlichen Perspektiven auf einen mentalen Zustand verdeutlichen („I saw it as a way to controll yourself rather than to attack me (patient explanation), can you think about it for a moment") oder das Nachdenken über mentale Zustände überhaupt fördern („why do you think that he said that"?). Der Patient soll dadurch lernen,

1. zwischen äußerer Realität und eigenen Gedanken zu unterscheiden.
2. über mentale Zustände nachzudenken.
3. Gedanken und Gefühle bei sich und bei anderen zu beobachten.

Wenn es oben vor dem Hintergrund des psychoanalytischen Konfliktmodells heißt, die Analyse zielt darauf, Patienten die Wieder- und die Anerkennung ihres Akteurstatus zu ermöglichen, dann muss man hier sagen: Der Patient soll überhaupt erstmals in die Lage kommen, sich selbst als intentionalen Akteur zu verstehen, der von mentalen Zuständen geleitet wird (Bateman & Fonagy, 2004, S. 62).

Die mentalisierende Funktion des Therapeuten wird analog zu der der Eltern in der Kindheit gedacht. Deshalb illustrieren die Autoren die von ihnen postulierte therapeutische Wirkungsweise auch an einem Beispiel aus der Beziehung zwischen Eltern und Kindern: Ein Kind hat Angst vor einem Bademantel, der an der Tür hängt, weil es, wenn es im Dunkeln im Bett liegt und einschlafen will, in dem Bademantel einen Mann vermutet, der es angreifen will. Das Kind hält dies für Realität und erschrickt zutiefst. Eltern teilen dem Kind in einem solchen Fall für gewöhnlich nicht nur mit, dass dies kein Mann ist und es keinen Sinn macht, ihn zu fürchten, sondern nehmen darüber hinaus auch den Bademantel weg. Damit erkennen sie die Furcht des Kindes an, zeigen ihm aber zugleich, dass man sich nicht so fürchten muss und auch anders reagieren kann. „Eltern schließen sich also einerseits der Wahrnehmung des Kindes an, teilen sie, stellen aber gleichzeitig die Möglichkeit einer anderen Perspektive zur Verfügung und schaffen damit Distanz zur kindlichen Perspektive. (...) Genau darum geht es in der analytischen Arbeit mit Borderline-Patienten" (Fonagy & Target, 2001, S. 980). Damit der Therapeut überhaupt alternative Perspektiven anbieten kann, muss es ihm gelingen, sich ein stimmiges Bild vom *Mentalisierungsgrad* des Patienten zu machen. Danach führt er eine neue Sichtweise ein, die über die bisherige Fähigkeit des Patienten hinausgeht, und fordert ihn damit auf, sich mit ihr auseinanderzusetzen. In dem Nachdenken über die Äußerung des Therapeuten soll sich seine eigene Fähigkeit zur Mentalisierung entwickeln. Das Problem ist nur, dass die Auseinandersetzung und Übernahme der Perspektive des Therapeuten nur dann möglich ist, wenn der Patient bereits über die Fähigkeit verfügt, die er erst entwickeln soll. Dies ist nur deshalb möglich, weil erwachsene Patienten sich und andere nie völlig im *Äquivalenzmodus* oder im *Als-Ob-Modus* wahrnehmen. Die Wirksamkeit einer Intervention hängt daher davon ab, ob es dem Therapeuten gelingt, ziemlich genau einzuschätzen, wie viel psychischer Spielraum für neue Sichtweisen vorhanden ist und diesen nach und nach auszubauen: „Jede Intervention muss am augenblicklich verfügbaren Potential gemessen werden" (Fonagy & Target, 2001, S. 992). Mentalisierungshandeln, um es einmal so zu nennen, basiert also ähnlich wie Kreditierungshandeln auf der Zuschreibung eines Entwicklungspotentials und dies nicht nur im Sinne einer allgemeinen prognostischen Einstellung, sondern als handlungsleitende Zuschreibung in der gerade aktuellen Gesprächssituation. Der Therapeut unterstellt dem Patienten das Potential, seine mentalisierende Deutung zu verstehen, und behandelt ihn dann auch so. Vergleichbar zur Kreditierung ist zum Teil auch die angenommene Wirkungsweise. Im Bademantel-Beispiel führt der Therapeut die Möglichkeit einer neuen Perspektive und eines neuen Verhaltens vor: den Bademantel wegzunehmen und sich nicht von Angst überwältigen zu lassen. Der Patient erlebt nicht nur, dass man noch andere Perspektiven haben kann (der Gedanke an den Mann im Bademantel bedeutet nicht, dass es auch ein realer Mann ist), sondern er sieht zugleich, wie man die Angst durch verändertes Verhalten beruhigen kann, und kann sich diese neue Möglichkeit selbst aneignen.

Allerdings, und dies ist ein deutlicher Unterschied zur Kreditierung neurotischer Patienten, kommt es laut den Autoren bei der mentalisierenden Arbeit mit Borderline-Patienten sehr darauf an, ihr momentanes mentales Potential nicht zu überschätzen und ihnen zuviel zuzumuten.[13] Wenn ein Therapeut einem Patienten mitteilt, wie er dessen momentanes emotionales Befinden wahrgenommen hat, bedeutet dies ja oft eine Konfrontation mit Selbstzuständen des Patienten, die dieser zuvor mittels projektiver Identifizierung loswerden wollte. Wenn dies zu schnell und zu intensiv für diese Patienten geschieht, wehren sie sich massiv dagegen und reagieren mit Therapieabbrüchen oder Suizidversuchen (Fonagy & Target, 2001, S. 992).

Neurotische Patienten hingegen wehren sich gegen eine ihnen noch nicht möglich erscheinende, aber vom Therapeuten anvisierte Neupositionierung eher auf eine andere Weise: Sie weisen die Erwartung zurück und teilen mit, dass sie sich nicht dazu in der Lage fühlen. Es kommt dann zu einer neuen Runde der *Kreditverhandlung*.

Projektive Identifizierungen im therapeutischen Prozess

Auch der übliche analytische Umgang mit den projektiven Identifizierungen strukturell gestörter Patienten lässt sich als Kreditierungshandeln verstehen. Bei der projektiven Identifizierung externalisiert der Patient einen unerträglichen Affekt oder einen Selbstanteil und verhält sich so, dass der Therapeut sich entsprechend der Projektion fühlt. Der projizierende Patient will dem Therapeuten dabei nicht etwas über sich mitteilen, sondern er will etwas loswerden und sich dadurch verändern. Nach Dornes (1999a, S. 75) ist es gerade dieser fehlende Mitteilungscharakter, der projektive Identifizierungen so schwer verstehbar und belastend macht. Kontrafaktisch behandeln Analytiker diese jedoch so, als besäßen sie eine kommunikative Intention. Beispielsweise reagiert der Therapeut auf eine Angst,

13 Dies ist auch ein Gegensatz zur Meinung von Clarkin, Yeomans und Kernberg (2002), wonach bei diesen Patienten eher die Gefahr einer unterfordernden Schonhaltung besteht. Allerdings handelt es sich hier um ganz verschiedene Bereiche, in denen etwas zugemutet wird.

die er als einen vom Patienten projizierten Affekt zu erkennen glaubt, indem er sie als eine intentionale Botschaft behandelt (etwa in der Art: „Ich habe den Eindruck, Sie wollen mir sagen, dass sie sich von mir alleingelassen fühlen und deshalb große Angst haben.“). Der Patient kann daraus lernen, selbst seine Affekte mit Absichten und Botschaften zu verbinden. Dadurch gewinnt er eine selbstreflexive Einstellung zu seinen Affekten und kann sie besser steuern. Er lernt, über sie zu reflektieren, sie zu kommunizieren und dass das Reden über Gefühle Einfluss auf den affektiven Zustand selbst nimmt (Dornes, 1999a). Indem der Therapeut dem Patienten eine kommunikative Intentionalität unterstellt, die der Patient so wahrscheinlich gar nicht hat, und ihn entsprechend behandelt, kann der Patient diese im besten Fall nach und nach selbst entwickeln.

Der beschriebene Umgang mit projektiven Identifikationen setzt die Fähigkeit des Analytikers zu einem solchen intentionalen Verständnis voraus. Diese Voraussetzung führt zu einem grundsätzlichen Problem: Die Wirksamkeit einer psychoanalytischen Therapie basiert darauf, dass der Analytiker über Fähigkeiten verfügt, die dem Patienten fehlen. Man kann es Fähigkeiten nennen, oder psychische Reife oder ein erwachsenes Entwicklungsstadium. Unabhängig davon, wie man den Unterschied bezeichnet, auf einer solchen Asymmetrie zwischen Patient und Therapeut beruht die therapeutische Wirkung psychoanalytischer Therapien. Für die mentalisierungsbasierte Therapie beispielsweise ist folgende Asymmetrie von Bedeutung: Der Analytiker muss über eine Fähigkeit zur Mentalisierung verfügen, die dem Patienten fehlt und die er entwickeln soll.

Zusammenfassung

Die konzeptionellen Überlegungen zur Wirkungsweise therapeutischen Kreditierungshandelns lassen sich stichpunktartig wie folgt zusammenfassen:

1. Kreditierungshandeln besteht im Zutrauen und Zumuten einer Neupositionierung in einer bestimmten aktualisierten Konflikt- oder Beziehungssituation.
2. Die Erfahrung, vom Therapeuten als eine entwicklungsfähige und potente Person behandelt zu werden, wirkt als Anerkennungserfahrung, die das Selbstvertrauen stärkt.
3. Die Herausforderung des Therapeuten zur Neupositionierung nötigt den Patienten, sich mit der ihm zugewiesenen neuen Position reflektierend oder handelnd auseinanderzusetzen. Der Therapeut erwartet vom Patienten, einen Veränderungsschritt zu wagen, den er sich selber zurzeit noch nicht zutraut.
4. Im Kreditierungshandeln zeigt sich dem Patienten, welche alternativen Möglichkeiten der Therapeut (als oftmals idealisiertes Objekt) ihm zutraut. Der Patient kann diese beobachten und sie ausprobieren und sich selbst aneignen, indem er sich mit dem Therapeuten identifiziert.
5. Gerade weil Patienten eigene Selbstaspekte in den Therapeuten projizieren und beobachten, ob und wie er sie erträgt, kann die Erfahrung, dass der so ausgestattete Therapeut in bestimmten Situationen nicht so bedroht ist, wie der Patient es von sich selbst erwartet, eine erleichternde Wirkung haben. Sie

fördert den Mut, die ausgelagerten Aspekte wieder als seine eigenen anzuerkennen.

6. Diese Reintegration wird gefördert, weil die vom Therapeuten zugemutete Neupositionierung solche Fähigkeiten des Patienten erfordert, von denen er glaubt, dass sie ihm fehlen und deren Realisierung ihm bisher zuviel Angst machen.
7. Kreditierungshandeln ist als Kontrapunkt zum empathischen Verständnis konzipiert, setzt aber eine gewisse Beziehungsstabilität voraus. Es erzeugt Spannung und Differenz zwischen der momentanen Selbstpräsentation und Selbstwahrnehmung des Patienten und der vom Therapeuten für möglich gehaltenen Veränderungsperspektive.
8. Zwar zielt Kreditierung auf eine direkte Veränderung des Patienten und ist deshalb zukunftsorientiert, dies aber zunächst gedanklich und in der Vorstellung und nicht primär auf der Handlungsebene: Der Patient erlebt die Spannung zwischen seiner momentanen Perspektive und der des Therapeuten und wird zur Reflexion darüber angehalten. Die Herausforderung zur Neupositionierung lässt auch jene Ängste und Hemmungen zur Sprache kommen, die ihr aus Sicht des Patienten im Wege stehen. Deshalb unterstützt sie einen analytischen Prozess und ist nicht einfach eine Intervention zur Verhaltensänderung.

7 Kreditierung – ein neues Beziehungskonzept: Desiderate für Praxis und Forschung

Einleitung

Das Kreditierungskonzept wurde als ein neues Beziehungskonzept im Kontext psychoanalytischer Behandlungstheorien, der Entwicklungspsychologie und der empirischen Psychotherapieforschung eingeführt, entwickelt und gegen andere Konzepte abgegrenzt. Es folgen nun noch einige Anmerkungen zur praktischen Relevanz und zur wissenschaftlichen Bedeutung des Kreditierungskonzepts.

7.1 Zur praktischen Relevanz des Kreditierungskonzepts

Mehrfach wurde bereits darauf hingewiesen, dass unter therapeutischer Kreditierung nicht eine spezielle Behandlungstechnik oder eine spezifische Interventionsform verstanden wird, sondern ein Beziehungsmodus. Zwar kann sich ein Therapeut eine kreditierende Haltung zur Maxime seines Handelns machen, aber ob sich diese in der Begegnung mit einem bestimmten Patienten realisiert, hängt von beiden ab. Aus dem Beziehungskonzept ergeben sich dennoch einige zum Teil bisher nur angedeutete praktische Schlussfolgerungen für die therapeutische Arbeit. Die wichtigsten werden hier noch einmal explizit formuliert. Dies geschieht aus Sicht eines Therapeuten, der sich die Frage stellt: „Was bringt mir das Wissen um Kreditierungsprozesse für meine Behandlungspraxis?"

1. Meine Zuschreibungen und Erwartungen an den Patienten beeinflussen den Therapieprozess. Deshalb empfiehlt es sich, genau zu reflektieren, was ich einem Patienten in welcher Hinsicht zutraue und was nicht und warum dies so ist.
2. Zwar wiederholen Patienten in der Beziehung zu mir ihre alten Konflikte, aber sie sind auch auf der Suche nach einem zutrauenden und ermutigenden Gegenüber. Dieses Bedürfnis muss ich ernst nehmen, auch wenn die Patienten mir zunächst und vielleicht während einer langen Zeit das Gegenteil signalisieren.
3. Es ist meine therapeutische Aufgabe, dem Patienten etwas zuzumuten und zuzutrauen, vor dem er selbst zurückschreckt. Diese Funktion eines äußeren Entwicklungsschrittmachers zu übernehmen, bedeutet, mich als erwartungs-

volles und forderndes Gegenüber zu positionieren. Ich muss prüfen, wo ich den Patienten schone und ihm die für Veränderungsprozesse notwendigen Zumutungen und Frustrationen erspare.

4. Dabei kommt es besonders darauf an, zu überlegen, ob der Patient mich in irgendeiner Weise dazu drängt und ich in ihm deshalb ein bedauernswertes Opfer sehe und an seinem Potential zweifle.
5. Genauso muss ich mich selbst prüfen, ob ich auf Zumutung und Konfrontation verzichte, weil damit Spannung und Dissens zwischen uns entsteht, und ob ich mich auf diese Weise nicht eigentlich selbst schone.
6. Ich muss mir darüber klar werden, dass Zumuten etwas anderes ist als Mut machen und dass es relativ einfach ist, jemandem Mut zu machen, weil damit gerade keine Belastung unserer aktuellen Beziehung verbunden ist.
7. Einen Patienten zu kreditieren bedeutet, ihn so zu behandeln, als sei er zu einer Veränderung in einer bestimmten (Beziehungs-)Situation fähig. Dadurch kann der Patient die Anerkennung erfahren, dass ich ihm diesen Schritt wirklich zutraue.
8. Wenn es mir gelingt, eine kreditierende Haltung einzunehmen und sie mir in der Zusammenarbeit mit dem Patienten zu bewahren, dann bringt dies trotz möglicher Spannungen auch etwas Befreiendes und Entlastendes mit sich: In der kreditierenden Begegnung unterstelle ich dem Anderen die Fähigkeit zu einem zumindest partiell selbstverantwortlichen Handeln. Ich gerate dann weniger in die Gefahr, die Verantwortung für die Veränderung des Patienten allein bei mir zu lokalisieren und in unrealistische Rettungsphantasien zu verfallen. Das hat eine psychohygienische Wirkung, denn ich begrenze meine Verantwortung für das Wohl des Anderen, was den Druck reduziert, ihn gesund machen zu müssen.

7.2 Zur wissenschaftlichen Relevanz des Kreditierungskonzepts

Seit einigen Jahren wird kontrovers diskutiert, welche psychotherapeutischen Verfahren sich wissenschaftlich nennen dürfen und mit welchen Forschungsmethoden ihre Wissenschaftlichkeit nachgewiesen werden muss.[14] Die gesellschaftspolitische Brisanz dieser Fragen besteht in der mit ihrer Beantwortung verbundenen Anerkennung der unterschiedlichen Verfahren als wissenschaftlich begründete Krankenbehandlungen, für die die Krankenversicherungen aufkommen sollen. Eine Position, die in dieser Kontroverse vertreten wird und der sich etwa der Wissenschaftliche Beirat Psychotherapie (WBP, 2003) in Deutschland anschließt, besagt, dass Nachweise über die Wissenschaftlichkeit eines Verfahrens nur durch quantitativ-experimentelle Studien nach sehr strengen Kriterien erbracht werden

14 Zum Stand der Diskussion siehe das Themenheft „Psychotherapie auf wissenschaftlicher Basis: Was ist Qualität?“ der Zeitschrift Psychotherapie und Soziawissenschaft (6/2004).

dürfen. Dagegen wenden andere Psychotherapieforscher ein, dass es neben solchen artifiziellen quantitativen Gruppenvergleichen auch detaillierte qualitative Untersuchungen psychotherapeutischer Verläufe braucht, die die reale Alltagspraxis abbilden (Neukom, 2004; Kritz, 2004; Strupp, 1996). Solche Studien sind auch darum wichtig, weil nur sie ermöglichen, genau zu erforschen, was sich in einer bestimmten therapeutischen Dyade abspielt (Strupp, 1996).

Ein Problem vieler psychoanalytischer Konzepte ist, dass sie sehr schwer zu operationalisieren und empirisch zu untersuchen sind. Das gilt beispielsweise für so wichtige Konzepte wie Übertragung oder Widerstand, um nur zwei zu nennen. Im Gegensatz dazu wurde therapeutisches Kreditierungshandeln in dieser Arbeit praxisnah anhand von Fallbeispielen und auch aus dem Blickwinkel der Gesprächsforschung konzeptionalisiert, was es erleichtert, das Konzept in der psychoanalytischen Prozessforschung einsetzen zu können. Es bietet sich an, im Rahmen von qualitativen Studien zur Interaktions- und Verlaufsforschung verwendet zu werden. Eine knappe Definition von Kreditierungshandeln lautet:

> *Kreditierungshandeln besteht in der Herausforderung zur Neupositionierung in einer bestimmten (Beziehungs-) Situation in Verbindung mit der Konfrontation des Patienten mit seinem Akteurstatus und der impliziten oder expliziten Vermittlung des Zutrauens in die dazu nötigen Fähigkeiten.*

Wenn man Transkripte psychoanalytischer Therapien zur Verfügung hat, ermöglicht diese Definition, nachträglich reale psychotherapeutische Interaktionen zu analysieren. Man kann beispielsweise in verschiedenen Stunden untersuchen, welche gemeinsamen thematischen Aufmerksamkeitsausrichtungen stattfinden und ob es zu einer Fokussierung des Akteurstatus eines Patienten kommt oder nicht. Oder anders ausgedrückt: Zu unterschiedlichen Zeitpunkten lässt sich die jeweils aktuelle Beziehungskonstellation analysieren, indem man den Prozess wechselseitiger Positionierungen und Rollenzuweisungen rekonstruiert. Damit erfasst man zugleich den Aushandlungsprozess, der einer bestimmten Konstellation vorausgeht.

Die Ergebnisse einer ersten Einzelfallstudie zum Verlauf einer psychoanalytischen Therapie (Grimmer, 2001) deuten daraufhin, dass eine heuristische Unterscheidung zwischen zwei verschiedenen therapeutischen Fokussierungsarten für die Untersuchung von Verläufen sinnvoll sein könnte: Ergeben sich Gesprächssituationen, in denen der Akteurstatus eines Patienten zum gemeinsamen Gesprächsgegenstand wird und für eine bestimmte Zeit auch ein Reflexionsgegenstand von Therapeut und Patient bleibt, oder dominieren eindeutig und dauerhaft Beziehungskonstellationen, in denen der Therapeut und der Patient gemeinsam über abwesende Dritte sprechen, als deren passives Opfer der Patient erscheint?

In der angesprochenen Verlaufsstudie zeigten sich in den zufällig ausgewählten Sitzungen mit zunehmender Dauer der Therapie immer weniger Fokussierungen des Akteurstatus der Patientin und immer mehr gemeinsame Klagesequenzen über Abwesende. Letzteres schien sich mehr und mehr als dominantes Beziehungsmuster abzubilden. In einer anderen Verlaufsstudie über eine klassische Psychoanalyse, die zurzeit noch in Arbeit ist[15], deutet dagegen vieles darauf hin, dass die Fokussie-

15 Helbling (in Arbeit)

rung des Akteurstatus dieser Patientin über den gesamten Verlauf ein dominantes Gesprächsmuster darstellt. Allerdings ist die Validität der Studien gering. Es handelt sich um Pilotprojekte, die auch der Konzeptentwicklung dienten und in denen nur jeweils wenige Stunden intensiv analysiert werden konnten. Außerdem gibt es im Falle der ersten erwähnten Studie keine katamnestische Untersuchung. Es ist also nicht bekannt, ob die Patientin nicht genau von diesem Beziehungsmuster profitiert hat und mit der Therapie im Nachhinein zufrieden ist. Die Ergebnisse werden deshalb hier nur als Ausgangspunkte für weitere Studien herangezogen[16], weil sie den Versuch rechtfertigen, den Zusammenhang zwischen gelingender oder misslingender Fokussierung des Akteurstatus eines Patienten und dem Therapieverlauf in weiteren Projekten zu untersuchen.

Das Kreditierungskonzept eröffnet aber noch weitere Forschungsperspektiven: Kreditierungshandeln ist als Beziehungshandeln konzipiert und es zeigte sich in einem der in der Arbeit erläuterten Fallbeispiele, dass es teilweise gleichzeitig mit der psychoanalytischen Intervention der Deutung stattfindet. Die gesprächsanalytische Untersuchung des Beispiels ergab, dass sich Kreditierung als implizite Beziehungsbotschaft während einer Deutung vollzieht. Und mehr noch: In der Formulierungsart des Therapeuten konnten sein Wissen um den Zumutungscharakter seiner Deutung und sein Bemühen, die Irritation in ihrer gemeinsamen Beziehung so gering wie möglich zu halten, aufgezeigt werden. Es ließ sich also beobachten, wie der Therapeut, während er der Patientin etwas deutet, zugleich die Beziehung reguliert. Diese über das Kreditierungskonzept möglich werdende Verknüpfung von Deutungshandeln und Beziehungshandeln ist nicht unbedeutend. Die Geschichte der psychoanalytischen Behandlungstheorie kreist seit ihren Anfängen um die Frage, ob die entscheidende verändernde Wirkung durch die Deutungen des Therapeuten oder aufgrund der Beziehungserfahrungen, die der Patient in der Therapie macht, erzielt wird (Cremerius, 1979). In neuer Zeit bemüht man sich, den Dualismus von Deutung und Beziehung aufzulösen und sie beide als zusammenhängende Wirkfaktoren anzuerkennen (Mertens, 1993b, S. 210), allerdings ohne ihre Verbindung bisher empirisch zu untersuchen. Die operationale Definition des Kreditierungskonzepts gibt Anlass zu der Hoffnung, Beziehungshandeln während einer Deutung analysieren zu können.[17]

16 Zurzeit läuft noch eine Forschungsarbeit zum Zusammenhang zwischen therapeutischer Kreditierung und der Selbstreflexion der Patientin in einer hochfrequenten Behandlung im klassischen Setting (Davenport, in Arbeit).

17 Gegenwärtig läuft bereits eine Einzelfalluntersuchung zu der Frage, wie ein Therapeut und ein Patient während einer Deutungssequenz ihre Beziehung regulieren und ob sich dabei typische Muster für diese Dyade zeigen (Kubat, in Arbeit).

Resümee

Die wichtigsten Aspekte des Beziehungs- und Kommunikationskonzepts psychotherapeutischer Kreditierung, die im Schaubild aufgelistet sind, werden nun abschließend zusammengefasst und diskutiert:

Kreditierung: ein triadisches Beziehungskonzept

T kreditiert P in Bezug auf ein bestimmtes Projekt (Konflikt/Lebenssituation/Beziehungssituation)

Kredit geben/*to give credit to somebody*	**Aushandlungsprozess**	**Kreditierungshandeln**
Innere Einstellung • Haltung • Zukunftsorientierung • Zutrauen/Erwartung • Zuschreibung von Potential • Unterstellung von Fähigkeiten • Anerkennung	**Interaktion** • Selbstpräsentation Patient • Einschätzung Therapeut • Übertragungs-/Gegenübertragungsprozesse • Rollenzuweisungen	**Beziehungsgestaltung** • Situatives Handeln • Zumuten • Implizit/explizit Mut machen • Konfrontation mit Akteurstatus • Anerkennung vermitteln • Stellung nehmen/authentisch sein
Ergänzung und Kontrapunkt zu Empathie und Vertrauen **Setzt ein Mindestmaß an Beziehungsstabilität voraus**		

Abb. 1: Tabellarische Übersicht zum Kreditierungskonzept

Vergangenheits- oder Zukunftsorientierung in der psychoanalytischen Therapie?

Eine psychoanalytische Therapie will dem Patienten ermöglichen, sich zu sich selbst und in seinen früheren, gegenwärtigen und zukünftigen Beziehungen neu zu positionieren. Er soll sich als initiativen Akteur (wieder-)entdecken, der sich selbstverantwortlich seiner eigenen Wünsche, Ängste und Handlungsimpulse bewusst wird, sie als seine anerkennt und lernt, seine Beziehungen zu anderen in befriedigender Weise zu gestalten. Es geht „um eine Erweiterung des Möglichkeitsraums, also darum, behilflich zu sein, im Wirklichkeitsraum, der von unbewusstem Wiederholen geprägt ist, die „subjektiven" Freiheitsgrade zum Denken, Fühlen und Sich-Verhalten mit psychoanalytischen Mitteln wiederherzustellen und zu vergrößern" (Hinz, 2004, S. 870).

Die Zusammenarbeit von Analytiker und Patient ist also ein auf die Zukunft ausgerichtetes Projekt. Dem Patienten soll etwas möglich werden, was ihm gegenwärtig noch unmöglich, vielleicht sogar nicht einmal denkbar erscheint. Der besondere Ansatz der Psychoanalyse besteht in der Idee, dass ein zukünftiges Anders-Sein nur möglich wird durch ein intensives Durcharbeiten der Vergangenheit. Nur wenn es dem Patienten gelingt, sein heutiges Dasein biographisch zu verstehen (als Resultat seiner individuellen, psychischen und handelnden Interaktion mit seiner Umwelt), kann er in der Zukunft freier werden. Allerdings droht dabei die Gefahr, sich in der Beschäftigung mit der Vergangenheit zu verlieren und die Veränderungsperspektive aus dem Blick geraten zu lassen.

Seit einiger Zeit sieht man deutlicher, dass hier ein blinder Fleck in der psychoanalytischen Behandlungstheorie besteht. Es wurde lange Zeit so selbstverständlich vorausgesetzt, dass aus der intensiven, bewusst machenden Beschäftigung mit der Vergangenheit automatisch eine Veränderung in der Gegenwart resultiert, so dass vergleichsweise wenige Konzepte entwickelt wurden, die direkt auf Veränderung ausgerichtetes therapeutisches Handeln beschreiben. Der Patient begibt sich zwar vielleicht in Therapie, weil er mehr über sich und seine Vergangenheit erfahren will, aber vor allem will er sein gegenwärtiges Leiden verringern und sich oder seine Lebensweise verändern. Er hofft, dass der Therapeut ihm bei diesen Veränderungsschritten hilft, die er sich allein nicht zutraut. Teilweise weisen Patienten deshalb ihren Therapeuten die gesamte Verantwortung für das Gelingen ihrer Therapie zu und erwarten, von ihnen gesund gemacht zu werden. Der Therapeut steht dann vor der Frage, wie er die ihm zugewiesene Rolle eines Entwicklungsschrittmachers ausüben kann, ohne dem Patienten seine Selbstverantwortung abzunehmen und ihn seinerseits in eine hilfsbedürftige und schwache Position zu bringen.

Interessanterweise wird der angesprochene blinde Fleck in der psychoanalytischen Behandlungstheorie von Daseinsanalytikern schon längere Zeit beklagt. Sie konzipierten ihre eigene Behandlungstheorie gerade in Abgrenzung und Ergänzung zu der ihrer Meinung nach bestehenden psychoanalytischen Überbewertung der Vergangenheit (Holzhey-Kunz, 2000). Allerdings muss man einwenden, dass sich diese Kritik auf die Psychoanalyse der 50er Jahre bezog und die neueren Entwicklungen nicht berücksichtigt. Der Vorwurf der Daseinsanalytiker ist, dass es sich in der psychoanalytischen Behandlung fast nur um die „Warum-Frage" dreht: Warum ist der Patient heute so, wie er ist, warum hat er seine Neurose entwickelt? Dabei geht es primär um Selbsterkenntnis. Dem setzt die Daseinsanalyse die „Warum-nicht-Frage" entgegen. Sie ist letztlich eine als Frage getarnte Ermunterung („Warum soll dies nicht möglich sein?") und soll den Patienten zu einer Erweiterung seiner Handlungsmöglichkeiten herausfordern (Holzhey-Kunz, 2000). Spannend ist, wie Boss (1975, S. 561, zitiert nach Holzhey-Kunz, 2000, S. 36) das Ziel einer daseinsanalytischen Therapie beschreibt:

> „Zunächst im engen mitmenschlichen Zusammensein mit dem mutigeren und freieren Analytiker und gleichsam noch auf seine Verantwortung hin, dann aber mehr und mehr aus sich selbst heraus, vermögen die Analysanden ein eigenständiges Sich-Einlassen in immer freiere Bezüge zu jenen Bezirken ihrer Welt einzuüben („durchzuarbeiten"), vor denen sie bisher immer nur zu fliehen versuchten."

Auch wenn es aus einem ganz anderen begrifflichen und philosophischen Kontext heraus geschieht, sind die Bezüge zwischen dieser Beschreibung der Daseinsanalyse und dem Kreditierungskonzept unübersehbar. Der Analytiker als „mutigere und freiere" Bezugsperson (der also *reifer* oder *erwachsener* ist) stimuliert die Entwicklung des Patienten, indem er ihn zu Veränderungsschritten herausfordert, die sich dieser selber noch nicht traute. Nach und nach soll der Patient diese Funktion des Analytikers verinnerlichen und selbstverantwortlich übernehmen können. In diesem Sinne stellt das Kreditierungskonzept also eine Verbindung zwischen Psychoanalyse und Daseinsanalyse her.

Das Kreditierungskonzept als triadisches Beziehungskonzept

Das Kreditierungskonzept ist ein Beziehungskonzept. Es wurzelt in einem interaktionellen Denken, das die therapeutische Beziehung als gemeinsames Produkt der wechselseitigen *Behandlung* von Therapeut und Patient versteht. Die dem Therapeuten in dieser Perspektive zugewiesene Freiheit zur Beziehungsgestaltung ist deutlich geringer als etwa in dem klassischen Einpersonenmodell: Der Therapeut entscheidet nicht willkürlich in einem bestimmten Moment, dem Patienten auf die eine oder andere Weise zu begegnen, sondern seine Behandlung hängt sehr davon ab, wie sich der Patient präsentiert und zu welchen Handlungen er ihn zu verführen versucht. Ohne die Sache ungebührend zu vereinfachen, kann man sagen, dass sich ein solches interaktionelles Denken in der Psychoanalyse inzwischen durchgesetzt hat (obwohl es natürlich wieder sehr viele verschiedene Ansichten darüber gibt, was die konkrete Ausformulierung des Interaktionellen angeht). Das Kreditierungskonzept als Beziehungskonzept trägt dieser Entwicklung Rechnung. Der Kredit, den der Therapeut einem Patienten gibt, wird als Verhandlungssache begriffen (was ja bereits in der Terminologie angelegt ist). Implizit und teilweise auch ganz explizit handeln sie aus: Was will der Patient erreichen, wie präsentiert er sich, welches Ziel nimmt der Therapeut in den Blick und was traut er dabei dem Patienten zu?

Der Kredit, den der Therapeut einem Patienten schließlich gibt, ist zunächst ein innerpsychisches Ereignis. Es betrifft bestimmte Erwartungen des Therapeuten in Bezug auf die Möglichkeiten des Patienten. Der Kredit zeigt sich in der therapeutischen Investition, also darin, wie der Therapeut den Patienten behandelt. Dieses therapeutische Kreditierungshandeln wird deshalb vom Kredit des Therapeuten unterschieden. Während der Kredit die innere Einstellung bezeichnet, beschreibt Kreditierungshandeln die Art und Weise, wie der Therapeut zu einem bestimmten Moment der Therapie den Patienten zur Veränderung herausfordert, indem er ihm eine Neupositionierung zumutet und ihn mit seinem Akteurstatus konfrontiert. Auf diese Weise kann Kreditierungshandeln als momentanes Ereignis in einer bestimmten therapeutischen Gesprächssituation sichtbar gemacht werden. Durch diese Unterscheidung von Kredit-Geben als innerer Einstellung und Kreditierungshandeln als lokalem interaktionellen Ereignis wird zudem verhindert, die Wirkung der Kreditierung vorschnell mystifizierend auf den Glauben des Analytikers an den Patienten zurückzuführen: Sein Glaube muss sich in der konkreten Behandlung auswirken.

Ein Kredit ist eine Investition in die Zukunft, bei der mit dem Entwicklungspotential des Kreditnehmers gerechnet wird. Genau diese Zukunftsperspektive ist auch im therapeutischen Handeln notwendig. Die Ergebnisse der Psychotherapieforschung zeigen, dass Therapien dann erfolgreicher verlaufen, wenn der Therapeut eine solche Zukunftsperspektive für den Patienten entwickeln kann. Sie beeinflusst auf eine dem Therapeuten vielleicht nicht bewusste Art seinen Umgang mit dem Patienten, und zwar immer in Hinblick auf ein bestimmtes Projekt (etwa eine Beziehungssituation, die in den Blick genommen und zum Fokus wird). Das Kreditierungskonzept bildet diese triadische Konstellation in der therapeutischen Situation (Therapeut, Patient, Therapieprojekt) ab.

Psychische Ökonomie

Mit dem Kreditierungskonzept kommen der ökonomische und der quantitative Aspekt zurück in die Psychoanalyse, die für Freud eine bedeutende Rolle spielten, inzwischen aber immer mehr aus der Behandlungstheorie verschwinden. Freud verstand unter dem ökonomischen Gesichtspunkt die quantitative Verteilung der libidinösen Besetzungsenergien (Freud, 1913, S. 280; 1917, S. 389). Die ökonomischen Energieverhältnisse sind für Freud sowohl bei der Entstehung neurotischer Erkrankungen (die traumatische Neurose als Folge überwältigender Reizüberflutung) als auch bei ihrer Therapie von besonderer Bedeutung. Der Verlauf der Analyse hängt seiner Meinung nach davon ab, ob es dem Patienten gelingt, genügend libidinöse Energie zu mobilisieren, um die Verdrängung rückgängig zu machen und die Besetzungen sinnvoll umzuverteilen. Ihr Ausgang ist somit eine Frage quantitativer Machtverhältnisse.

Bei Freud geht es um die intrapsychische Energieverteilung zwischen den verschiedenen psychischen Instanzen. Das Kreditierungskonzept handelt demgegenüber von einer interpsychischen Ökonomie. Es geht nicht um Energieverteilungen, aber durchaus um quantitative Verhältnisse: Wie viel traut der Therapeut dem Patienten und was mutet er ihm zu? Gelingt es ihm, den Patienten dazu zu mobilisieren, einen Veränderungsschritt zu wagen oder sind dessen Selbstzweifel und die damit verbundenen Ängste zu groß? Angesprochen ist auch hier eine Relation psychischer Kräfte.

Zumuten oder Mutmachen?

Kreditierungshandeln bezeichnet ein therapeutisches Handeln zwischen Zumuten und Mut machen. Das Zumuten besteht darin, dem Patienten eine potente Position zuzuweisen und ihn so zu behandeln, als sei er zu der Neupositionierung in der Lage, die der Therapeut anvisiert. Teilweise wird das Zumuten dadurch ergänzt, dass der Therapeut dem Patienten explizit vermittelt, dass er ihm einen solchen Schritt zutraut. In diesem Fall macht er ihm auch Mut.

Kreditierung vermittelt sich als Beziehungsbotschaft und ist nicht nur mit einer einzigen psychoanalytischen Interventionsform verbunden. Jede Deutung im eigentlichen Sinn besitzt immer den Charakter des Zumutens, aber auch nonverbales Handeln (etwa das schweigende Warten) kann zu Kreditierungshandeln werden.

Das Konzept der Kreditierung basiert auf der durch die Entwicklungs- und die Therapieforschung gestützten Annahme, der Patient sei (durchaus unbewusst) in der therapeutischen Beziehung auf der Suche nach einer kreditierenden Bezugsperson im Sinne eines äußeren Entwicklungsschrittmachers, der ihm Zutrauen entgegenbringt und ihn zu Veränderungsschritten herausfordert. Das Konzept macht nur Sinn, wenn man dem Patienten auch eine solche Veränderungs- oder Bewältigungsmotivation unterstellt, die jenseits der versuchten Befriedigung infantiler Triebwünsche liegt.

Empathie, Vertrauensbildung und Kreditierung

Therapeutisches Kreditierungshandeln wird hier nicht zu der einzigen richtigen Behandlungsweise des Patienten oder zu *der* therapeutischen Haltung erklärt. Es ist ein Aspekt der Beziehungsgestaltung, dessen Besonderheit man am besten in Abgrenzung und Ergänzung zur Vertrauensbildung und zur Empathie erkennt. In einer empathischen Zuwendung zeigt der Therapeut Verständnis für die momentane, subjektive Perspektive des Patienten. Sie ist gegenwartsorientiert, geprägt von *mütterlicher* Sensitivität und basiert auf einer Identifizierung mit dem Patienten in der von ihm präsentierten Position. Sie fördert die Vertrauensbildung und stabilisiert die Beziehung. Kreditierung ist ein notwendiger Kontrapunkt zum empathischen Verständnis. Sie ist konfrontativ, zumutend und zukunftsorientiert. Entwicklungspsychologisch entspricht sie eher einer triangulierenden *väterlichen* Position.

Der Patient, so sagte Freud, und die Ergebnisse der Psychotherapieforschung bestätigen ihn heute, muss Vertrauen zum Therapeuten fassen, damit ein Bündnis entstehen und die Therapie gelingen kann. Dem Vertrauen des Patienten entspricht das Zutrauen des Therapeuten, die kreditierende Zuwendung, die aber der Vertrauensbildung in gewisser Weise nachgeordnet ist: Nur auf der Basis eines Mindestmaßes an Vertrauen des Patienten ist therapeutisches Kreditierungshandeln möglich.

Kreditierung als Zumutung und Anerkennung

Zwar ist Kreditierungshandeln immer mit einem Zumuten verbunden, aber gerade deshalb bedeutet sie auch eine Anerkennung des Patienten: „Ich bin einer, dem dies zugetraut wird"; „der Therapeut glaubt, dass ich zu diesem Schritt in der Lage sein werde". Diese Anerkennungserfahrung wird möglich, weil sich im Kreditierungshandeln, wie subtil auch immer, eine persönliche Stellungnahme des Therapeuten ausdrückt, die jedenfalls für diesen Moment bedeutet, eine neutrale und abstinente Haltung aufzugeben.

Die im Kreditierungshandeln explizit oder implizit vermittelte Beziehungsbotschaft „du kannst und du wirst das schaffen" besitzt einen suggestiven Charakter. Aber das bedeutet keinesfalls ein suggestives Einreden oder Überreden, denn der Patient muss sich mit der ihm zugewiesenen und zugemuteten neuen Position auseinandersetzen, kann sie ausprobieren oder sie zurückweisen. Sie ist Verhandlungssache.

Zur Kreditierung des Therapeuten durch den Patienten

In dieser Arbeit war nur von der Kreditierung des Patienten durch den Therapeuten die Rede. Nun könnte man einwenden, dass dies eine einseitige Konzeption ist und der Patient dem Therapeuten auch Kredit gibt: Er wendet sich an ihn, weil er darauf baut, dass dieser ihm mit seinem Expertenwissen hilft, sein Leiden zu verringern. Er ist sogar bereit, in der Gegenwart viel Geld dafür zu bezahlen, dass es ihm mithilfe des Therapeuten später einmal besser geht. So gesehen muss auch der Patient an den Therapeuten glauben, damit er sich auf die gemeinsame Arbeit einlässt. Dennoch werden die Begriffe Kreditierung und Kreditierungshandeln hier nur für das Tun des Therapeuten gebraucht. Der hypothetisch formulierte Einwand nimmt die mit der Terminologie der Kreditierung verbundene Konnotation der Finanzierung zu wörtlich. Der Patient braucht Vertrauen in den Therapeuten und die Hoffnung, von ihm Hilfe zu bekommen, aber er muss ihn nicht kreditieren im Sinne einer zumutenden Herausforderung. Die therapeutische Beziehung ist nun einmal eine asymmetrische Beziehung, in der sich der Patient in einer hilfsbedürftigen Position befindet und auf die Interaktion mit einem *reiferen* Therapeuten angewiesen ist, der seine Entwicklungspotentiale stimuliert.

Zur Aktualität des Kreditierungskonzepts

Die Idee, das Kreditierungskonzept auf die psychotherapeutische Beziehung zu übertragen und für die psychoanalytische Therapie auszuformulieren, ging einerseits von dem entwicklungspsychologischen Konzept von Boothe und Heigl-Evers (1996) aus. Andererseits entsprang sie aus einer Unzufriedenheit mit den gängigen psychoanalytischen Konzepten in diesem Bereich und der Beobachtung, dass sowohl in der empirischen Forschung wie in psychoanalytischen Publikationen oder Falldiskussionen immer wieder bestimmte Merkmale therapeutischer Beziehungen angesprochen wurden, für die keine integrativen Konzepte vorhanden waren und die alle irgendwie mit Kreditierung und Diskreditierung zusammenhingen. In gewisser Weise lag also die Formulierung eines solchen Konzepts in der Luft und ist eine Reaktion auf Entwicklungen innerhalb der Psychoanalyse und in der Psychotherapieforschung. In diesem Sinne ist diese Konzeptentwicklung, wie jede, ein Produkt des Zeitgeistes. Obwohl dies eigentlich in der Natur der Sache liegt, fand es sich doch unlängst überraschend eindrücklich bestätigt. Kurz vor der Fertigstellung dieser Arbeit erschien das Sonderheft der Psyche (2004, Band 9/10) mit dem Titel „Der Andere in der Psychoanalyse: Figuren der Begegnung". Im Editorial skizziert Bohleber (2004) das Programm dieses Bandes, und die Bezüge zu der vorliegenden Arbeit gehen überraschend weit. Die Ausgangssituation, wie sie Bohleber (2004, S. 777) für den Psyche-Band beschreibt, ist nahezu identisch: Es geht um die „intersubjektive Wende" in der Psychoanalyse, die sich aus den Ergebnissen der empirischen Säuglingsforschung und der Sozialphilosophie für die psychoanalytische Theoriebildung allgemein und der Behandlungstheorie im speziellen ergeben. Welchen Einfluss hat das Wissen um die Bedeutung „wechselseitiger Regulations- und Anerkennungsprozesse in der Primärbeziehung" (Bohleber, 2004, S. 779) für die Gestaltung der therapeutischen Beziehung in der Psychoanalyse? Das Interesse der Autoren gilt den Möglichkeiten zur innovativen und verändernden Begegnung in der psychoanalytischen Situation: „Jetzt treten Begriffe wie „Momente der Begegnung", „wechselseitige Anerkennung", „Authentizität", „Spontaneität", „Selbst-Ausdruck" des Analytikers usw. in den Vordergrund" (Bohleber, 2004, S. 777). Die Autoren des Psyche-Bandes versuchen die neue und verändernde Beziehungserfahrung, die der Patient mit dem Therapeuten macht, aus verschiedenen Perspektiven auszuloten und begrifflich besser zu fassen. Der gemeinsame Bezugspunkt vieler Aufsätze ist der Analytiker als Anderer, als ein eigenständiges und fremdes Subjekt, mit dem der Patient in der therapeutischen Beziehung konfrontiert wird und dessen „Andersheit und Singularität Neugier wie Irritation auslösen und damit die Chance einer fruchtbaren Begegnung eröffnen (kann, B. G.)" (Bohleber, 2004, S. 781). In den verschiedenen Arbeiten taucht immer wieder explizit oder implizit eine Spannung zwischen zwei verschiedenen Positionen auf: Inwieweit soll der Analytiker ein verständnisvoller Container für den Patienten sein, der ihn spiegelt und bestätigend anerkennt, und wo soll er ein fremder Anderer sein, der ihn infrage stellt und „aufbricht" (Bohleber, 2004, S. 780)? Warsitz (2004, S. 787) beispielsweise beleuchtet die entwicklungsstimulierende Kraft der Enttäuschung und Entbehrung, der „verfehlten Begegnung" in der Mutter-Kind-Beziehung und in der therapeutischen Beziehung. Bei Zwiebel (2004, S. 843) geht es um die verschiedenen Bipolaritäten, die die Aktivität des Analytikers kennzeichnen, wie „gleichschwebende Aufmerksamkeit und teilnehmende Beobachtung, Abstinenz und Befriedigung, Absichtslosigkeit und therapeutische Ziele, Anonymität und Selbstenthüllung, Asymmetrie und Gegenseitigkeit (...)."

Das in dieser Arbeit dargestellte Kreditierungskonzept handelt sehr zentral von der in den Psyche-Artikeln angesprochenen Spannung. Kreditierungshandeln ist als Kontrapunkt zum empathischen Verstehen definiert und basiert darauf, dass der Therapeut seine eigene Perspektive bewahren und aus einer Position der Zukünftigkeit etwas Neues an den Patienten herantragen kann. Man kann sagen: Empathie und Kreditierung bilden in der therapeutischen Beziehung eine weitere Bifokalität. Der Psyche-Band zeigt noch einmal die Aktualität der mit dem Kreditierungskonzept verbundenen Fragen und ist ein Plädoyer für eine Weiterentwicklung psychoanalytischer Konzepte in diesem Bereich.

Konversationsanalytische Transkriptionszeichen

[ ]	Überlappung und simultanes Sprechen
(-)	kurze Pause
(2)	Pause
:	Dehnung
()	unverständliche Äußerung

kursive Schreibweise *(Krämpfe)* bedeutet Betonung
Großschreibung (IM GRUNDE) bedeutet lautes Sprechen

o o	leises Sprechen
oo oo	sehr leises Sprechen
=	direkter Anschluss
(.hh)	hörbares Einatmen
(hh.)	hörbares Ausatmen

§Talland anonymisierte Ortsangabe
(weinend) zusätzliche Beschreibungen

Die Interpunktionszeichen dienen der Darstellung des Intonationsverlaufs:

.	stark fallende Intonation
?	stark steigende Intonation
;	schwach fallende Intonation
,	schwach steigende Intonation

Literatur

Ainsworth, M. D. S. (1977). Skalen zur Erfassung mütterlichen Verhaltens. In Grossmann, K. E. (Hrsg.), *Entwicklung der Lernfähigkeit in der sozialen Umwelt* (S. 96–107). München: Kindler.

Allen, J., Newson, G., Gabbard, G. (1984). Scaled to asses the therapeutic alliance from a psychoanalytic perspective. *Bull Meninnger,* 48 (5), 383–400.

Altmeyer; M. (2000). Narzissmus, Intersubjektivität und Anerkennung. *Psyche*, 2, 143–171.

Ambühl, H. & Grawe, K. (1988). Die Wirkungen von Psychotherapien als Ergebnis der Wechselwirkungen zwischen therapeutischem Angebot und Aufnahmebereitschaft der Klient/inn/en. *Zeitschrift für Klinische Psychologie, Psychopathologie und Psychotherapie*, 36, 308–327.

Argelander, H. (1978). Das psychoanalytische Erstinterview und seine Methode. *Psyche,* 11, 1089–1098.

Aufenanger, S. (1992). *Entwicklungspädagogik. Die soziogenetische Perspektive*. Weinheim: Deutscher Studien Verlag.

Austin, J. T. & Vancouver, J. B. (1996). Goal constructs in psychology: Structure, process and content. *Psychological Bulletin*, 120, 338–375.

Balint, M. (1970). *Therapeutische Aspekte der Regression. Die Theorie der Grundstörung.* Stuttgart: Klett-Cotta.

Bandura, A. (1969). *Principles of behavior modification.* New York: Holt, Rinehart & Winston.

Bateman, A. & Fonagy, P. (2004). *Psychotherapy for borderline personality disorder.* Oxford: University Press.

Bauriedl, T. (1998). Die Triangularität menschlicher Beziehungen und der Fortschrittsglaube in der psychoanalytischen Entwicklungstheorie. In D. Bürgin (Hrsg.), *Triangulierung. Der Übergang zur Elternschaft* (S. 123–140). Stuttgart; New York: Schattauer.

Benecke, C. (2002). *Mimischer Affektausdruck und Sprachinhalt. Interaktive und objektbezogene Affekte im psychotherapeutischen Prozess.* Bern: Peter Lang.

Benjamin, J. (1998). *Die Fesseln der Liebe. Psychoanalyse, Feminismus und das Problem der Macht.* Frankfurt am Main: Fischer.

Bergmann, J. (2004). Moralisierung und Moralisierungsdistanz. Über einige Gefahren der moralischen Kommunikation in der modernen Gesellschaft. In B. Boothe & P. Stoellger (Hrsg.), *Moral als Gift oder Gabe? Zur Ambivalenz von Moral und Religion* (S. 25–44).Würzburg: Königshausen & Neumann.

Berns, U. (2000). Deutung. In W. Mertens & B. Waldvogel (Hrsg.), *Handbuch Psychoanalytischer Grundbegriffe* (S. 131–136). Stuttgart: Kohlhammer.

Bettighofer, S. (1998). *Übertragung und Gegenübertragung im therapeutischen Prozess.* Stuttgart: Kohlhammer. 3. Aufl. 2004.

Bierhoff, H. W. & Buck, E. (1997). Wer vertraut wem? Soziodemographische Merkmale des Vertrauens. In M. K. W. Schweer (Hrsg.), *Vertrauen und soziales Handeln: Facetten eines alltäglichen Phänomens* (S. 99–114). Neuwied: Luchterhand.

Blanck, G. (1966). Some technical implications of ego psychology. *International Journal of Psychoanalysis*, 47, 6–13.

Blanck, G. & Blanck, R. (1981). *Angewandte Ich-Psychologie* (2. Aufl.). Stuttgart: Klett-Cotta.
Bohleber, W. (2002). Editorial: Psychoanalyse und Entwicklungsforschung. *Psyche*, 9/10, 803–808.
Bohleber, W. (2004). Editorial: Intersubjektivität und die Bedeutung des Anderen in der Psychoanalyse. *Psyche*, 9/10, 777–781.
Bollas, C. (1997). *Der Schatten des Objekts*. Stuttgart: Klett-Cotta.
Bollas, C. (2000). Unbewusste Kreativität und die Wiederkehr des Empfangenen. In A.-M. Schlösser & K. Höhfeld (Hrsg.), *Psychoanalyse als Beruf* (S. 241–262). Giessen: Psychosozial Verlag.
Boothe, B. (1995). Wird die Psychoanalyse der Subjektivität gerecht? In: W. Trcss und C. Sies (Hrsg.), *Subjektivität in der Psychoanalyse* (S. 144–159). Göttingen: Vandenhoeck und Ruprecht.
Boothe, B. (1999). Die psychoanalytische Allianzbildung. Anregungen aus der Rechtsphilosophie. In W. Tress & M. Langenbach (Hrsg.), *Ethik in der Psychotherapie* (S. 87–117). Göttingen: Vandenhoeck & Ruprecht.
Boothe, B. (2004). *Der Patient als Erzähler in der Psychotherapie* (2. Aufl.). Gießen: Psychosozial Verlag.
Boothe, B. & Grimmer, B. (2005). Die Therapeutische Beziehung aus psychoanalytischer Sicht. In W. Rössler (Hrsg.), *Die therapeutische Beziehung*. Berlin: Springer.
Boothe, B. & Heigl-Evers, A. (1996). *Psychoanalyse der frühen weiblichen Entwicklung*. München; Basel: Ernst Reinhardt.
Borens, R. (1993). „...Vater sein, dagegen sehr". *Zeitschrift für psychoanalytische Theorie und Praxis*, 8, 19–31.
Borens, R. (2000). Vater und Deutung. *Riss*, 47, 71–91.
Boris, H. (1976). On hope: Its nature and psychotherapy. *International Review of Psychoanalysis*, 3, 139–150.
Boss, M. (1975). *Grundriss der Medizin und Psychologie*. Bern: Huber.
Bowlby, J. (1988). Attachement, communication and the therapeutic process. In J. Bowlby, *A secure base. Clinical applications of attachment theory* (pp. 137–157). London: Routledge.
Bowlby, J. (1995). Bindung: Historische Wurzeln, theoretische Konzepte und klinische Relevanz. In G. Spangler & P. Zimmermann (Hrsg.), *Die Bindungstheorie. Grundlagen, Forschung und Anwendung* (S. 18–26). Stuttgart: Klett-Cotta.
Brazelton, T. B. & Cramer, B. G. (1990). *Die frühe Bindung. Die erste Beziehung zwischen dem Baby und seinen Eltern*. Stuttgart: Klett-Cotta.
Buchholz, M. (1993). *Dreiecksgeschichten: eine klinische Theorie psychoanalytischer Familientherapie*. Göttingen: Vandenhoeck & Ruprecht.
Buchholz, M. & Streeck, U. (1999). Qualitative Forschung und professionelle Psychotherapie. *Psychotherapie und Sozialwissenschaften*, 1, 4–29.
Bürgin, D. (1998a). Psychoanalytische Ansätze zum Verständnis der frühen Eltern-Kind-Triade. In K. von Klitzing (Hrsg.), *Psychotherapie in der frühen Kindheit* (S. 15–31). Göttingen: Vandenhoeck & Ruprecht.
Bürgin, D. (1998b) (Hrsg.). *Triangulierung: Der Übergang zur Elternschaft*. Stuttgart; New York: Schattauer.
Busch, H.-J. (2003). Intersubjektivität als Kampf und die Anerkennung des Nicht-Intersubjektiven. *Psyche*, 3, 262–274.
Butler, J. (2001). *Psyche der Macht. Das Subjekt der Unterwerfung*. Frankfurt: Suhrkamp.
Carver, C. S. & Scheier, M. (1998). *On the self-regulation of behavior*. New York: Camebridge University Press.
Christmann, G. (1995). Über das Klagen. Die Familie des Klagens im Allgemeinen und die spezielle Form des Sich – Beklagens am Beispiel von Ökologiegruppen. *Arbeitspapiere des Projekts „Formen der kommunikativen Konstruktion von Moral: Gattungsfamilien der*

moralischen Kommunikation in informellen, institutionellen und massenmedialen Kontexten", Nr. 15 Universität Konstanz: Fachgruppe Soziologie.

Clarkin, J., Yeomans, F. & Kernberg, O. (2002). *Psychotherapie der Borderline-Persönlichkeit.* Stuttgart; New York: Schattauer.

Cremerius, J. (1979). Gibt es zwei psychoanalytische Techniken? *Psyche*, 33, 577–599.

Cremerius, J. (1981). Freud bei der Arbeit über die Schultern geschaut- Seine Technik im Spiegel von Schülern und Patienten. In U. Ehebald & F. Eickhoff (Hrsg.), Humanität und Technik in der Psychoanalyse. *Jahrbuch der Psychoanalyse*/Beiheft, 6 (S. 123–158).

Cremerius, J. (1984). Die psychoanalytische Abstinenzregel. Vom regelhaften zum operationalen Gebrauch. *Psyche*, 9, 669–799.

Curtis, J. M. (1981). Effects of therapist self-disclousure, patients impression in empathy and trust in an analog of a psychotherapeutic interaction. *Psychological Reports*, 48, 127–136.

Daser, E. (2003). Begegnung im Dienste des Begreifens. Anerkennung als Moment des analytischen Prozesses. *Forum der Psychoanalyse*, 19, 2195–311.

Davenport. E. (in Arbeit). *Kreditierung und Selbstreflexion.* Unveröffentlichte Lizentiatsarbeit an der Abteilung für Klinische Psychologie, Psychotherapie und Psychoanalyse des Psychologischen Instituts der Universität Zürich.

Dornes, M. (1998). Zur Genese der Intersubjektivität beim Säugling. In: J. Wiese &. P. Joraschky (Hrsg.), *Psychoanalyse und Körper* (S. 127–148). Göttingen: Vandenhoeck & Ruprecht.

Dornes, M. (1999a). *Die frühe Kindheit. Entwicklungspsychologie der ersten Lebensjahre* (3. Aufl.). Frankfurt: Fischer.

Dornes, M. (1999b). Von Freud zu Stern. Klinische und anthropologische Implikationen der psychoanalytischen Entwicklungstheorie. *Psychotherapeut*, 44, 74–82.

Dornes, M. (2002). Ist die Kleinkindforschung irrelevant für die Psychoanalyse? Anmerkungen zu einer Kontroverse und zur psychoanalytischen Epistemologie. *Psyche*, 9, 888–921.

Dornes, M. (2004) Über Mentalisierung, Affektregulierung und die Entwicklung des Selbst. *Forum der Psychoanalyse*, 175–199.

Dreher, A. (1998). *Empirie ohne Konzept? Einführung in die psychoanalytische Konzeptforschung.* Stuttgart: Verlag Internationale Psychoanalyse.

Duden (2003). *Deutsches Universalwörterbuch* (5. Aufl.). Mannheim: Bibliographisches Institut & Brockhaus AG.

Eagle, M. (1984). *Neuere Entwicklungen in der Psychoanalyse.* München; Wien: Verlag Internationale Psychoanalyse.

Eckert, J. & Biermann-Ratjen, E.-M. (1990). Ein heimlicher Wirkfaktor: Die „Theorie" des Therapeuten. In V. Tschuschke & D. Czogalik (Hrsg.) *Psychotherapie – Welche Effekte verändern. Zur Frage der Wirkmechanismen therapeutischer Prozesse* (S. 272–287). Berlin: Springer.

Eckstaedt, A. (1995). *Die Kunst des Anfangs.* Frankfurt: Suhrkamp.

Emde, R. N. (1991). Die endliche und die unendliche Entwicklung I. Angeborene und motivationale Faktoren aus der frühen Kindheit. *Psyche*, 9, 745–779.

Erikson, E. (1953). *Wachstum und Krisen der gesunden Persönlichkeit.* Stuttgart: Ernst Klett Verlag.

Ernst, H., Fliegel, S. , Hess, G., Künzel, R., Thiel-Wirtz, J. & Weisensee, K. (1982). Psychotherapie hilft (meistens). Ergebnisse der Umfrage über Therapie-Erfolge. *Psychologie heute*, 9, 49–61.

Ermann, M. (1999). Ressourcen in der psychoanalytischen Beziehung. *Forum der Psychoanalyse*, 15, 253–266.

Flader, D. (1995). *Psychoanalyse im Fokus von Handeln und Sprache.* Frankfurt a. M.: Suhrkamp.

Fonagy, P. (2001) (Ed.). *An open door review of outcome studies in pychoanalysis. Report prepared by the Research Committee of the IPA at the request of the President.* Second Edition. London: International Psychoanalytical Association.

Fonagy, P. & Target, M. (2001). Mit der Realität spielen. Zur Doppelgesichtigkeit psychischer Realität von Borderline-Patienten. *Psyche*, 9/10, 961–995.

Fonagy, P. & Target, M. (2002). Neubewertung der Entwicklung der Affektregulation vor dem Hintergrund von Winnicotts Konzept des „falschen Selbst". *Psyche*, 9/10, 839–862.

Foucault, M. (1992). *Die Ordnung des Diskurses.* Frankfurt: Fischer Wissenschaft.

Frank, J. (1973). *Persuasion and healing.* Baltimore: John Hopkins University Press.

Frank, J. (1997). Die wichtigsten therapeutischen Elemente aller Psychotherapien. In S. de Schill, S. Lebovici & H. Kächele (Hrsg.), *Psychoanalyse und Psychotherapie. Herausforderungen und Lösungen für die Zukunft* (S. 106–127). Stuttgart: Thieme.

Franz, M. (1997). Die Bedeutung von Vertrauen und Wertschätzung für den Weg in die psychotherapeutische Beziehung. In M. K. W. Schweer (Hrsg.), *Vertrauen und soziales Handeln: Facetten eines alltäglichen Phänomens* (S. 177–188). Neuwied: Luchterhand.

Freud, S. (1895). Studien über Hysterie. In *Gesammelte Werke*, Bd. 1 (S. 252–312). Frankfurt.: Fischer.

Freud, S. (1905a). Drei Abhandlungen zur Sexualtheorie. In *Gesammelte Werke*, Bd. 5 (S. 27–145). Frankfurt: Fischer.

Freud, S. (1905b). Bruchstücke einer Hysterieanalyse. In *Gesammelte Werke*, Bd. 5 (S. 162–186). Frankfurt: Fischer.

Freud, S. (1910). Über die zukünftigen Chancen der psychoanalytischen Therapie. In *Gesammelte Werke*, Bd. 8 (S. 103–115). Frankfurt: Fischer.

Freud, S. (1913). Das Unbewusste. In *Gesammelte Werke*, Bd. 19 (S. 264–303). Frankfurt: Fischer.

Freud, S. (1914a). Erinnern, Wiederholen und Durcharbeiten. In *Gesammelte Werke*, Bd. 10 (S. 125–136). Frankfurt: Fischer

Freud, S. (1914b). Zur Einführung des Narzissmus. In *Gesammelte Werke*, Bd. 10, (S. 137–170). Frankfurt: Fischer

Freud, S. (1915). Triebe und Triebschicksale. In *Gesammelte Werke*, Bd. 10, (S. 210–232). Frankfurt: Fischer.

Freud, S. (1917). Vorlesungen zur Einführung in die Psychoanalyse. In *Gesammelte Werke*, Bd. 11 (S. 466–482). Frankfurt: Fischer.

Freud, S. (1919). Wege der psychoanalytischen Therapie. In *Gesammelte Werke*, Bd. 12 (S. 181–194). Frankfurt: Fischer.

Freud, S. (1921). Massenpsychologie und Ich-Analyse. In *Gesammelte Werke*, Bd. 13 (S. 237–289). Frankfurt: Fischer.

Freud, S. (1925). Selbstdarstellung. In *Gesammelte Werke*, Bd. 14 (S. 31–96). Frankfurt: Fischer.

Freud, S. (1926). Hemmung, Symptom und Angst. In *Gesammelte Werke*, Bd. 14 (S. 111–205). Frankfurt: Fischer.

Freud, S. (1937). Die endliche und die unendliche Analyse. In *Gesammelte Werke*, Bd. 16 (S. 57–99). Frankfurt: Fischer.

Freud, S. (1941). Abriss der Psychoanalyse. In *Gesammelte Werke*, Bd. 17 (S. 63–121). Frankfurt: Fischer.

Friedman, L. (1988). *The anatomy of psychotherapy.* Hillsdale, N.J.: Analytic Press.

Friedman, L. (1999). Überblick: Wissen und Autorität in der psychoanalytischen Beziehung. In J. Hardt & A. Vaihinger (Hrsg.), *Wissen und Autorität in der psychoanalytischen Beziehung* (S. 247–258). Giessen: Psychosozial Verlag.

Frieswyk, S. , Carlson, D., Allen, J. (1984). Conceptualizing the therapeutic alliance from a psychoanalytic perspective. *Psychotherapy*, 214, 460–464.

Frischenschläger, O. (2000). Die therapeutische Beziehung in der Psychoanalyse. *Verhaltenstherapie und Verhaltensmedizin*, 4, 341–358.

Gelso, C. J. & Hayes, J. A. (1998). *The psychotherapy Relationship. Theory, Research and Practice*. New York: John Wiley & Sons.

Goodwin, C. (2002). Conversational frameworks for the accomplishment of meaning in aphasia. In C. Goodwin (ed.), *Conversation and brain damage* (pp 1–50). Oxford: University Press.

Grawe, K (1998). *Psychologische Therapie*. Göttingen: Hogrefe.

Greenson, R. (2000). *Technik und Praxis der Psychoanalyse* (8. Aufl.). Stuttgart: Klett-Cotta. (Original erschienen 1967).

Grieser, J. (2003). Von der Triade zum triangulären Raum. *Forum der Psychoanalyse*, 19, 99–115.

Grimmer, B. (2000). Kreditierung in einer psychoanalytischen Psychotherapie. *Psychotherapie und Sozialwissenschaft*. Zeitschrift für Qualitative Forschung, 4, 256–277.

Grimmer, B. (2001). *Kreditierung in einer psychoanalytisch orientierten Psychotherapie. Eine qualitative Einzelfallstudie*. Unveröffentlichte Lizentiatsarbeit an der Abteilung für Klinische Psychologie, Psychotherapie und Psychoanalyse des Psychologischen Instituts der Universität Zürich.

Grünbaum, A. (1988). *Die Grundlagen der Psychoanalyse*. Stuttgart: Reclam.

Günther, S. (1995) *Beschwerdeerzählungen als narrative Hyperbeln*. Arbeitspapiere des Projekts „Formen der kommunikativen Konstruktion von Moral: Gattungsfamilien der moralischen Kommunikation in informellen, institutionellen und massenmedialen Kontexten“, Nr. 17 Universität Konstanz: Fachgruppe Soziologie.

Hain, P. (2000). *Psychotherapie – die Gestaltung therapeutischer Wirkung. Bedeutende Persönlichkeiten der wissenschaftlichen Psychotherapie als Zeitzeugen im Gespräch über Wirkfaktoren*. Abhandlung zur Erlangung der Doktorwürde der Philosophischen Fakultät der Universität Zürich.

Hardin, R. (2002). *Trust and Trustworthiness*. New York: Russel Sage Foundation.

Harré, R. & van Langenhove, L. (1999) (Ed.). *Positioning theory: Moral contexts of intentional action*. Oxford: Blackwell.

Hartkamp, N. (1997). Psychoanalytische Therapie: Ergebnisse und Prozesse. Was wissen wir – wonach müssen wir fragen? In V. Tschuschke, C. Heckrath, W. Tress (Hrsg.), *Zwischen Konfusion und Makulatur. Zum Wert der Berner Psychotherapie-Studie von Grawe, Donati und Bernauer* (S. 1–13). Göttingen: Göttingen.

Havighurst, R. J.(1956). Research on the developmental – task concept. The school review. *Journal of Secondary Education*, 64, 215–223.

Heckhausen, J. (1999). Balancing for weakness and challenging developmental potential: a longitudinal study of mother-infant dyads in apprenticeship interactions. In P. Lloyd & C. Fernyhough (Ed.), *Lev Vygotsky. Critical assessments*. Volume 3: The zone of proximal development (pp. 81–100). London; New York: Routledge.

Heigl-Evers, A. & Boothe, B. (1997). *Der Körper als Bedeutungslandschaft. Die unbewusste Organisation der weiblichen Geschlechtsidentität*. Bern: Hans Huber.

Helbling, R. (in Arbeit). *Kreditierungsprozesse in einer psychoanalytischen Behandlung im klassischen Setting*. Unveröffentlichte Lizentiatsarbeit an der Abteilung für Klinische Psychologie, Psychotherapie und Psychoanalyse des Psychologischen Instituts der Universität Zürich.

Hinz, H. (2004). Neubeginn, schrittweise, diskontinuierlich. Theoretische Umwanderung des Wunders seelischer Veränderung. *Psyche*, 9/10, 869–897.

Holzhey-Kunz, A. (2000). Welche therapeutische Relevanz misst die Daseinsanalyse der Erinnerung von Kindheitserfahrungen bei? *Daseinsanalyse*, 16, 33–50.

Honneth, A. (1994). *Kampf um Anerkennung. Zur moralischen Grammatik sozialer Konflikte*. Frankfurt am Main: Suhrkamp.

Horgan, J. (2000). *Der menschliche Geist*. München: Luchterhand.

Horvath, A. O. & Luborsky, L. (1993). The Role of the therapeutic alliance in psychotherapy. *Journal of Consulting and Clinical Psychology*, 61, 561–573.

Howard, K. I., Lueger, R., Maling, M. S. & Martinovic, Z. (1993). A phase model of psychotherapy outcome: Causal meditation of change. *Journal of Consulting and Clinical Psychology*, 61, 678–685.

Johnson, D. W. & Matross, R. P. (1977). Methoden der Einstellungsänderung. In F. H. Kanfer & A. P. Goldstein (Hrsg.), *Möglichkeiten der Verhaltensänderung* (S. 56–102). München: Urban und Schwarzenberg.

Kächele, H. (1988). Spezifische und unspezifische Faktoren in der Psychotherapie. *Praxis der Psychotherapie und Psychosomatik*, 33, 1–11.

Kächele, H., Wolfsteller, H. & Hössle, I. (1985). Psychotherapie im Rückblick. *Praxis der Psychotherapie und Psychosomatik*, 30, 309–317.

Kantrowitz, J. (1998). Ergebnisforschung in der Psychoanalyse: Rückblick und Neubewertung. In M. Leuzinger – Bohleber & U. Stuhr (Hrsg.), *Psychoanalysen im Rückblick. Methoden, Ergebnisse und Perspektiven der neueren Katamneseforschung* (S. 61–71). Giessen: Psychosozialverlag.

Kernberg, O. (1988) *Schwere Persönlichkeitsstörungen.* Stuttgart: Klett-Cotta.

Kernberg, O. (1994). Übereinstimmungen und Unterschiede in der zeitgenössischen psychoanalytischen Technik. *Forum der Psychoanalyse*, 10, 296–314.

Kernberg, O. (1997). Psychoanalytische Objektbeziehungstheorien. In W. Mertens (Hrsg.), *Schlüsselbegriffe der Psychoanalyse* (S. 96–104). Stuttgart: Verlag Internationale Psychoanalyse.

Kernberg, O. (1999). „Trauer und Melancholie", 80 Jahre später. *Forum der Psychoanalyse*, 15, 304–311.

Kernberg, O. (2000). Die übertragungsfokussierte (oder psychodynamische) Psychotherapie von Patienten mit einer Borderline- Persönlichkeitsorganisation. In O. Kernberg, B. Dulz & U. Sachsse (Hrsg.), *Handbuch der Borderline – Störungen* (S. 447–451). Stuttgart; New York: Schattauer.

Kirsch, I. (1990). *Changing expectations: A key to effective psychotherapy.* Pacific Grove: Brooks/Cole.

Klitzing, K. v. (2002). Frühe Entwicklung im Längsschnitt: Von der Beziehungswelt der Eltern zur Vorstellungswelt des Kindes. *Psyche*, 9/10, 863–887.

Klitzing, K. v. (2003). Wann braucht ein Säugling einen Psychoanalytiker? Von der Erforschung zur Therapie früher Beziehungen. *Kinderanalyse*, 1, 3–20.

Körner, J. (1997). Psychoanalytisches Arbeitsbündnis. In W. Mertens (Hrsg.), *Schlüsselbegriffe der Psychoanalyse* (S. 309–314). Stuttgart: Verlag Internationale Psychoanalyse.

Kohut, H. (1973). *Narzissmus.* Frankfurt a. M.: Suhrkamp.

Kohut, H. (1979). *Die Heilung des Selbst.* Frankfurt a. M.: Suhrkamp.

Kohut, H. (1989). *Wie heilt die Psychoanalyse?* Frankfurt a. M.: Suhrkamp.

Koller, M. (1997). Psychologie interpersonalen Vertrauen: Eine Einführung in theoretische Ansätze. In M. K. W. Schweer (Hrsg.), *Interpersonales Vertrauen: Theorien und empirische Befunde* (S. 13–26). Opladen: Westdeutscher Verlag.

Krampen, G. (1997). Zur handlungs-, persönlichkeits- und entwicklungstheoretischen Einordnung des Konstrukts Vertrauen. In M. K. W. Schweer (Hrsg.), *Vertrauen und soziales Handeln: Facetten eines alltäglichen Phänomens* (S. 17–61). Neuwied: Luchterhand.

Krause, R. (1997). *Allgemeine psychoanalytische Krankheitslehre. Band 1: Grundlagen.* Stuttgart: Kohlhammer.

Kritz, J. (2004). Methodologische Aspekte von Wissenschaftlichkeit in der Psychotherapieforschung. *Psychotherapie und Sozialwissenschaft*, 6 (1), 6–31.

Kubat, F. (in Arbeit). *Deutung und Beziehungsregulierung.* Unveröffentlichte Lizentiatsarbeit an der Abteilung für Klinische Psychologie, Psychotherapie und Psychoanalyse des Psychologischen Instituts der Universität Zürich.

Lambert, M. J., Shapiro, D. A. & Bergin, A. E. (1986). The effectiveness of psychotherapy. In S. L. Garfield & A. E. Bergin (Eds.), *Handbook of psychotherapy and behavior change* (pp. 157–211). New York: Wiley.

Laplanche, J. (1999). Kurze Abhandlung über das Unbewusste. *Psyche*, 12, 1213–1246.

Laplanche, J. & Pontalis, J.-B. (1996). *Das Vokabular der Psychoanalyse*. Frankfurt: Suhrkamp.

Lear, J. (1999). Eine Interpretation der Übertragung. *Psyche*, 9/10, 1071–1101.

Lebovici, S. (1990). *Der Säugling, die Mutter und der Psychoanalytiker: die frühen Formen der Kommunikation*. Stuttgart: Klett-Cotta.

Leuzinger-Bohleber, M., Rüger, B., Stuhr, U., Beutel, M. (2002). *„Forschen und Heilen" in der Psychoanalyse. Ergebnisse und Berichte aus Forschung und Praxis*. Stuttgart: Kohlhammer.

Lloyd, P. & Fernyhough, C. (1999) (Ed.), *Lev Vygotsky. Critical assessments*. Volume 3: The zone of proximal development. London; New York: Routledge.

Loch, W. (2001). *Deutungs-Kunst. Dekonstruktion und Neuanfang im psychoanalytischen Prozess* (2. Aufl.). Tübingen: edition diskord.

Loewald, H. (2000a).On the therapeutic action of psychoanalysis. In H. Loewald, *The essential Loewald: Collected Papers and Monographs* (S. 221–256). Maryland: UPG. (Original erschienen: 1960).

Loewald, H. (2000b). Psychoanalysis as an art and the fantasy character of the psychoanalytic situation. In H. Loewald, *The essential Loewald: Collected papers and monographs* (S. 352–371). Maryland: UPG. (Original erschienen: 1975).

Loewald, H. (2000c). Reflections on the psychoanalytic process and its therapeutic potential. In H. Loewald, *The essential Loewald: Collected papers and monographs* (S. 372–384). Maryland: UPG. (Original erschienen: 1979).

Lorenzer, A. (1970). *Kritik des psychoanalytischen Symbolbegriffs*. Frankfurt: Suhrkamp.

Luborsky, L. (1995). *Einführung in die analytische Psychotherapie* (2. Aufl.). Berlin: Springer.

Luborsky, L. (1996). Theories of Cure in Psychoanalytic Psychotherapies and the Evidence for Them. *Psychoanalytic Inquiry*, 16, 257–264.

Luborsky, L., Crits-Christoph, P., Minz, J. & Auerbach, A. (1988). *Who will benefit from Psychotherapy?* New York: Basic Books Publishers.

Lucius-Hoene, G. & Deppermann, A. (2002). *Rekonstruktion narrativer Identität. Ein Arbeitsbuch zur Analyse narrativer Interviews*. Opladen: Leske + Budrich.

Luhmann, N. (1989). *Vertrauen. Ein Mechanismus zur Reduktion sozialer Komplexität* (3. Aufl.). Stuttgart: Enke.

Madon, S. , Jussim, L.& Eccles, J. (1997). In search of the powerful self-fulfilling prophecy. *Journal of Personality and Social Psychology*, 72, 791–809.

Mertens, W. (1993a). *Einführung in die psychoanalytische Therapie* (Bd. 2, 2. Aufl.). Stuttgart: Kohlhammer.

Mertens, W. (1993b). *Einführung in die psychoanalytische Therapie* (Bd. 3, 2. Aufl.). Stuttgart: Kohlhammer.

Mertens, W. (Hrsg.) (1997). *Schlüsselbegriffe der Psychoanalyse*. Stuttgart: Verlag Internationale Psychoanalyse.

Mertens, W. (2004). Plädoyer für eine theorie-, modell- und methodenplurale psychoanalytische Forschung – wider einen unfruchtbaren Dogmatismus. *Psychotherapie & Sozialwissenschaft*, 6 (1), 48–66.

Mertens, W. & Waldvogel, B. (2000) (Hrsg.). *Handbuch psychoanalytischer Grundbegriffe*. Stuttgart: Kohlhammer.

Messinger, H. (1994). *Langenscheidts Handwörterbuch Englisch* (8. Aufl.). Berlin; München: Langenscheidt KG.

Meyer, B., Kruppnick, J., Simmens, S. , Pilkonis, P., Egan, M. & Sotsky, S. (2002). Treatment expectancies, patient alliance, and outcome: further analyses from the national institute of mental health treatment of depression collaborative research program. *Journal of Consulting and Clinical Psychology*, 70, 1051–1055.

Milch, W. (2000a). Einfühlung, Empathie. In W. Mertens & B. Waldvogel (Hrsg.), *Handbuch psychoanalytischer Grundbegriffe*. (S. 147–151). Stuttgart: Kohlhammer.

Milch, W. (2000b). Idealisierung. In W. Mertens & B. Waldvogel (Hrsg.), *Handbuch Psychoanalytischer Grundbegriffe* (S. 323–324). Stuttgart: Kohlhammer.

Mitchell, S. (1993). *Hope and Dread in Psychoanalysis*. New York: Basic Books.

Neukom, M. (2004). „Wissenschaftliche" Psychotherapie? Die Ausgangslage der Debatte um die Kriterien der Wissenschaftlichkeit von Psychotherapien in Deutschland und der Schweiz. *Psychotherapie und Sozialwissenschaft*, (6) 1, 32–47.

Nischk, D., Grothe, A. & Schiepek, G. (2000). Das mehrdimensionale Konstrukt der Prozessinvolviertheit als Grundlage für die Entwicklung eines Klientenstundenbogens. *Zeitschrift für Klinische Psychologie, Psychiatrie und Psychotherapie*, 48, 118–134.

Nothdurft, W. (1994). Kompetenz und Vertrauen in Beratungsgesprächen. In W. Nothdurft, U. Reitemeier, P. Schröder (Hrsg.), *Beratungsgespräche. Analyse asymmetrischer Dialoge* (S. 184–228). Tübingen: Narr.

Oser, F. (1994). Zu-Mutung: Eine basale pädagogische Handlungsstruktur. In N. Seibert & H. J. Serve (Hrsg.), *Bildung und Erziehung an der Schwelle zum dritten Jahrtausend* (S. 773–800). München: PimS-Verlag GmbH.

Orlinsky, D. E., Grawe, K. & Parks, B. (1994). Process and Outcome in Psychotherapy- noch einmal. In A. E. Bergin & S. L. Garfield. (Ed.), *Handbook of Psychotherapy and Behavior Change* (S. 270–378). New York: John Wilsey & Sons.

Palmen, C. (2004). *Ganz der Ihre*. Zürich: Diogenes.

Pigman, G. W. (1995). Freud and the history of empathy. *International Journal of Psychoanalysis*, 61, 277–293.

Pohlen, M. & Bautz-Holzherr, M. (2001). *Eine andere Psychodynamik. Psychotherapie als Programm zur Selbstbemächtigung des Subjekts*. Bern: Huber.

Pomerantz, A. & Fehr, B. J. (1997). Conversation analysis: an approach to the study of social action as sense making practices. In T.V. van Dijk (Ed.), *Discourse studies: a multidisciplinary introduction* (pp. 64–91). London: Sager:

Puget, J. (2004). Intersubjektivität. Krise der Repräsentation. *Psyche*, 9/10, 914–934.

Rosenthal, R. (1969). Interpersonal expectations: Effects of the experimenter's hypothesis. In R. Rosenthal & R. L. Rosnow (Ed.), *Artifact in behavioural research* (pp. 181–277). New York: Academic Press.

Rosenthal, R. & Jacobson, L. E. (1968). *Pygmalion in the classroom: teacher expectations and intellectual development*. New York: Holt.

Rotter, J. B. (1981). Vertrauen. *Psychologie Heute*, 8 (3), 23–29.

Rudolf, G. (1991). *Die therapeutische Arbeitsbeziehung*. Berlin; Heidelberg; New York: Springer.

Rudolf, G., Grande, T. & Porsch, U. (1988). Die initiale Patient-Therapeut-Beziehung als Prädiktor des Behandlungsverlaufs. *Zeitschrift für Psychosomatische Medizin und Psychoanalyse*, 34, 32–49.

Sandell, R. (2001). Jenseits der Spekulation. Empirische Unterschiede zwischen Psychoanalyse und psychodynamischer Psychotherapie. In W. Bohleber & S. Drews (Hrsg.), *Die Gegenwart der Psychoanalyse – Die Psychoanalyse der Gegenwart* (S. 473–490). Stuttgart: Klett-Cotta.

Sandler, J. (1976). Gegenübertragung und die Bereitschaft zur Rollenübernahme. *Psyche*, 4, 297–305.

Sandler, J. & Dreher, A. (1996). *Was wollen die Psychoanalytiker?* Stuttgart: Klett-Cotta.

Sandler, J. & Dreher, A. (1998): Zum Problem des Behandlungsziels. In Leuzinger-Bohleber, M. & Stuhr, U. (Hrsg.) (1998): *Psychoanalysen im Rückblick. Methoden, Ergebnisse und Perspektiven der neueren Katamneseforschung* (S. 61–71). Giessen: Psychosozial Verlag.

Schauenburg, H. & Strauss, B. (2002). Bindung und Psychotherapie. In B. Strauss, A. Buchheim & H. Kächele (Hrsg.), *Klinische Bindungsforschung. Theorien – Methoden – Ergebnisse* (S. 281–291). Stuttgart: Schattauer.

Schöpf, A. (2000). Suggestion. In W. Mertens & B. Waldvogel (Hrsg.), *Handbuch Psychoanalytischer Grundbegriffe* (S. 688–690). Stuttgart: Kohlhammer.

Schon, L. (2000). Triangulierung. In W. Mertens & B. Waldvogel (Hrsg.), *Handbuch psychoanalytischer Grundbegriffe* (S. 732–742). Stuttgart: Kohlhammer.
Schwaab, R. (1997). Interpersonales Vertrauen in der psychotherapeutischen Beziehung. In M.K. W. Schweer (Hrsg.), *Interpersonales Vertrauen: Theorien und empirische Befunde* (S. 165–179). Opladen: Westdeutscher Verlag.
Schweer, M. K. W. (1998). *Vertrauen (Psychologie, Bd. 20)*. Landau: Verlag Empirische Pädagogik.
Senf, W. & Schneider-Gramann, G. (1990). Was hilft in der analytischen Psychotherapie? Rückblicke ehemaliger Patienten. In V. Tschuschke & D. Czogalik (Hrsg.), *Was wirkt in der Psychotherapie? Zur Kontroverse über Wirkfaktoren* (S. 99–114). Berlin; Heidelberg; New York: Springer.
Shore, A. (2002): *Bindung, Rechtshirn und Lebensbewältigung*. Manuskript des Vortrags bei der Internationalen Konferenz »Humanistische Medizin« in Garmisch-Partenkirchen (Übers. durch W. Büntig).
Soulè, M. (2003). Die Mutter, die genug strickt. *Zeitschrift für Psychoanalytische Theorie und Praxis*, 18, 51–60.
Sterba, R. F. (1934). Das Schicksal des Ich im therapeutischen Verfahren. *Internationale Zeitschrift für Psychoanalyse*, 20, 66–73.
Stern, D. (1998). *Die Lebenserfahrung des Säuglings* (6. Aufl.). Stuttgart: Klett-Cotta.
Stern, D. L., Sander, W., Nahum, J., Bruschweiler-Stern, N., Harrison, A., Lyons Ruth, K., Morgan, A., Tronick, E. (2002). Nicht deutende Mechanismen in der psychoanalytischen Therapie. Das „Etwas-Mehr" als Deutung. *Psyche*, 9, 974–107.
Strachey, J. (1935). Die Grundlagen der therapeutischen Wirkung der Psychoanalyse. *Internationale Zeitschrift für Psychoanalyse*, 21, 486–516.
Strauss, B. (2000). Bindungsmuster und Therapieindikation: Empirische Befunde und theoretische Überlegungen. In Parfy, E. (Hrsg.), *Bindung und Interaktion* (S. 39–54). Wien: Facultas.
Streeck, S. (1989). *Die Fokussierung in Kurzzeittherapien*. Opladen: Westdeutscher Verlag.
Streeck, U. (1996). Hintergrundannahmen im psychoanalytischen Behandlungsprozess. *Forum der Psychoanalyse*, 2, 98–110.
Streeck, U. (2002). Handeln im Angesicht des Anderen. Über nicht-sprachliche Kommunikation in therapeutischen Dialogen. *Psyche*, 56, 247–274.
Streeck, U. (2004). *Auf den ersten Blick. Psychotherapeutische Beziehungen unter dem Mikroskop*. Stuttgart: Klett – Cotta.
Streeck, U. und Dally, A. (1995). Inszenierung, Interaktion und Kontextualisierungen im psychotherapeutischen Dialog. In Buchholz, M. (Hrsg.), *Psychotherapeutische Interaktion* (S. 207–227). Opladen: Westdeutscher Verlag.
Streeck, U. & Weidenhammer, B. (1997). Zum Redeverhalten des Analytikers im Übertragungsgeschehen. *Psyche*, 41, 60–75.
Strong, S. R. (1968). Counseling. An interpersonal influence process. *Journal of Counseling Psychology*, 15, 215–224.
Strupp, H. (1996). Nachhaltige Lektionen aus der psychotherapeutischen Praxis und'Forschung. *Psychotherapeut*, 41, S. 84–87.
Strupp, H. (2000). Ein zeitgemäßer Blick auf die psychodynamische Psychotherapie und deren Zukunft. *Psychotherapeut*, 45, S. 1–9.
Ten Have, P. (1999). *Doing Conversational Analysis*. London: Sage.
Thomä, H. (1999). Zur Theorie und Praxis von Übertragung und Gegenübertragung im psychoanalytischen Pluralismus. *Psyche*, 9/19, 820–872.
Thomä, H. (2000). Gemeinsamkeiten und Widersprüche zwischen vier Psychoanalytikern. *Psyche*, 9/10, 172–189.
Thomä, H. & Kächele, H. (1996a). *Lehrbuch der psychoanalytischen Therapie*, Bd. 1: Theorie. Berlin; Heidelberg; New York: Springer
Thomä, H. & Kächele, H. (1996b). *Lehrbuch der psychoanalytischen Therapie*, Bd. 2: Praxis. Berlin; Heidelberg; New York: Springer.

Tress, W. (1990). Psychodynamische Wirkfaktoren psychotherapeutischer Verläufe. In V. Tschuschke & D. Czogalik (Hrsg.), *Was wirkt in der Psychotherapie? Zur Kontroverse um Wirkfaktoren* (S. 99–114). Berlin; Heidelberg; New York: Springer.

Treurniet, N. (1996). Über eine Ethik der psychoanalytischen Technik. *Psyche*, 1, 1–31.

Trimborn, W. (1995). Der Rahmen und das psychoanalytische Ereignis. In J.P. Haas & G. Jappe (Hrsg.), *Deutungsoptionen. Für Wolfgang Loch* (S. 93–118). Tübingen: Edition diskord.

Tyson, P. & Tyson, R.L. (1997). *Lehrbuch der psychoanalytischen Entwicklungspsychologie*. Stuttgart: Kohlhammer.

Vygotsky, L. S. (1978). *Mind in society: The development psychological processes*. Camebridge, Mass: Harvard University Press.

Wartner, U. (1995). Die klinische Anwendung bindungstheoretischer Konzepte – Beispiele aus der Sicht einer klinischen Psychologin. In G. Spangler & P. Zimmermann (Hrsg.), *Die Bindungstheorie: Grundlagen, Forschung und Anwendung* (S. 409–418). Stuttgart: Klett-Cotta.

Walach, H. & Sadaghiani, C. (2002). Plazebo und Plazeboeffekte – Eine Bestandsaufnahme. *Zeitschrift für Psychotherapie und Psychologische Medizin*, 52, 332–342.

Wampold, B. (2001). *The Great Psychotherapy Debate. Models, Methods and Findings.* London: Lawrence Erlbaum Associates.

Warsitz, R.-P. (2003). Anerkennung und Begehren. Anmerkungen zur Intersubjektivitätstheorie des Subjekts. *Psyche*, 4, 343–359.

Warsitz, R.-P. (2004). Der Andere im Ich. Antlitz – Antwort – Verantwortung. *Psyche*, 9/10, 783–810.

WBP (2003). Wissenschaftlicher Beirat Psychotherapie
(verfügbar über: www.wbpsychotherapie.de).

Wellendorf, F. (1999). Jenseits der Empathie. *Forum der Psychoanalyse*, 15, 9–24.

Weinberger, J. & Eig, A. (1999). Expectancies: The ignored common factor in psychotherapy. In I. Kirsch (ed.), *How expectancies shape experience*. Washington: American Psychological Association.

Weiss, J. (1993). *How Psychotherapy works*. New York, London: Guilford Press.

Weiss, J. (1994). The analyst task: To help the patient carry out his plan. *Contemporary Psychoanalysis*, 2, 236–254.

Weiss, J. & Sampson, H. and the Mount Zion Psychotherapie Research Group (1986). *The psychoanalytic process. Theory, clinical observations and empirical research.* New York; London: Guilford Press.

Wenninger, G. (2001) (Hrsg.). *Lexikon der Psychologie*. Heidelberg: Spektrum.

Whitebook, J.(2003). Die Grenzen des >intersubjective turn<. Eine Erwiederung auf Axel Honneth. *Psyche*, 3, 250–261.

Wilke, S. (1992). *Die erste Begegnung. Eine konversations- und inhaltsanalytische Untersuchung der Interaktion im psychoanalytischen Erstgespräch*. Heidelberg: Assanger.

Winnicott, D. W. (1974). *Reifungsprozesse und fördernde Umwelt*. München: Kindler.

Wöller, W. & Kruse, J. (2002). *Tiefenpsychologisch fundierte Psychotherapie*. Stuttgart; New York: Schattauer.

Zepf, S. & Hartmann, S. (2002). Empathisches Verstehen im psychoanalytischen Prozess. *Forum der Psychoanalyse*, 18, 245–256.

Zettel, E. R. (1956). Current concepts of transference. *International Journal of Psychoanalysis*, 37, 369–376.

Zwiebel, R. (2004). Der Analytiker als Anderer: Überlegungen zum Einfluss der Person des Analytikers in der analytischen Praxis. *Psyche*, 9/10, 836–868.

Stichwortverzeichnis

G

H

I

K

M

N

O

P

R